U0736593

经典类方 临床备要

翟双庆 主审

刘铁军 编著

全国百佳图书出版单位

中国中医药出版社

·北京·

图书在版编目（CIP）数据

经典类方临床备要/刘铁军编著. -- 北京 : 中国
中医药出版社, 2025. 8
ISBN 978-7-5132-9703-5

Ⅰ. R289.2

中国国家版本馆 CIP 数据核字第 2025YY7332 号

中国中医药出版社出版

北京经济技术开发区科创十三街 31 号院二区 8 号楼
邮政编码　100176
传真　010-64405721
万卷书坊印刷（天津）有限公司印刷
各地新华书店经销

开本 710×1000　1/16　印张 22.75　字数 372 千字
2025 年 8 月第 1 版　2025 年 8 月第 1 次印刷
书号　ISBN 978-7-5132-9703-5

定价　108.00 元
网址　www.cptcm.com

服 务 热 线　010-64405510
购 书 热 线　010-89535836
维 权 打 假　010-64405753

微信服务号　zgzyycbs
微商城网址　https://kdt.im/LIdUGr
官 方 微 博　http://e.weibo.com/cptcm
天猫旗舰店网址　https://zgzyycbs.tmall.com

如有印装质量问题请与本社出版部联系（010-64405510）
版权专有　侵权必究

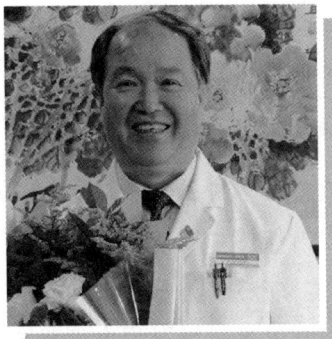

刘铁军，男，1954年1月生。中共党员，长春中医药大学终身教授，博士研究生导师，主任医师，从事医、教、研工作50年。吉林省首批拔尖创新人才，吉林省名中医，第四批至第七批全国老中医药专家学术经验继承工作指导老师，全国名老中医药专家传承工作室指导老师，中华中医药学会国际健康智库专家，长春中医药大学高层次人才团队"脏毒腑秽学说基础与应用创新研究团队"领军人才。曾获得吉林省、长春市"医德标兵"及全省卫生系统"先进个人"，以及长春市委、市政府授予的"突出贡献专家""优秀科技人才"等荣誉称号。建立了刘铁军教授学术思想传承工作室和吉林省中医肝病化瘀通腑重点研究室。

刘铁军教授主持及指导团队完成科研课题及获奖60余项，获国家药品监督管理局新药临床批件1项，实现科技成果转让2项，获国家发明专利3项。主持并参与科技部"九五"攻关课题"中医中药治疗慢性乙型肝炎的临床研究"，科技部"十五"攻关课题"慢性乙型肝炎中医辨证规范及疗效评价体系的研究"，科技部重大专项课题"慢性乙型肝炎证候规律及中西医结合治疗方案研究"等项目。2018年，参与并推动科技部重点研发计划项目"基于'道术结合'思路与多元融合方法的名老中医经验传承创新研究"。

刘铁军教授虽已逾古稀之年，现仍坚持每周出诊6次，病区查房1次，承担院内外急危疑难重症的会诊，年诊治患者达1.6万人次。刘铁军教授现在仍然为本科生、研究生授课，已累计培养国内外硕士研究生150余人，博士研究生21人，国家级学术继承人8人，部分研究生来自中国台湾，以及蒙古国、泰国、韩国等国家。近10年，每年开展"刘铁军教授学术思想及临床经验研讨会（培训班）"2次，年参与学习及培训人员达600余人。出版专著及主编著作10余部，发表学术论文150余篇。

刘铁军教授基于中医"下法"，创立并日臻完善了"脏毒腑秽"学说及四项诊疗法则，包括"通腑除秽解毒法""扶正固本消积法""暖胃安和五脏法""调气和解开郁法"，并以此研发了疗效确切、安全可靠，适合中国人生命基因传承和身体素质特点的中成药8种，外用制剂6种，发掘并精研古今数百首经典名方于临床、教学、科研的实践中。刘铁军教授擅长治疗疑难急危重症、恶性肿瘤（癥瘕积聚），尤其对肝胆胃肠胰腺病及焦虑症、抑郁症的诊治有深入研究。

2019 年，由我牵头的"东北地区名老中医学术观点、特色诊疗方法和重大疾病的防治经验研究"国家重大专项课题，使我有机会与东北地区的名老中医进行深入的交流，其中就有刘铁军同志。刘铁军同志是长春中医药大学终身教授，国家二级教授，博士研究生导师，主任医师，曾获"国家级名老中医药专家传承工作室指导老师""吉林省名中医"等荣誉称号。通过课题开展，让我又结识了一位良师益友，能请他来谈谈近 50 年的临床经验体会，并著书立说，以惠及更多同人，让我感到非常高兴。

古人云："不为良相，便为良医。"金元四大家之一的朱丹溪先生，因母病而弃文从医，铁军同志亦因母病，辗转多方治疗未果，后被中医以五剂汤药顿起沉疴，而燃起学医的想法，勤学苦练，终成国家级名老中医，造福一方。丹溪翁有言："士苟精一艺，以推及物之仁，虽不仕于时，犹仕也。"铁军同志矢志学医，以仁爱之心、精良之术，惠及大众，真乃医中"良相"也。

观铁军同志从医进阶之路，可为后学者指点迷津。一是广读书。铁军同志以《黄帝内经》等经典为基，旁通后世各门各派的医书，同样概览无余。他常自称为"杂家"，即学习古今各医家之学术思想，广泛涉猎书籍，博采众方，是故无门派之分，他常说："中医是一个圆周，在不停地运动，里面包含五行与阴阳学说，因年代不同，环境差异，所遇到流行的疾病不同，则每个医家所打开圆周的角度与出发点不同，故学术思维与观点也不同。"

若不博览群书，则容易产生狭隘的门户之见，无益于中医临床。铁军同志除学习中医理论外，西医理论也掌握得非常扎实，观其医案，首写中医诊断，次跟西医诊断，思维缜密，条理清晰。二是善跟师。铁军同志自 1977 年进入长春中医学院后，读书之余曾跟诊多位中医临床大家，如任继学、阎洪臣等。跟诊名师，悉心揣摩，学习其临床技能，更重要的是可以学习各位专家的中医思维，以及他们高尚的医德，这样才能在跟师学习中不断成长。三是多临床。铁军同志在乡镇卫生院中药房工作期间，深谙"用药如用兵"之理，在中药药物理论知识方面打下了坚实的基础，更善于利用时间去验之临床，提高自己遣方用药的水平。他之所以有今天的成就，与其孜孜不倦学习、反复不断临床的良好习惯是分不开的。四是勤悟道。铁军同志勤于将临床经验升华为理论，以拓展运用，恰如《庄子》"庖丁解牛"，即"所好者，道也，进乎技矣"，作为一名"大医"，追求的不单是一门技术，更要达到古人追求的最高层次，即"道"之层次。总之，广读书、善跟师、多临床、勤悟道，这四大要点相辅相成，不可分割，可以说是成为"明医"的必由之路。

铁军同志临床上善用经方，活用时方，衷中参西，不拘一格，如对慢性萎缩性胃炎，以毒损胃络立论，认为脾胃虚损是其发病基础，而寒邪是主要的病理因素。《素问·异法方宜论》云："北方者，天地所闭藏之域也，其地高陵居，风寒冰冽。"故铁军同志认为，当地患者"十人九胃病，胃病多虚寒"。同时，他也强调肝气郁结在发病及病程进展中的重要作用。治法上，主要采取温中补虚、散寒通络，同时配合疏肝解郁，常用经方如黄芪建中汤、四逆散、厚朴温中汤、柴胡疏肝散等，再参合兼证，对方药灵活加减。从医40 余年，赢得了患者的一致好评。

铁军同志如今已逾古稀之年，仍坚持每周出诊 6 次，病区查房 1 次，还承担院内外急危疑难重症的会诊，年诊治患者达 1.6 万人次。他还不辞辛苦，坚持为学生授课，不仅造福一方百姓，而且注重提携后学，做好中医传承，其德彰彰。

古语云："将升岱岳，非径奚为，欲诣扶桑，无舟莫适。"时至今日，铁军同志集 50 年宝贵临床经验于是书，由药统方，由方附案，案中述评，以尊经重典之精神贯穿始终，以经方、时方分经列纬，以衷中参西之理论叙医于后，纲举目张，甚便于大家学习，可谓开后学之津梁，指杏林之迷津。为此，我愿意为之序，将此书推荐给大家。

北京中医药大学　翟双庆
辛丑年夏

中医学是祖先为我们留下的宝贵财富，其迷人的魅力、完整的体系、显著的疗效总让人着迷，作为打开传统文化宝库的钥匙，吾辈须努力继承与发扬。追溯5000多年的历史，或繁荣昌盛、万邦朝拜，或颠沛流离、居无定所，中华民族始终自强不息，从未倒下。中医学亦如此，虽几经风雨，却仍在新时代下绽放出最绚丽的花朵。

我现虽已逾古稀之年，但仍工作在我所热爱的中医事业的医、教、研第一线。在医道一途上，我收获了很多荣誉，尤其是在2019年初，被聘为"长春中医药大学终身教授"。众多的荣誉加身，更让我明白了肩头担子之重，将中医药事业发展传承，培养一代代的中医接班人，视为我毕生的责任与义务。师者，当以身作则，故迄今为止，我未敢懈怠，工作之余仍常感自身不足，故手不释卷，每每学习至废寝忘食，却未曾感苦，只以言幸；吾志于普救含灵之苦，畅游浩瀚医海，承古今以精医术，汇百家以传薪火。

近50年的杏林耕耘，中医情怀始终贯穿在我的医道途中，也让我对"情怀"一词感受更为深刻。所谓情怀，是归属，是使命，是感恩，是传承；所谓情怀，是追随，追大医之脚步，承大医之精髓，随大医之精诚；所谓情怀，是传承，传承精华，总结前医经验，汇前医之妙论；所谓情怀，是创新，守正创新，望揭诊治之新章。所谓情怀，更是以经典书目为纲，经典方剂为用，真信中医，真学中医，真用中医，在总结前人经验的基础上，秉承医者使命，树立中医自信，发扬中医学，佑我中华儿女。

刘铁军

甲辰年冬于长春中医药大学附属医院国医堂

一、立中医伟志

叩门医道，始于情怀，或为基础，或为目标。每一位少年心中都有一段武侠梦，我自幼喜好历史，常以历史人物为榜样，梦想鲜衣怒马，仗剑天涯以保家卫国，羽扇纶巾，激扬文字以挥斥方遒；然弱冠之年，家母患病，求治于当地医院，其效不佳，几经周折，举家已心力交瘁，内心焦急、伤心、无奈、无助之苦，难以述说，举手无助间以尝试之心拜求某药店一坐堂中医先生；其予汤药 5 剂，并告知尽服 5 剂，应见效。怀揣中药，实则半信半疑，却因别无他法，仅能就此一试，庆幸的是服 3 剂后，母病已大减，尽服后病愈如常人，忐忑之心终于放下，举家欢喜。在赞叹中医药神奇的同时，我的稚子之心却已被其俘获，并立志学习中医，以这一神奇的医术解除病患的疾苦，是以"不为良相，愿为良医"，从此一段武侠梦转为中医梦。此后，我便踏上了习医之路，中医药自此在一个弱冠之年的男儿心中埋下火种，时刻做好了被点燃的准备。而这一次的等待，并未太久，一张 1958 年 10 月的旧报纸的出现彻底助这一星火之势燎原。到现在，我仍然记得那句烂熟于心的话语——"中国医药学是一个伟大的宝库，应当努力发掘，加以提高。"

二、习岐黄术业

情怀一旦扎根，那便是根于心，根于骨，侵入骨髓，浸润血液。弱冠少年，为接近梦寐以求的事业，在乡镇卫生院中药房工作期间，药房老先生常笑话我似已"着魔"，手摸中药，嘴中喃喃自语药效配伍，眼观患者，右手竟悄然弓起呈号脉之状。亏得药房学习，一些常用中药已悄然印入脑中，特别是1977年考取了长春中医学院后，我来到了人生中的另一转折点。在中医学院从基础的学习开始，每一本教材，每一部经典古籍，每一本临床验案皆成为我日后从医的基石。在学习的过程中，我接触到了任继学（国医大师）、刘柏龄（国医大师）、王烈（国医大师）、南征（国医大师）、胡永盛（终身教授）、阎洪臣（终身教授）等中医大家，在跟诊期间，幸得指点，逃出死记硬背的牢笼，渐渐形成了自己的中医思维，开始从中医的角度考虑与解释生活中的每一件事。

越是了解，越是沉迷。大学毕业后，我留校任教，不顾周围人劝阻的声音，毅然决定继续深造。1988年，我34岁，已过而立之年，考取了首届国医大师任继学教授的研究生，其后虚心跟诊于任老，对任老的学术思想在不断探索继承中发扬。闲暇之余，我常笑称自己为"杂家"，跟诊众多医家，涉猎广泛书籍，博采众长，故无门派之分。中医是一个圆周，在不停地运动，包含阴阳五行学说，因年代不同，环境差异，所遇到流行的疾病不同，则每个医家所打开圆周的角度与出发点不同，故学术思维与观点也不同，而所能产生共鸣之处，则为患者至上，药到病除。从此，中医的火苗在我心中冉冉上升，并愈发炽烈。

三、铸国医德魂

中医之魂的建立亦源于中医的情怀，若不情系于此、念于此、欣于此、趣于此，何来医魂之说？中医之魂，于医德，于医术。医德是医生的灵魂，也是从医者积累善根的必要条件，医德高低或能直接决定医术的高低，医术高低则为医德之体现。从出诊开始，我始终对跟诊学生说："老吾老以及人之老，幼吾幼以及人之幼。我的门诊儿童及80岁以上老人不用排队，让他们提前看。"

自从医道一途小有成就后，门诊患者量逐渐增加，有些来自东三省及其他省市，患者看病不容易，他们的时间也很宝贵，所以门诊我经常和学生们一起加班，尽量避免让患者折腾，从上午8点开始到下午13点结束早已成家常便饭。因患者众多，经常会出现外地患者很难挂上号的现象，我放弃自己的休息时间，一一予以加号，耐心诊治。还记得2016年端午节后，曾1天诊治109名患者，直到下午15点才得以休息，尽管身体疲惫，但是患者之乐，不就是我们医者最大的愉悦吗？

四、揭诊治新章

近50年间，我自认为已全身心投入到了中医临床、科研与教学中。在临床科研方面，倡导"以医疗为基础，以科研为先导，中医为主，中西医结合诊治患者，疗效至上"的原则，提出"高质量，低消费，短疗程，远期病情稳定，减少痛苦，避免复发，辨证论治，个体化原则"的医疗科技发展思路，得到了广大患者及医学同行的认可。"究天人之际，通古今之变，成一家之言。"我提出了治疗肝脾胃病的新思路、新方法，独树一帜，疗效确切。在长期的医学实践中，提出并日臻完善了"脏毒腑秽学说"之理论，受到国内同行的高度认可。已先后出版了《肝病禁忌》《脾胃病禁忌》《肝胆病诊治》《刘铁军图说肝肾就要这样补》《传染病临床诊治》等著作，将中医治未病思想、经典方剂应用尽显。

因受导师任继学教授的影响，我注重对中医经典的学习挖掘，总结了下法在消化系统疾病中的应用。五脏静，六腑动，五脏之功须六腑之气通，而带动五脏之气动，故"六腑以通为用"，方可通脏腑之气，调畅周身气机；"下法"为逐邪的基本大法，亦是调畅气机的重要途径，然在临床使用"下法"的过程中，非必见大便干燥才用之，而是机体已有实邪，如热、湿、瘀，痰饮等皆可用之，意在通六腑，调气机，只有气机畅，五脏六腑之生理功能才能正常，身体则健。治病求本，通过"下法"改变致病环境为要，人体的病理产物如环境中的垃圾，如不能及时排出，就会生病，临床治疗就应该给邪气以出路，从而改善人体环境，恢复和保持人体正气。沙场重点兵，临床重乎方。在已愈花甲之年，作为科主任、博士研究生导师的我跟诊于长春中医药大学终身教授阎洪臣，受阎老之教导与启发，善用对方与对药，其对方在临床的应用，亦显治病求本之能，对药的临床应用，具有"四两拨千金"之效。日常诊疗，我注重方证结合，以证测方，以方应证，处方时，通过告诉患者方剂年代、出处等方式，以达到传播中医文化，增强中医自信之目的，也让患者对疾病的治疗更有信心。

五、传薪火情怀

情怀牵于中医，立于志，习于业，悟于像，铸于魂后，必坚于情。中医是一种文化，需要传承。中医的传承，不仅需要中医知识、经验、观念的传承，更需要中医情怀的传承。中医情怀对走好岐黄之路有重要指导作用，一个具有情怀的人必能将自己投身于中医药事业，后为之发展而奋斗。

同样，也应该注重对学生中医情怀的培养，尤其是对中医的归属感、荣誉感及感恩之心。对于学生，我总是要求他们一要明学理，做到继承创新，明辨操守；二要明医理，德技双馨，救死扶伤，明辨笃行；三要明情理，做到情暖百姓，和谐医患，明辨是非；四要明真理，做到弘扬中医，惠及民生，明辨真伪。要让中医文化基因在身上扎根，彻底融入骨子里，流淌在血液里，以此培养出具有中医情怀、中医自信的学生。

每位学生，在面对疾病时要运用中医思维思考，要"读经典，诵名方，跟名师，悟医道，求古训，勤临床，十年八年打基础，踔厉奋发成大医""讲政治，精学术，会沟通，求发展"；要继承和发扬祖国的传统文化，为振兴祖国中医药事业贡献自己的力量。

六、守中医之正

经方在心中，经典永流传。从1977年投身于中医药事业始，至2024年，40余年的医教研生涯，我在中医这条道路上前行之时，无时无刻不在感慨前人的经验智慧，中医的博大精深，而在跟师国医大师任继学教授、长春中医药大学终身教授阎洪臣老师期间，更明了经典不可遗忘，不能亵渎，亦不作篡改。从《黄帝内经》到《伤寒论》，从《金匮要略》到《太平惠民和剂局方》，从《脾胃论》到《医学衷中参西录》……经典著作和医案医话，都是学习中医的宝贵财富，经典书籍的学习，是一名合格中医的安身立命之本。在经典构成的海洋里，拜读历代医学巨擘的著作，敬畏且向往的同时，更多的是汲取百家之长，以经典为纲，以经方为用，成一人之术，念在传承，意在悬壶，更在济世。

医道之难，难于路途险峻，难于触类旁通。两千年的岐黄之术传承、文化传递，早已留下中医入门至精通的钥匙——经典，其传理法方药，承辨证论治，汇百家之言，如启迪，似纲要，予触类旁通，授人以鱼，且授人以渔，教会每一名中医学子掌握中医药学丰富的知识，宝贵的财富，真真切切地传道授业解惑，确确实实地治病救人。经典书籍中，最为出彩且珍贵的，当属经方和时方，那些经历了几千年的世代更替，大浪淘沙，洗尽铅华，流传至今的传世名方，作为经典的载体，古人智慧的结晶，选药得体，配伍得当，药量精准，临床使用往往有药到病除之效，桴鼓相应之能。叶天士作为医学史上杰出的临床大家，在平生所用的180多首方剂中，仅有20%是自己拟定的。蒲辅周先生一生救人无数，用方仍以经方为主，决不轻言自己的创造，自拟方剂寥寥无几。当代医学巨匠岳美中先生，更是强调古方不可随意改动，治病要使用原方，即使加减，也应慎重。

2017年初，一个偶然的契机，以医案为介质，将我所学、所念、所热爱的中医药事业，所思、所想、所践行的中医情怀传达给更多中医学子的想法涌入脑海；于是，便落实在了工作实处。医案历史悠久，学习中医医案在一定意义上是另一种形式的抄方，也是学好中医最必要和最有成效的手段。现代医家刘权之曾说："医案之作，谓与《灵枢》《素问》并传可也。"从现存最早的医案辑录司马迁《史记·扁鹊仓公列传》中记载的25个医案诊籍起，至今已有两千多年的历史源流，医案作为学习中医临床经验的一种重要题材，对中医事业的传承起到了极其重要的作用。国学大师章太炎曾说："中医之成绩，医案最著。欲求前人之经验心得，医案最有线索可寻。循此钻研，事半功倍。"清代医家周学海也曾断言："宋以后医书，唯医案最好看，不似注释古书之多穿凿也。每部医案中，必有一生最得力处，潜心研究，最能汲取众家之所长。"医案能够全面、真实地把治疗疾病的全貌还原给读者，抽丝剥茧，全面且真实，看似小小一文，实则凝聚了医者行医多年的经验和感悟，跨越时间空间，抛砖引玉，与读者交谈，为其传授，以叙事的方式将读者引入治疗的现场，让读者切身观察、体会疾病，理解遣方用药之因，了然辨证施方之由，是临床成长的捷径，通过呈现普遍规律的方式，以小观大，一叶知秋，倘若日后临床再遇类似病证，可据医案所述思维结合辨证论治、四诊合参、三因制宜，进行灵活的、个性化的治疗，运筹帷幄、调兵遣将而不在话下。

　　类方，是在中医学理论的指导下，将经典方剂归纳总结，载于医案以飨读者的经验辑要。将经方与时方聚类化、家族化，以主药命名，聚证选药，循药定方，由面归点，由点及面，以证测方，以方应证，方证相应，而汇于此书，传递我40余年的临床思维及经验。我多从繁杂的方剂中，挑选出了桂枝类方、麻黄类方、柴胡类方、大黄类方等临床常用且用之有效的类方；从主药解析、类方归证、各方解析对整体类方进行阐述，从原文解析、药物组成、病机、方证总结、加减应用、医案等方面对所涉及子方进行剖析；循序渐进，深入浅出，由基础方药逐步进阶至临床验案，力求将我的遣方用药经验毫无保留地呈现给读者，为中医药的传承尽一份微薄之力，为中医学子开启一条入门捷径，为从业同道打开一扇提升之门。文中某些方剂在传统意义上虽不属于某个类方的范畴（如柴胡加龙骨牡蛎汤不属于桂枝类方范畴，大承气汤不属于枳实厚朴类方范畴），但为归类学习需要，也将其纳入该类方中，以此类推，以达到便于归纳总结、理解记忆的目的。

　　本书的顺利出版，离不开本工作室6届研究生共42人的协助。他们从入学开始，收集病例等资料，历经5年时光的摸索打磨，参考查阅大量文献，修改勘误数十版而成，不求尽善尽美，但求内容严谨，书中病案典型真实，确切反映诊疗思维过程，无误人子弟之患。在此，由衷感谢沈东、孙海涛、于跃、杨佳、杨月、赵洪梅、曹欣欣、麻译丹、徐娇娇、李运霞、薛红杰、李淑君、邢睿、宫嘉莲、韩佩珊、施雯琪、吕丹、姜朱林、李静、刘婉婷、李安冬、王洁、路航、李明月、王万之、陈虹、王松、苏博扬、付子民、周杰、金平、孙阳、李冠龙、李琳、王典、陈芳梅、林杰、王婉婷等同学对本书作出的重大贡献。

　　本书出版由国家重点研发计划项目资助：基于"道术结合"思路与多元融合方法的名老中医经验传承创新研究（No.2018YFC1704100），东北部地区名老中医学术观点、特色诊疗方法和重大疾病防治经验研究（No.2018YFC1704105）。

　　诚然，本书尽管几经修改，仍难免有不尽如人意之处，望各位同道提出宝贵意见。

刘铁军

甲辰年冬于长春中医药大学附属医院国医堂

上篇

以药类方

第一章

桂枝类方

第一节　概述

　　《伤寒杂病论》作为中医四大经典之一，是历代医家枕边必备的医书。这部极具代表性的著作，对中医方剂学的发展贡献卓著。其中，以桂枝为核心的方剂（桂枝类方）在《伤寒论》中应用尤为广泛（全书113方中含桂枝者达44首），其衍生变化亦最为丰富，以桂枝汤为基础加减化裁而成的方剂就多达26首。桂枝类方的代表与基石——桂枝汤，被柯韵伯誉为"此方为仲景群方之冠，乃滋阴和阳，解肌发汗，调和营卫之第一方也"。桂枝汤及其类方对《伤寒论》辨证论治思想的体现堪称淋漓尽致，无愧于"伤寒第一方""群方之冠""经方之首"的称誉。

　　桂枝类方的核心价值在于其卓越的"调和"之功。清代医家徐彬在《金匮要略论注》中精辟地指出："桂枝汤，外证得之，为解肌和营卫，内证得之，为化气和阴阳。"这种调和营卫气血阴阳的特性，贯穿众多桂枝类方之中。当代著名医家祝谌予亦强调，桂枝类方（尤其是桂枝汤及其变化）对于脾胃虚弱所致诸疾具有重要的调治作用。坊间虽有"桂枝汤加减治万病"之说，虽显溢美，却也生动反映了以桂枝汤为代表的桂枝类方在临床各科应用的广泛性与重要性。感悟桂枝类方，从桂枝汤入手，无疑是理解中医辨证、立法、选方、用药的佳径，亦是解密《伤寒论》精髓的一把"金钥匙"。

　　深入研究桂枝类方，可以发现其构建了一个层次分明、应对疾病由浅入深变化的动态治疗体系。从解肌调营卫的桂枝汤，到益气养营通痹的新加汤、温经散寒通脉的当归四逆汤、通阳散结化痰的枳实薤白桂枝汤、滋阴养血复脉的炙甘草汤，再到回阳救逆兼顾调和营卫的桂枝汤合四逆汤，这一系列桂枝类方清晰地展现了桂枝在不同配伍与剂量下，针对寒邪由表入里、病位由浅及深、病性由实渐虚或虚实夹杂、病情不断进展的复杂病理过程的应对策略。桂枝类方正是仲景"观其脉证，知犯何逆，随证治之"原则在方剂运用上的杰出代表。

《素问·四气调神大论》云："是故圣人不治已病治未病，不治已乱治未乱，此之谓也。夫病已成而后药之，乱已成而后治之，譬犹渴而穿井，斗而铸锥，不亦晚乎？"桂枝类方的运用，也蕴含着深刻的"治未病"思想。《伤寒论》通过桂枝类方的灵活应用启示我们：若能善用此类方药，在邪气尚在肌表或初入之时，及时调和营卫、振奋阳气（如桂枝汤、桂枝加附子汤等），或于传变之际预先安护未受邪之地（如小建中汤温中培土以防邪内传），便能有效截断病势，阻邪深入，从而达到"有病早治，防范于未然"的目的。因此，掌握桂枝类方的演变规律与应用精髓，是理解仲景学术思想与提高临床疗效的关键所在。

第二节　类方举要

一、桂枝汤

1. 出处

《伤寒论·辨太阳病脉证并治》第 13 条：太阳病，头痛发热，汗出恶风者，桂枝汤主之。

《伤寒论·辨太阳病脉证并治》第 97 条：太阳病，发热汗出者，此为荣弱卫强，故使汗出，欲救邪风者，宜桂枝汤。

2. 药物组成

桂枝 30g，白芍 20g，炙甘草 15g，生姜 10g，大枣 10g。

3. 功效

调和营卫，解肌发表。

4. 方解

桂枝汤的配伍特点可以简要概括为"发中有补，散中有收"。桂枝为君，解肌发表，祛外感寒邪，治卫强；芍药为臣，益阴敛汗生津，治营弱，与桂枝相须为用则调和营卫；生姜辛温，助桂枝解肌，兼能暖胃止呕，大枣甘平，既能益气补中，又能滋脾生津，姜、枣相合为佐，是为调和脾胃常用对药，以振奋脾胃，使汗出有源，调和营卫；炙甘草益气和中，保护胃气，调和诸药，合桂枝以解肌，合芍药成芍药甘草汤以缓急止痛，益阴生津。

5. 方证

头痛，发热，汗出，恶风，手足不温，肢节疼痛，气上冲，心动悸。

6. 病机

风寒袭表，卫强营弱。

7. 加减应用

气上冲发奔豚者，桂枝加桂汤主之；项背强痛而汗出者，桂枝加葛根汤主之；兼有喘者，桂枝加厚朴杏子汤主之；腹痛便秘者，桂枝加大黄汤主之；自汗、盗汗、黄汗，甚则浮肿者，桂枝加黄芪汤主之；土虚木乘腹痛者，桂枝加芍药汤主之；胸满，心悸气短，脉促者，桂枝去芍药汤主之；发热恶风，汗出不止，四肢微急者，桂枝加附子汤主之；脉促胸满，微恶寒者，桂枝去芍药加附子汤主之；手足厥冷，心下痞坚者，桂枝去芍药加麻黄细辛附子汤主之。

8. 治验

任某，女，67 岁。2017 年 7 月 10 日初诊。

患者 7 天前于室外乘凉，汗出当风，兼食冷饮，次日晨起自觉头痛，恶风寒，低热，未予重视，待午后发热始甚，自服"感康"辅以捂被大汗不得缓解，其间多次以上法自治，症状逐渐加重。适时因琐事并发惊恐，心绪不宁，遂就诊于我工作室。

刻下症：体温 38.5℃，头痛，恶风寒，冷汗出，咳嗽喘息不得卧，猝然心悸，气急，窒息难耐，惊慌无措，胸腹胀满，气从少腹上冲胸咽，发作欲死，全身肌肉痉挛抽搐，左腹按之痛甚，大便秘结，6 日未行。舌淡红，苔白略黄，脉浮数。该患者近十年来每因惊恐等因素反复发作，出现心悸、窒息、濒死感等症状，且有自杀倾向。

胃镜示胆汁反流性胃炎伴糜烂，肺 CT 示支气管肺炎。

中医诊断：感冒，奔豚病（外感风寒，水气上凌心肺证）。

西医诊断：感冒，支气管肺炎，胆汁反流性胃炎伴糜烂，便秘，焦虑症（惊恐障碍）。

治疗：予桂枝汤（桂枝45g，即桂枝加桂汤）合奔豚汤，加厚朴15g，杏仁10g，大黄6g，7剂。服药期间发热及头痛逐渐消失，咳喘改善，可平卧，心悸、气急、窒息感、气上冲感均减轻，大便稍干燥，1～2日一行，余症明显缓解，前方减大黄量至3g，继服10剂。咳喘消退，前方减厚朴、杏仁，10剂，诸症尽退。

复查胃镜示慢性非萎缩性胃炎，复查肺CT未见明显异常。

按：文中所见奔豚病之症状体征类似西医学所述的焦虑症——惊恐障碍（急性焦虑症），其常由应激事件、认知过程、躯体疾病等多因素诱发，发作时常有突如其来的莫名恐慌和焦虑不安的特点，每次发作持续几分钟或数十分钟不等。奔豚汤方证为"因惊恐恼怒致肝气郁结，肝胃不和，引下焦气逆上冲，症见腹痛欲绝，气上冲至胸腹而胀满，甚则上冲至咽喉，呈憋气欲死状，伴往来寒热，或噫逆呕呃，舌苔白微黄，脉弦"。该病案病情与奔豚汤方证相应，故在桂枝汤的基础上合用此方。

综观全案，患者外感引动伏邪，风寒水气交织，气逆冲心，腑气壅滞，情志惊恐，病机复杂危重。精准把握"外寒引动水气上凌心肺（奔豚）"之核心，以经方桂枝加桂汤合奔豚汤为主，灵活化裁，重剂起效，层次分明，终使危笃之证得以平息，脏腑功能亦随之改善，实为治疗复杂奔豚病证之范例。患者惊恐史与奔豚发作如环无端，本案治疗亦为此类情志躯体化疾患提供了宝贵思路。

二、新加汤

1. 出处

《伤寒论·辨太阳病脉证并治》第62条：发汗后，身疼痛，脉沉迟者，桂枝加芍药生姜各一两人参三两新加汤主之。

2. 药物组成

桂枝30g，白芍20g，生姜15g，大枣10g，炙甘草15g，人参（党参代）15g。

3. 功效

益气养血，调和营卫。

4. 方解

本方为桂枝汤增加芍药、生姜用量，加人参组成。增强生姜温中散寒之力，芍药养阴生津及人参益胃生津之功。

5. 方证

桂枝汤证兼身痛，纳差不欲食，乏力，心下痞，脉沉迟者。

6. 病机

寒入中焦，胃虚津亏。

7. 治验

李某，女，40岁。平素体弱，有胃炎病史，易患感冒。2017年5月因感冒痊愈后，以胃胀痛为主诉至我工作室就诊。

刻下症： 汗出后恶风明显，身痛，胃胀痛，反酸，嗳气频作，神疲乏力，口渴，纳差。舌淡苔白，脉沉迟。

胃镜示慢性非萎缩性胃炎伴糜烂。

中医诊断： 痞满（营卫不和，脾胃虚弱证）。

西医诊断： 慢性非萎缩性胃炎伴糜烂。

治疗： 予新加汤合玉屏风散,7剂。服药后恶风、身痛缓解，胃胀痛减轻，嗳气消失，余症较前缓解，继服7剂后，体力增加，饮食如常，诸症尽去。

按： 患者素体虚弱，感冒后营卫失和，汗出恶风、身痛未解；脾胃虚弱则胃胀痛、反酸嗳气、神疲纳差；脉沉迟、舌淡苔白提示中阳不足，运化无力。病机核心为营卫不和、脾胃虚弱、升降失调，治当调和营卫、健脾益气、和胃降逆。

予患者新加汤合玉屏风散，调和营卫，固表健脾。桂枝汤调和营卫，加人参益气生津，针对"汗出恶风、身痛、神疲"之营卫不和兼气虚，可扶正解表、缓急止痛。合用方玉屏风散中的黄芪、白术健脾固表，防风祛风散邪，针对"易感冒、恶风、脉沉迟"之卫表不固，可固护卫气、增强免疫。两方合用，7剂后恶风身痛除、胃胀嗳气减，提示调和营卫、健脾固表得效；再7剂体力复常，饮食如常，体现扶正祛邪、调和脾胃之功。

本例慢性非萎缩性胃炎伴糜烂属营卫不和、脾胃虚弱之证，以新加汤合玉屏风散调和营卫、健脾固表，终使胃胀嗳气消失、体力恢复。提示临床对体虚感冒后胃痞者，须调和营卫、健脾固表、和胃降逆三法并用，方能标本兼顾，巩固疗效。

三、当归四逆汤

1. 出处

《伤寒论·辨厥阴病脉证并治》第 351 条：手足厥寒，脉细欲绝者，当归四逆汤主之；若其人内有久寒者，宜当归四逆加吴茱萸生姜汤主之。

2. 药物组成

当归 20g，桂枝 30g，白芍 20g，大枣 15g，通草 15g，细辛 6g，炙甘草 6g。

3. 功效

温经散寒，养血通脉。

4. 方解

本方为桂枝汤去生姜加当归、细辛、通草。当归与桂枝合用为君，桂枝对于外寒则解表散寒，对于内寒则温阳散寒，当归补血活血，则针对血虚寒凝、血脉不通的特点；细辛、芍药为臣，细辛可增强桂枝通阳散寒的作用，芍药与当归相配，则益阴养血，缓急止痛；通草为佐，既能通利血脉，又可利用自身寒性制约桂枝、细辛之温燥；大枣、甘草益胃养血，甘草亦调和诸药。

5. 方证

在桂枝汤证及新加汤证基础上兼见手足厥寒，脉细欲绝者；或下利肠鸣，脉虚者。

6. 病机

寒伤血脉。

7. 加减应用

在当归四逆汤证基础上兼见脾胃虚寒，肝胃不和，胃气上逆，颠顶头痛者，合吴茱萸、生姜，谓当归四逆加吴茱萸生姜汤。

8. 治验

张某，女，56 岁。2014 年 3 月 20 日初诊。

患者间断性胃脘痛 3 年，诊断为慢性胃炎。经中西医结合治疗后，疗效不显，近半个月来上症加重，遂于我工作室就诊。症见胃脘痛，喜温喜按，呕吐频频，脘腹冷痛，遇寒则甚，嗳气，反酸，自汗，面色㿠白，颠顶痛，手足厥寒，大便溏泄，日 3 次，舌淡苔白，脉沉细。胃镜示胆汁反流性胃炎伴糜烂，十二指肠球部溃疡伴糜烂。

中医诊断：胃脘痛（寒伤血脉证）。

西医诊断：胆汁反流性胃炎伴糜烂，十二指肠球部溃疡伴糜烂。

治疗：予当归四逆汤合吴茱萸汤，服用 7 剂后呕吐较前缓解，头痛减轻，手足自温，余症稍复。继服 7 剂，呕吐、头痛消失，脘腹如常，嗳气、反酸减轻，手足仍稍寒，故去吴茱萸汤，以当归四逆汤原方再服 10 剂。药后诸症减轻，在此方基础上辨证加减月余，诸症得解，复查胃镜示慢性非萎缩性胃炎。

按：患者胃脘冷痛 3 年，喜温喜按、遇寒加重，伴呕吐、颠顶痛、手足厥寒、便溏日 3 次，舌淡苔白、脉沉细，显系寒伤血脉、胃阳受困之证。寒凝胃络则脘痛糜烂；寒邪上逆则呕吐、颠顶痛；阳气不达四末则手足厥冷；脾阳失运则便溏。胃镜示胆汁反流伴溃疡糜烂，提示寒凝日久，气血瘀滞，胃失和降。病机核心为寒凝血脉、升降逆乱，治当温经散寒、和胃降逆。

予患者当归四逆汤温经通脉，合用吴茱萸汤暖肝降逆。其中当归四逆汤，针对"手足厥寒，脘腹冷痛，脉沉细"之血虚寒凝，可温经散寒、养血通脉。吴茱萸汤则针对"呕吐，颠顶痛，反酸嗳气"之肝胃虚寒、浊阴上逆，可暖肝和胃、降逆止呕。两方合用，7 剂后呕吐、头痛减，手足转温；再服 7 剂呕吐头痛消失，脘腹如常，提示温经散寒、降逆和胃得效。

本例胆汁反流性胃炎伴溃疡糜烂属"寒凝血脉，升降逆乱"之顽疾，以当归四逆汤合吴茱萸汤温经散寒、降逆和胃，终使呕吐、脘痛、颠顶痛消失，复查胃镜仅余非萎缩性胃炎。提示临床对寒凝型胃脘痛伴胆汁反流者，须温经通脉、暖肝降逆双管齐下，方能寒散络通、胃和痛消。

四、枳实薤白桂枝汤

1. 出处

《金匮要略·胸痹心痛短气病脉治证》：胸痹，心中痞气，气结在胸，胸满，胁下逆抢心，枳实薤白桂枝汤主之。

2. 药物组成

枳实 15g，厚朴 15g，薤白 15g，桂枝 30g，瓜蒌 30g。

3. 功效

通阳散结，祛痰下气。

4. 方解

瓜蒌宽胸散结、行气化痰，薤白通阳散结、行气导滞，为君，温通胸阳，散寒化痰；枳实降气消痰，厚朴行气宽中，皆能通胸中阻滞，为仲景常用对药；桂枝温通胸阳、平冲降逆，配伍薤白温通阳气，亦为温阳宽胸之经典药组。

5. 方证

胸背闷痛，气上冲心，心下痞满，腹胀，或大便干燥难解。

6. 病机

胸阳不振，痰气互结。

7. 加减应用

腹胀较轻者，去瓜蒌、厚朴、薤白，加生姜，成桂枝生姜枳实汤；胸闷，胸背痛，短气喘逆，气上冲不明显者，去枳实、厚朴、桂枝，加白酒，成栝楼薤白白酒汤；咳逆短气，咳唾较甚者，去枳实、厚朴、桂枝，加半夏、白酒，成栝楼薤白半夏汤。

8. 治验

陈某，男，63 岁。冠心病病史 7 年，体胖，平素易怒，2016 年 3 月中旬以胸闷心痛 5 天为主诉就诊于我工作室。症见胸闷心痛，发作不得平卧，胁下如有阴寒之气上冲于胸，呼吸困难，以午夜为重，甚则睡中憋醒，烘然汗出恶风，伴腹胀不欲食，大便干燥，3 日一行。舌淡苔白腻，脉滑。

中医诊断：胸痹（痰气互结腑实证）。

西医诊断：冠状动脉粥样硬化性心脏病。

治疗：予枳实薤白桂枝汤加大黄 5g，7 剂。痛稍减，腹胀减轻，汗出消失，大便稍干燥，日行 1 次。上方继服 7 剂，胸痛未再发作，诸症消失。

按：患者冠心病 7 年，体胖易怒，本次因初春感寒诱发胸闷心痛，伴胁下寒气上冲、午夜憋醒、腹胀便秘、苔白腻脉滑，显系"痰气互结，腑气不通，胸阳被遏"之胸痹重证。痰浊与气滞胶结于胸，阻滞心脉则痛不得卧；腑气不降则腹胀便秘、烘汗恶风；夜半阴气盛，痰气交阻更甚，故症状加重。病机核心为痰气互结、腑实不降，治当通阳散结、化痰下气、通腑泄浊。

予患者枳实薤白桂枝汤通阳开痹合用大黄泄浊通腑。其中枳实薤白桂枝汤针对"胸闷心痛，胁下寒气上冲"之痰气痹阻，可迅速宣通阳气、化痰散结。而大黄通腑泄浊，使痰浊随大便下行，腑气一通则胸阳自展，针对"腹胀便秘，苔腻脉滑"之腑实，可釜底抽薪，助胸阳复振。7 剂后胸痛减、汗出止、大便调。再服 7 剂胸痛未作，诸症悉平，提示"通阳化痰，通腑泄浊"得效。

本例冠心病急性发作属痰气互结腑实之胸痹，提示临床对痰浊型胸痹伴腑实者，须通阳开痹、通腑泄浊双管齐下，方能痰消气顺、胸阳复振。

五、炙甘草汤

1. 出处

《伤寒论·辨太阳病脉证并治》第 177 条：伤寒，脉结代，心动悸，炙甘草汤主之。

2. 药物组成

炙甘草 15g，生姜 15g，桂枝 30g，生地黄 50g，麦冬 20g，大枣 15g，阿胶 10g，炒火麻仁 10g，人参（党参代）15g。

3. 功效

益气滋阴，通阳复脉。

4. 方解

从药物组成角度分析，炙甘草汤为桂枝汤去芍药加人参、麦冬、生地黄、阿胶、麻子仁；病在胸，脉促胸满，心动悸，而芍药酸敛阴柔，易阻滞气机，使气机不畅；且本方证作为桂枝新加汤证的深入进展疾病，素体胃虚，酸敛滋阴之品芍药易伤及胃阳，使胃气不得复，故该方在桂枝汤基础上去芍药。

作为《伤寒论》中炙甘草用量最大的方剂，君药炙甘草大量使用既能缓急、缓和心动悸，又可调和阴阳气血；人参、桂枝、生姜、大枣功擅温补阳气，桂枝温通经脉、外调营卫，人参补气，配伍炙甘草甘温补气，能补心气之不足，也能补肺气虚损，姜枣作为调和脾胃的经典组合，在改善脾胃功能的基础上补气生血；人参、桂枝、生姜、大枣配甘草具辛甘化阳之象；生地黄、麻仁、麦冬、阿胶虽为滋阴之品，性味却属甘，甘能养脾健胃，在益气养阴、滋阴补血的同时，免去阻遏气机之嫌，配伍甘草，取酸甘化阴之意，辛甘化阳、酸甘化阴体现了此方阴阳双补的配伍特点，《圣济经》曰："津耗散为枯，五脏痿弱，荣卫涸流，温剂所以润之。麻仁、阿胶、麦门冬、地黄之甘，润经益血，复通心脉。"该四味药也有辛甘化阳，复通经脉的效果；佐清酒以加快药力布散、温通经脉、散寒止痛，且"地黄，麦冬得酒良"，清酒还能缓解两药滞腻之性。

5. 方证

心动悸，脉结代，形瘦短气或虚羸少气，自汗盗汗，肢节疼痛，或大便干结。

6. 病机

阴血阳气虚弱，心脉失养。

7. 加减应用

体倦肢软，少气懒言，面色萎黄者，合补中益气汤以补中益气。

8. 治验

许某，女，82岁，既往有冠心病病史。2015年3月因发热，心胸烦热，汗出，恶风寒，口渴，咽痛，就诊于家附近诊所。某医见其发热，给予输液及寒凉之剂下之（药物均不详），并嘱其食用大白梨以解口渴未效，随后又嘱其家人购冰糕1支，食后心动悸症状明显且伴呕恶，遂就诊于我工作室。症见心悸，心下痞硬，形体瘦弱，气短乏力（虚羸少气），呕吐，面色萎黄，脘腹坠胀，精神萎靡，嗜卧。舌暗苔白腻，脉结代。

中医诊断：胸痹（阴阳两虚，中气亏耗证）。

西医诊断：冠状动脉粥样硬化性心脏病。

治疗：予炙甘草汤合补中益气汤，7剂。服药后心动悸减轻，乏力缓解。效不更方，继服10剂后，心动悸明显改善，乏力明显减轻，余症均缓解，以上方辨证加减，治疗月余，心境佳，面色有光泽，心悸消失，余症皆好转。

按：患者高龄，冠心病宿疾，本已心阳不足、气阴两虚。此次外感发热，误用寒凉输液及冰糕，重伤阳气，寒邪内陷心胸，导致心悸、心下痞硬、虚羸少气、呕吐、脘腹坠胀等一派阴阳两虚、中气亏耗之危候。舌暗苔白腻、脉结代，提示心阳不振、气血瘀滞；面色萎黄、精神萎靡，乃中焦气陷、清阳不升之象。病机核心为寒邪伤阳、中气下陷、心脉失养，治当急温心阳、升补中气、调和阴阳。

予患者炙甘草汤合用补中益气汤，温阳复脉，升陷举气。其中炙甘草汤针对"心悸、脉结代、气短乏力"之阴阳两虚，心脉失养，可温阳复脉、滋阴养血，使心阳得振、气血得充。合用补中益气汤，方中黄芪、人参、白术、甘草补中益气，升麻、柴胡升举清阳，陈皮理气，当归养血。针对"脘腹坠胀、面色萎黄、虚羸少气"之中气下陷，可升阳举陷、健脾益气，使清阳上升、浊阴下降。两方合用，先以炙甘草汤温养心脉，复以补中益气汤升补中气，7 剂后心悸减轻、呕吐止、精神稍振；再服 7 剂痞硬消、气短改善、面色转润，提示"温阳复脉，升陷举气"得效。

本例高龄冠心病患者因误治致阴阳两虚、中气亏耗之危证，提示临床对老年胸痹伴中气下陷者，须温阳复脉、升陷举气、阴阳同调三法并用，方能扶正祛邪，挽回危局。

六、桂枝汤合四逆汤

1. 出处

《伤寒论·辨太阳病脉证并治》第 93 条：伤寒医下之，续得下利，清谷不止，身疼痛者，急当救里；后身疼痛，清便自调者，急当救表。救里宜四逆汤；救表宜桂枝汤。

《伤寒论·辨厥阴病脉证并治》第 372 条：下利，腹胀满，身体疼痛者，先温其里，乃攻其表。温里四逆汤，攻表桂枝汤。

2. 药物组成

桂枝 30g，白芍 20g，大枣 10g，炙甘草 15g，干姜 7.5g，生姜 7.5g，炮附子（黑顺片）10g。

3. 功效

解肌温里，扶阳固表。

4. 方解

本方为桂枝汤合四逆汤而成，桂枝汤方解同前。四逆汤为甘草干姜汤与干姜附子汤合方，由甘草、干姜、附子三药组成，附子具有"斩关夺寨之功"，突出其回阳救逆之功效；干姜温中逐饮，助附子回阳之效，古人云"附子不得干姜，不足建其热"。附子性大热，走十二经，走而不守，擅救下寒，干姜辛热，固守中焦，守而不走，擅温中上焦之寒，附子、干姜同用，治其内大寒。甘草缓急养液，调和诸药，既能缓解附子毒性，又能益胃生津。纵观全方，先天、后天共养，心、脾、肾三脏兼治，温中散寒，回阳救逆。

5. 方证

在桂枝汤证的基础上兼见四肢厥逆，冷至肘膝及全身，下利清谷，腹痛，精神萎靡，倦怠欲寐，脉微细者。

6. 病机

桂枝汤证病机为风寒袭表，营卫不和。

四逆汤证的病机为心（脾）肾阳虚。

《伤寒论》条文提及桂枝汤及四逆汤证皆见于伤寒误下，引寒邪入里，且表证未解，身疼痛者，救则先温里，后攻表，以四逆汤回阳救逆，止下利腹满，再以桂枝汤解表，缓急止痛。根据我多年临床经验及查阅相关资料发现：当患者表里同病，外有营卫不和，内有心脾肾阳虚较重时，不必拘泥于条文，可表里同治，以桂枝汤合四逆汤为基础加减论治，则起到事半功倍的效果；桂枝汤具有交通寒热、调和阴阳之效，四逆汤得之，则可使外散阳气得以收敛；四逆汤具有亢奋阳气之功，桂枝汤得之，取桂枝加附子汤之意。

7. 加减应用

本方证为桂枝汤证合四逆汤证的结合，桂枝汤证加减应用同前。若在四逆汤证基础上出现"身反不恶寒，其人面色赤"等真寒假热征象时，倍用干姜，成通脉四逆汤；若脉微而复自下利，利虽止，无利可下，余症犹在者加人参，成四逆加人参汤；若出现心烦，阴盛，戴阳面赤，则去甘草，加葱白，成白通汤；"利不止，厥逆无脉，干呕，烦者"加猪胆汁一合，人尿五合，成白通加猪胆汁汤；大吐、大下、大汗后，四肢厥冷，冷汗淋漓，呼吸微弱，脉微欲绝等阳气脱陷者，参附汤主之。

8. 治验

许某，男，62 岁，2016 年 12 月 10 日初诊。3 年前不明原因出现胃脘部痉挛疼痛，起初服用止痛类西药稍能缓解，后再服无良效，亦曾服用中药，但未能取得预期效果。近因胃痛发作次数增多，且冷汗不止而前来诊治。症见胃脘疼痛，食凉或遇冷更甚，精神萎靡，倦怠欲寐，四肢厥逆，汗出湿冷，冷至肘膝及全身，下利清谷，日 5～6 次。舌质淡，苔薄白，脉沉弱。胃镜示慢性萎缩性胃炎伴糜烂，病理提示慢性萎缩性胃炎、中度异型增生、中度肠上皮化生。

中医诊断： 胃脘痛（阳虚寒凝证）。

西医诊断： 慢性萎缩性胃炎伴糜烂。

治疗： 该病属阳虚寒凝之胃痛，治当温阳散寒，缓急止痛。方予桂枝汤（白芍 50g）合四逆汤，10 剂。服首剂当晚胃脘疼痛减轻，尽服后手足始温，汗出较前缓解，精神始振，大便溏薄，日 3 次，余症减轻。继服 10 剂，胃痛消失，大便正常，未剧烈发作。辨证加减治疗月余，患者症状体征大致消失如常人。复查胃镜示慢性萎缩性胃炎，病理提示慢性萎缩性胃炎、轻度异型增生、轻度肠上皮化生。根据胃痛、食凉或遇冷加重、手足厥逆、精神萎靡等症状辨证为阳虚寒凝之胃痛，选用桂枝汤合四逆汤治疗，疼痛较甚者，增芍药量以缓急止痛。

按： 患者胃脘痉挛疼痛 3 年，遇冷加重，冷汗不止，四肢厥逆至肘膝，精神萎靡、倦怠欲寐，下利清谷日 5～6 次，舌淡苔薄白、脉沉弱，胃镜及病理提示慢性萎缩性胃炎伴中度异型增生、肠上皮化生。病机核心为脾肾阳虚、寒凝中焦、气血失煦，肾阳衰微则四末不温、冷汗频出；脾阳亏虚则运化失司、清谷下利；寒凝气滞则胃脘挛急疼痛。属阳虚寒凝型胃脘痛，治当急温脾肾、散寒缓急。

予患者桂枝汤倍芍药缓急止痛，合用四逆汤回阳救逆。其中桂枝汤针对胃脘挛急、冷汗不止之寒凝气滞，可温经散寒、缓急解痉，迅速缓解疼痛。四逆汤中附子、干姜大辛大热，回阳救逆，温脾肾之阳；甘草调和并缓附子毒性。针对"四肢厥逆、精神萎靡、下利清谷"之脾肾阳虚，可峻补元阳、固脱止泻。两方合用，首剂当晚痛减，10 剂后手足转温、汗出缓解、大便减至每天 3 次；再服 10 剂胃痛消失、大便正常，提示"温阳散寒，缓急止痛"得效。

本例慢性萎缩性胃炎伴癌前病变属"阳虚寒凝，气血失煦"之顽疾，提示临床对阳虚寒凝型胃痛伴癌前病变者，须温阳回阳、缓急止痛、长期调养三法并用，方能标本兼治、逆转病变。

七、桂枝加龙骨牡蛎汤

1. 出处

《金匮要略·血痹虚劳病脉证并治》：夫失精家，少腹弦急，阴头寒，目眩，发落，脉极虚芤迟，为清谷，亡血失精。脉得诸芤动微紧，男子失精，女子梦交，桂枝加龙骨牡蛎汤主之。

2. 药物组成

桂枝 30g，白芍 20g，生姜 10g，大枣 10g，龙骨 30g，牡蛎 30g，炙甘草 15g。

3. 功效

调营固卫，潜阳摄精。

4. 方解

本方为桂枝汤加龙骨、牡蛎而成。桂枝汤方解同前，龙骨具有镇静安神、平肝潜阳之效，牡蛎重镇安神、收敛固涩，二者为仲景敛神定志之常用药对。

5. 方证

胆怯易惊，自汗，盗汗，失眠多梦，或遗精，早泄。

6. 病机

虚劳阴阳两虚。

7. 加减应用

小便频数，或遗尿，或遗精，心神恍惚者，合桑螵蛸散（《本草衍义》）以调补心肾，涩精止遗。

8. 治验

黄某，男，35 岁，职员，2017 年 4 月初诊。遗精、早泄 6 年，房事不和，久服补肾药物无效，平素工作及家庭压力较大。症见腹胀，脘腹畏寒，汗出恶风，有气上冲感，胸腹动悸，易惊，腰膝酸软，困倦乏力，少气懒言，形体消瘦，头晕眼花，遗精，纳少，小便频数，大便不成形，日行 1 次。舌红苔白，脉虚。胃镜示慢性萎缩性胃炎伴糜烂。

中医诊断：痞满，遗精，郁证（阴阳两虚证）。

西医诊断：慢性萎缩性胃炎伴糜烂，遗精，神经衰弱。

治疗：予桂枝加龙骨牡蛎汤合桑螵蛸散,7 剂。腹胀减轻，其间遗精 2 次,余症同前。效不更方，再服 7 剂，食欲渐增，其间遗精 1 次，余症好转。在上方基础上辨证加减治疗月余，余症尽解。复查胃镜未见明显异常。

按：患者长期遗精、早泄，兼腹胀畏寒、汗出恶风、胸腹动悸、腰膝酸软、头晕眼花、纳少便溏、舌红苔白、脉虚，胃镜示慢性萎缩性胃炎伴糜烂。病机核心为阴阳两虚、心肾不交、肝脾失调。肾阳不足则腰膝酸软、小便频数、遗精早泄。心脾两虚则动悸易惊、少气懒言、纳少便溏。肝郁化火则舌红、汗出恶风。中焦失运则腹胀、胃脘畏寒，属"上热下寒，阴阳俱虚"之复杂证候，治当调和阴阳、固摄心肾、健脾和胃。

予该患者桂枝加龙骨牡蛎汤调和阴阳，合用桑螵蛸散固摄心肾。桂枝加龙骨牡蛎汤针对"汗出恶风，动悸遗精，阴阳两虚"之虚阳浮越，可调和阴阳、固精止遗。而桑螵蛸散中桑螵蛸、龙骨固肾止遗，人参、茯神、远志、石菖蒲安神定志，当归、龟甲滋阴养血，针对遗精早泄、易惊失眠、心肾不交，可固摄心肾、交通水火。两方合用，7 剂腹胀减、遗精减少；再服 7 剂食欲增、遗精 1 次，余症好转；治疗月余后诸症尽解，复查胃镜正常，提示"调和阴阳，固摄心肾"得效。

本例遗精、早泄伴慢性萎缩性胃炎属"阴阳两虚，心肾不交"之顽疾，提示临床对长期遗精伴脾胃失调者，须调和阴阳、固摄心肾、健脾和胃三法并用，方能标本兼顾、身心同调。

八、柴胡加龙骨牡蛎汤

1. 出处
《伤寒论·辨太阳病脉证并治》第107条：伤寒八九日，下之，胸满烦惊，小便不利，谵语，一身尽重，不可转侧者，柴胡加龙骨牡蛎汤主之。

2. 药物组成
柴胡 20g，龙骨 30g，牡蛎 30g，桂枝 15g，茯苓 20g，生姜 10g，姜半夏 10g，黄芩 15g，大黄 3g，大枣 10g，人参（党参代）10g。

3. 功效
和解镇惊，通阳泄浊。

4. 方解
方中柴胡散半表半里之邪，桂枝解表邪，黄芩清内热，三者合用和里解表，用于治疗寒热往来，身重。龙骨、牡蛎重镇安神，以除烦躁惊狂，因原方铅丹具有毒性，故在使用时常减去；大黄泄热通便，调和胃气，使邪有出路；姜半夏、生姜合为小半夏汤，降逆和胃止呕，化痰逐饮；茯苓利水渗湿、宁心安神；人参、大枣益气和胃，扶正祛邪。上药同用，共奏和解清热、镇惊安神之功。

5. 方证

烦躁惊狂不安，胸胁苦满，谵语，易惊，身重难以转侧，脐腹动悸。

6. 病机

肝胆火实，心阳浮越。

7. 加减应用

眩晕耳鸣，咳喘痰稠，胸脘痞闷，大便秘结者，合礞石滚痰丸（《泰定养生主论》）以泻火逐痰。

8. 治验

宫某，男，65岁，2017年3月下旬初诊。近期烦躁易怒，乙型肝炎肝硬化病史10余年，主失眠6个月。症见失眠多梦，易惊醒，心悸，语无伦次，妄想不休，口苦，胸闷欲呕，头痛眩晕，汗出，身痒不止，腹部疼痛拒按，大便秘结，3～5日一行。舌红苔黄腻，脉弦滑。查肝功能提示中度改变；消化系统彩超示肝硬化、脾肿大。

中医诊断： 积聚，郁证（肝胆火实，心阳浮越证）。

西医诊断： 抑郁症，肝硬化（乙型，代偿期）。

治疗： 予柴胡加龙骨牡蛎汤合礞石滚痰丸，10剂。入睡困难缓解，腹痛减轻，大便2日一行，呕吐改善，余症同前。继服7剂，睡眠尚可，易惊醒减轻，偶有腹痛，性情平和，大便可。随症加减继服7剂，眠可，腹痛、头痛、眩晕、身痒消失，诸症减轻。上方去沉香、大黄，继服10剂，诸症尽退。复查肝功能未见明显异常；消化系统彩超示肝硬化，脾回缩正常。

按： 患者有长期乙型肝炎肝硬化病史，近期出现烦躁易怒、失眠多梦、语无伦次、妄想不休、口苦胸闷、头痛眩晕、身痒便秘、舌红苔黄腻、脉弦滑，肝功能中度异常，彩超示肝硬化伴脾肿大。病机核心为肝胆火实、痰热互结、心阳浮越。肝火炽盛则烦躁易怒、口苦、头痛眩晕，痰热上蒙则失眠妄想、胸闷欲呕、语无伦次，热扰心神则心悸汗出、易惊醒，痰热壅滞肠道则便秘腹痛、身痒不止，舌脉俱为痰火实证佐证。

予患者柴胡加龙骨牡蛎汤清肝镇心，合礞石滚痰丸涤痰通腑。其中柴胡加龙骨牡蛎汤，针对"烦躁失眠，妄想心悸，胸闷口苦"之肝胆实火、痰热扰心，可清肝镇心、化痰安神。两方合用，10剂后入睡改善、腹痛减、呕吐止；再服7剂睡眠转好、妄想减轻、性情平和；续服7剂诸症大减；去沉香、大黄后继服10剂，诸症尽退，肝功能正常，脾回缩，提示"清肝涤痰，通腑镇心"得效。

本例肝硬化伴抑郁症属肝胆火实、痰热扰心之重症，提示临床对肝硬化合并抑郁、妄想者，须清肝镇心、涤痰通腑、护中固本三法并用，方能痰火得清，心神得安，肝脾得调。

第三节　小结

桂枝汤、新加汤、当归四逆汤、枳实薤白桂枝汤、炙甘草汤、桂枝汤合四逆汤的进阶过程，是寒邪逐步侵入人体，造成连续性损伤的一个阶段性进展。了解桂枝（证）、桂枝汤（证）及相关衍生方剂，能使我们更好地掌握寒邪侵袭人体的规律，准确选方用药。寒邪在肌表时桂枝汤调和营卫，解肌祛寒，祛邪于肌表之间；寒邪入里，侵袭中焦，以新加汤扶正祛邪，建中益气；寒邪侵入血脉之间，阻滞血脉畅行，致血虚寒厥，手足厥寒予当归四逆汤；寒邪阻断未可，续而深入，伤及胸阳，则用枳实薤白桂枝汤通阳散结，降气化痰；寒邪随血脉入心，伤及心脉，凝滞气血，阴阳两虚，则炙甘草汤主之；寒邪凝滞心血，伤及先天肾阳、后天脾阳，且伤及心阳，引动伏寒时，表证仍未解，予桂枝汤合四逆汤解肌发表，回阳救逆，振奋心阳，以先天后天互补，亢起未竭胃气，散结内寒；在寒邪入里期间，若出现精神类疾患，辨证给予桂枝加龙骨牡蛎汤或柴胡加龙骨牡蛎汤以镇惊安神。

"故善治者治皮毛，其次治肌肤，其次治筋脉，其次治六腑，其次治五脏。治五脏者，半死半生也。"仲景取百家之长，承《内经》《难经》之旨，撰《伤寒杂病论》之圣书，强调了在邪侵浅表、疾病初发时及早治疗的重要性。既然邪气入里有迹可循，有法可依，有方可用，为何不遇病之时，先阻邪于易解之处？勿到邪气入里，伤及膏肓，无药可治，回天乏术时，悔矣！哀哉！

不治已病治未病，未雨绸缪，防范于未然。治未病思想经历几千年的发展，已形成"未病先防，既病防变，愈后防复"的思想理论体系，我们认为在认识摸清疾病发展规律方面已刻不容缓。随着医学模式由原来的生物医学模式转变为"生物－心理－社会"医学模式，中医在治未病方面的优势更加突出，中医学"以人为本""天人相应""形神统一"的观念及"治未病"的思想能够更好地为人民健康保驾护航。

桂枝类方包罗万象，应用甚广，被历代医家广泛使用。桂枝类方首要功效在于调和营卫，营卫不和，则外邪易侵。"邪之所凑，其气必虚"，外邪所犯之地，必是正气不存之所，故先天禀赋不足，年老体衰，久病之人，术后、产后、大出血等损伤正气之人均可为桂枝类方的适用人群，平素易出汗，表虚不固的人群也适用于本类方。

/ 第二章 /

麻黄类方

第一节　概述

麻黄，秉轻扬上达之性，为气味最清之品，故能外透皮肤毛孔以驱邪，内入积痰凝血而破滞。其无微不至之力，反胜气雄味厚之药，诚为开闭通郁之良药。仲景深谙此道，所著《伤寒杂病论》载麻黄方计27首，其中《伤寒论》14首，《金匮要略》13首，诸如峻汗开表之麻黄汤、表里双解之大青龙汤、温经通脉之麻黄附子细辛汤等，皆构筑外感内伤治疗之经典框架，历经千年临床验证。

然今医多畏麻黄如虎，江南所传夏月不可用麻黄之旧谚，实乃忽视辨证之窠臼，现代药理学聚焦麻黄碱升压致心悸之弊，却无视中医配伍减毒之智慧，如配石膏可制其温燥，伍附子能防其伤阳，佐白术可缓其发散。更有医者拘泥有汗用桂枝、无汗用麻黄之机械教条，反掩盖麻黄开肺启闭之核心价值。清代张德裕于《本草正义》早已洞悉本质，言："麻黄轻清上浮，专疏肺郁，宣泄气机，是为治感第一要药，虽曰解表，实为开肺，虽曰散寒，实为泄邪。"此论揭示麻黄真谛在于重启肺卫气机枢纽，凡六淫致肺失宣肃者，无论寒闭无汗之表实、热壅肺闭之喘咳或风水泛滥之水肿，皆可借其轻扬之性疏调气机。

临床运用当恪守方证对应铁律：寒闭者配桂枝，热郁者伍石膏，虚寒者佐附子，湿阻者合连翘；剂量则依证而变，仲景用量自半两至六两不等，示人急症当施重剂，中病即止防过汗。麻黄具有不可替代之效。唯有破除地域季节迷思，融通经方思维与现代药理警示，方使此透达双绝之千年圣药重露锋芒。

第二节 类方举要

一、麻黄汤

1. 出处

《伤寒论·辨太阳病脉证并治》第35条：太阳病，头痛、发热、身疼、腰痛、骨节疼痛、恶风、无汗而喘者，麻黄汤主之。脉浮者，病在表，可发汗，宜麻黄汤。

2. 药物组成

炙麻黄 10g，炙甘草 15g，桂枝 30g，炒苦杏仁 10g。

3. 功效

发汗解表，宣肺平喘。

4. 方解

麻黄汤出自《伤寒论》，为汉代张仲景所立，是治疗太阳伤寒病的主方，其功效为发汗解表，宣肺平喘，是八法中"汗"法的代表方。方中麻黄性温，味辛苦，善入肺经和膀胱经，能开腠理、发汗解表、宣肺平喘，在麻黄汤中为君药。麻黄汤证属卫闭营郁，麻黄能够发汗而解卫气之郁闭，还需要配伍臣药桂枝以透营达卫，桂枝功效为祛风解肌，温经散寒，桂枝既助麻黄发汗解表，又可以使邪气去而达到营卫自和的目的。麻黄与桂枝相配伍，既能够发卫气之郁以开腠理，又能够透营分之郁以和营卫，二药相须为用，能够使发汗解表之力增强。杏仁的功效为降利肺气，与麻黄相配，麻黄主发汗，杏仁肃降肺气，二药相伍为用，相互制约，能够改善肺气的宣降作用，增强宣肺平喘的功效，是为佐药。《医学启源》中论述："甘草，气味甘性缓，善解诸急。"甘草一则能调和宣降的麻杏，二则可缓和麻桂相合的燥烈之性，使汗出但不致汗出过多而伤及正气，是使药而兼佐药之用。四药相配伍，表寒得到宣散，肺气得到宣通，则诸症可愈。

5. 方证

恶寒发热，无汗而喘，头痛，身疼，腰痛，骨节疼痛，舌淡苔白，脉浮紧。

6. 病机

风寒束表，肺气不宣。

7. 加减应用

喘急胸闷，咳嗽痰多表证不甚者，宜合苏子降气汤（《太平惠民和剂局方》）以化痰止咳平喘；鼻塞流涕重者，合苍耳子散（《严氏济生方》）以宣通鼻窍；夹湿邪而兼见身体烦痛者，加白术，即麻黄加术汤以散寒祛湿；若一身尽痛，身热不扬者，去桂枝加薏苡仁，即麻黄杏仁薏苡甘草汤，以祛风除湿；寒重、烦躁、口渴者，倍用麻黄，加石膏、生姜、大枣，成大青龙汤，以解表清热除烦。

8. 治验

张某，男，38岁，工人，2017年10月10日初诊。患者自述有乙肝病毒携带史。2日前因运动后用凉水冲澡，感受风寒之邪，当夜遂发热恶寒，体温达38.8℃，恶寒甚重，服用对乙酰氨基酚片后，汗出，虽体温恢复正常，但觉神疲乏力。昨日冒雨归家，复受风寒，发热再现，因恐解热镇痛药伤及肝脏，遂于我工作室就诊。

症见体温38.5℃，憎寒壮热，头痛无汗，鼻塞声重，周身酸痛，神疲乏力，咳嗽有痰，小便黄，大便稍干。舌淡红，苔薄白，脉浮紧。

中医诊断：感冒（气虚，外感风寒湿表证）。

西医诊断：感冒，乙肝病毒携带者。

治疗：予麻黄汤合败毒散5剂。初服药不到1小时，周身汗出，身热渐退，5剂药尽，热退，诸症皆除。

按：患者为乙肝病毒携带者，平素正气不足。2日内两度受寒，先以凉水冲澡，复又冒雨，风寒湿邪骤袭肌表，遂见高热（38.8℃）、憎寒壮热、头痛无汗、周身酸痛、鼻塞声重、咳嗽有痰、舌淡红苔薄白、脉浮紧，一派典型的风寒湿表证。虽曾服对乙酰氨基酚，汗出热退，但正气未复，表邪未彻，故再次受寒即热势复起。病机核心为风寒湿邪束表，气虚卫外不固，治当辛温解表，散寒祛湿，兼扶正气，以防再感，予患者麻黄汤峻散风寒，合用败毒散扶正祛湿。

麻黄汤针对"高热无汗、头痛身痛、脉浮紧"之典型风寒表实证，可迅速发汗解表、宣肺散寒。合用败毒散，其中羌活、独活、柴胡、前胡等祛风寒湿邪；人参、茯苓、甘草扶正益气；桔梗、枳壳宣畅气机。针对"气虚易感、神疲乏力、咳嗽有痰"之体虚外感，可扶正祛邪、宣肺化痰，防麻黄汤峻汗伤正。两方合用，初服 1 小时即周身汗出，身热渐退；5 剂尽，热退、诸症悉除，提示"峻散风寒，扶正祛湿"得效，且未再反复。

本例乙肝病毒携带者感冒属风寒湿表证兼气虚，提示临床对体虚兼风寒湿表证者，须峻散与扶正并举，表里兼顾，方能速效而不伤正、防复发。

二、小青龙汤

1. 出处

《伤寒论·辨太阳病脉证并治中》第 40 条：伤寒表不解，心下有水气，干呕、发热而咳，或渴、或利、或噎、或小便不利、少腹满、或喘者，小青龙汤主之。咳逆倚息不得卧，小青龙汤主之。

2. 药物组成

炙麻黄 10g，白芍 20g，细辛 5g，五味子 5g，炙甘草 10g，姜半夏 10g，桂枝 20g，干姜 5g。

3. 功效

解表散寒，温肺化饮。

4. 方解

本方用麻黄为君，发汗平喘，宣肺行水；以桂枝为臣，辛温解肌，既助麻黄解表，又能温阳化气，助麻黄以行水涤饮；又用干姜温脾肺之寒，以杜其生痰之源，细辛、五味子一散一收，相互制约，以达止咳平喘之效。以上三味相须为用，是为散中有收，使风寒与水饮全除而肺气不伤。更用半夏祛痰蠲饮、降逆止呕；芍药敛阴和营，与桂枝为伍，可调和营卫，并可防止麻桂发汗太过而为佐；炙甘草调和诸药为使，合芍药酸甘化阴，更能缓急以治咳喘。全方共奏涤饮解表、止咳平喘之效。

5. 方证

恶寒发热，头身疼痛，无汗，咳喘，痰涎清稀而量多，胸痞，或干呕，或痰饮喘咳，不得平卧，或身体疼重，头面四肢浮肿，舌苔白滑，脉浮紧或浮滑。咳逆倚息，短气不得卧，其形如肿，谓之支饮。

6. 病机

风寒束表，水饮内停。

7. 加减应用

兼有烦躁者，合石膏成小青龙加石膏汤，以清热除烦；兼有小便不利、水肿者，合五苓散以利水消肿。

8. 治验

李某，男，65 岁，退休工人，2017 年 3 月 15 日初诊。患者自述患慢性支气管炎近 20 年，尽治于中西医医院，近日复感风寒，症状加重，来我工作室诊治。症见恶寒无汗，呼吸困难，呼多吸少，咳喘甚，痰涎壅盛，不能平卧，咳吐白色痰，平素形寒肢冷，胸膈满闷，胃不思纳，小便不利，大便溏薄。舌淡苔白腻，脉浮滑。

中医诊断：肺胀（外寒里饮，上实下虚证）。

西医诊断：慢性阻塞性肺气肿急性发作。

治疗：予小青龙汤合苏子降气汤，7 剂。服药后微汗出，咳嗽减轻，咳痰减少，肢体渐暖。效不更方，继服 7 剂，气喘渐平，痰壅胸满之感已显松舒，大便成形，日行 1 次，余症缓解。以此为基础辨证加减治疗月余，可适当劳作。

按：患者有慢性支气管炎病史 20 年，素体阳虚，卫外不固。此次复感风寒，寒邪束表，卫阳郁闭，故恶寒无汗、脉浮；寒邪引动伏饮，痰涎壅盛，肺气上逆，遂见咳喘甚、痰白量多、胸膈满闷、不能平卧；肾阳不足，纳气无权，则呼多吸少、形寒肢冷；脾阳亏虚，运化失司，故胃不思纳、大便溏薄、小便不利；舌淡苔白腻、脉浮滑，为外寒里饮、上实下虚的典型征象。病机核心为寒饮壅肺、肾不纳气、脾失健运，治当散寒化饮、降气平喘、温肾纳气、健脾和中。

予患者小青龙汤外散寒饮，合用苏子降气汤降逆纳肾。小青龙汤针对"恶寒无汗、咳喘痰白，苔白腻"之外寒里饮，可迅速散寒化饮、宣肺止咳。而苏子降气汤中苏子、半夏、厚朴、前胡降气化痰，肉桂温肾纳气，当归养血润燥，姜枣草和中。针对"呼多吸少，胸膈满闷，形寒肢冷"之上实下虚，可降气平喘、温肾纳气。两方合用，7 剂后微汗出、咳喘减、肢体暖；再服 7 剂气喘渐平、痰壅松舒、大便成形；加减治疗月余后劳作如常，提示"散寒化饮，降逆纳肾"得效。

　　本例慢性阻塞性肺气肿急性发作属"外寒里饮，上实下虚"之顽疾，提示临床对寒饮壅肺兼肾不纳气者，须散寒化饮、降逆纳肾、健脾和中三法并用，方能急则治标、缓则固本，实现长期稳定。

三、越婢加术汤

1. 出处

《金匮要略·水气病脉证治》：里水者，一身面目黄肿，其脉沉，小便不利，故令病水。假如小便自利，此亡津液，故令渴也。越婢加术汤主之。

2. 药物组成

炙麻黄 10g，石膏 50g，白术 20g，炙甘草 10g，生姜 10g，大枣 10g。

3. 功效

清热利水，祛湿健脾，疏风解表。

4. 方解

　　本方由麻黄、石膏、白术、甘草、大枣组成。《神农本草经》言麻黄"发表出汗，去邪热气"，《本草纲目》言麻黄"散赤口肿痛，水肿，风肿，产后血滞"。张锡纯曰："受风水肿之症，《金匮》治以越婢汤，其方以麻黄为主，取其能祛风兼能利小便也。"可知麻黄有发表散水气、利尿消肿之功；石膏凉而能散，有透表解肌之力。《名医别录》载石膏"除时气头痛身热，三焦大热，皮肤热，肠胃中膈热，解肌发汗；至消渴烦逆，腹胀暴起喘息，咽热"。石膏与麻黄相伍，既散表邪又清里热；白术有治水肿胀满之功，又有利小便之力，与麻黄相伍，能外散内利，祛一身皮里之水。甘草、大枣补益中气，健脾以利水液正常输布，甘草甘缓以防麻黄发汗太过而伤津耗液。全方共奏发汗祛湿、利尿消肿、清热除烦之效，以除停聚肌表之水湿，清解在里之郁热。

5. 方证

　　一身面目悉肿，发热恶风，口渴，小便不利，苔白，脉沉。

6. 病机

脾失健运，水饮内停，郁而化热。

7. 加减应用

喘咳气促，目如脱状者，加半夏，成越婢加半夏汤（《金匮要略》）以降逆平喘。

8. 治验

李某，男，48岁，农民，2017年12月3日初诊。患者自述2年前因劳累后出现腹胀，神疲乏力，尿黄少，于当地医院就诊，诊断为"乙肝肝硬化失代偿期"。住院后给予抗病毒、补充人血白蛋白、利尿等治疗，症状减轻后出院。1个月前患者因感寒症状加剧，来我院救治。症见腹胀如鼓，青筋显露，腹围115cm，双下肢凹陷性浮肿，头痛，汗出不显，烦渴欲饮，纳差，尿少色黄，大便不成形，日行1～3次。舌红苔薄黄腻，脉弦数。乙肝病毒标志物阳性；肝功能、电解质、血常规等指标改变；消化系统彩超示肝硬化、腹腔积液（中等量）。

中医诊断：臌胀（水热蕴结证）。

西医诊断：肝炎肝硬化（乙型，失代偿期），腹腔积液，脾功能亢进，低蛋白血症，电解质紊乱（低钠、低钾、低氯血症）。

治疗：住院期间予抗病毒、保肝降酶、补充人血白蛋白、利尿消肿、调节电解质紊乱等基础治疗，配合利水消肿中药塌渍腹部外敷。中药给予越婢加术汤合五苓散，服用7剂后，患者微汗出，腹胀、双下肢浮肿有所改善，余症缓解。继服7剂后，腹胀及下肢水肿明显减轻，小便畅利，24小时尿量约1200mL，腹围缩小至92cm。腹部彩超示少量腹水，理化检查结果均改善，故准予出院。出院后，门诊在上方基础上辨证加减治疗2个多月，腹部移动性浊音（－），下肢水肿消退，复查肝功能基本正常，腹部彩超未见液性暗区。嘱患者继续序贯治疗，以固其效。

按：患者乙肝肝硬化失代偿期病史2年，腹水屡发。本次受寒后腹胀如鼓（腹围115 cm）、青筋显露、下肢凹陷性浮肿、烦渴尿黄、大便溏薄、舌红苔薄黄腻、脉弦数，提示水热互结、三焦壅滞。肝郁化热，脾失运化，水湿与热毒胶结于中焦，气机升降受阻，故腹胀、尿少、浮肿并见。热伤津液则烦渴，脾虚湿盛则便溏。病机核心为水热蕴结、肝脾失调，治当清热利水、宣畅三焦、健脾化湿。

予患者越婢加术汤宣肺利水，合用五苓散化气行水。越婢加术汤，针对"腹胀烦渴、苔黄腻、脉弦数"之水热壅滞，可宣肺泄热、利水消肿，使水湿从汗、尿分消。五苓散中，猪苓、茯苓、泽泻渗湿利水，白术健脾，桂枝温阳化气。两方合用，7 剂后微汗出、腹胀与下肢浮肿减轻；再服 7 剂小便畅利，腹围缩至 92 cm，腹水减为少量；出院后加减治疗 2 个多月，腹水消失、肝功能正常、彩超无液性暗区，提示"宣肺清热，化气行水"得效。

本例肝硬化腹水属"水热蕴结，肝脾失调"之重症，提示临床对水热型臌胀，须宣肺泄热、化气行水、健脾护正三法并用，方能速效而不伤正，巩固疗效。

四、麻黄连轺赤小豆汤

1. 出处

《伤寒论·辨阳明病脉证并治》第 262 条：伤寒瘀热在里，身必黄，麻黄连轺赤小豆汤主之。

2. 药物组成

炙麻黄 10g，连翘 15g，炒苦杏仁 10g，赤小豆 15g，炙甘草 15g，生姜 10g，大枣 10g，生梓白皮（蜜桑白皮代）30g。

3. 功效

清热祛湿，利水消黄。

4. 方解

本方由麻黄、连翘、杏仁、赤小豆、大枣、生梓白皮、生姜、炙甘草组成。对于其组方配伍，著名伤寒学家刘渡舟教授提出本方以"麻黄、杏仁、生姜宣散表邪，以解阳郁之热"，"连轺即连翘根，亦可用连翘代，可清透邪热之结"，"赤小豆清热利湿"，"生梓白皮苦寒，亦能清热利湿"，"炙甘草、大枣健脾和中，以顾后天之本"。全方外散表邪，内治湿热，可使表里证分途而解，是公认的表里双解之剂。从方剂组成上来看，麻黄连轺赤小豆汤主要由以下两部分要素构成：一是麻黄、连翘、杏仁、生姜共同组成了治表药物组合。其中麻黄配杏仁，宣降肺气，开水之上源，通水道以利湿邪；麻黄与生姜祛风散寒，开肌表之郁；麻黄配连翘宣泄郁热。四药相伍重在宣泄郁闭在表之风、湿、热邪。二是赤小豆、生梓白皮、炙甘草、大枣，共同组成了治里的药物组合。赤小豆在《神农本草经》中列为中品，载于大豆黄卷条目下，谓其"下水，排痈肿脓血"。《名医别录》载"赤小豆，味甘酸平温，无毒，主治寒热，热中，消渴，止泄，利小便，吐逆，卒澼下胀满。又叶名霍，主治小便数，去烦热"。生梓白皮是紫葳科植物梓的干燥根皮，性味苦寒，能清热解毒。炙甘草、大枣甘平，和中益气。四药相伍，可健脾和中，导湿热从小便而去。方用潦水煎药，盖雨水味薄，不助湿热之邪。

5. 方证

身黄目黄如橘子色，小便不利而色黄，发热恶寒，无汗，或见身痒，舌苔黄腻，脉浮濡。

6. 病机

湿热内阻，风寒外束。

7. 治验

齐某，女，70岁，农民，2017年12月3日初诊。患者自述1周前不慎感受风寒，发热恶寒，头身疼痛，自服对乙酰氨基酚，并于附近诊所静脉注射抗生素（具体用药用量不详）3天，用药后汗出热减，但仍有低热，体温37.5℃左右，家属发现其面目黄染，自觉皮肤瘙痒，夜甚。就诊时症见发热微恶寒，无汗，周身黄染，色如橘皮，身痒夜难入寐，心烦口渴，食欲不振，小便不利而色黄，大便溏结不调，日1～2次。舌红苔黄白，脉滑。否认病毒性肝病及自身免疫性肝病，肝功能检查示急性黄疸型肝炎改变。

中医诊断： 黄疸，阳黄（湿热内蕴，表邪未解证）。

西医诊断： 急性黄疸型肝炎（不除外药物性肝损伤）。

治疗： 予麻黄连轺赤小豆汤合栀子柏皮汤，7剂。服药后微汗出，寒热不作，皮肤、巩膜黄染稍减。继服10剂，身痒、目黄减轻，心烦口渴缓解，小便通利。以此为基础，辨证加减治疗月余后，黄疸尽退，余症消失，复查肝功能恢复正常。

按： 患者年逾七旬，外感风寒后误用抗生素及解热镇痛药，汗出热减而表邪未彻，药毒与湿浊相合，郁而化热，湿热内蕴，熏蒸肝胆，胆汁外溢，遂见低热、身目黄染如橘皮、身痒夜甚、心烦口渴、小便黄赤、大便不调、舌红苔黄白、脉滑。肝功能示急性黄疸型肝炎改变，西医亦考虑药物性肝损伤。病机核心为表邪未净，湿热郁蒸，肝胆失疏，治当解表散邪、清热利湿、疏肝利胆，使湿热分消，表里双解。

予患者麻黄连轺赤小豆汤解表利湿，合用栀子柏皮汤清热退黄。麻黄连轺赤小豆汤针对"发热微恶寒、无汗、身目黄染"之表邪未解、湿热郁蒸，可解表散邪、利湿退黄，使表邪从汗解，湿热从小便出。而栀子柏皮汤中栀子清三焦郁火，黄柏泻下焦湿热，炙甘草护中缓急。两方合用,7剂后微汗出、寒热罢、黄染减；再服10剂身痒目黄减轻、心烦口渴缓解、小便通利；加减治疗月余后黄疸尽退、肝功能正常，提示"解表散邪，清热利湿"得效。

本例急性黄疸型肝炎属表邪未解、湿热郁蒸之阳黄，提示临床对药物性黄疸伴表证者，须解表与清里并举、上下分消、护中防伤，方能迅速退黄，恢复肝功能。

五、五积散

1. 古方论选

《太平惠民和剂局方》：调中顺气，除风冷，化痰饮。治脾胃宿冷，腹胁胀痛，胸膈停痰，呕逆恶心；或外感风寒，内伤生冷，心腹痞闷，头目昏痛，肩背拘急，肢体怠惰，寒热往来，饮食不进，及妇人血气不调，心腹撮痛，经候不调，或闭不通，并宜服之。

2. 药物组成

炙麻黄 7.5g，苍术 15g，白芷 10g，白芍 20g，炙甘草 10g，姜半夏 10g，川芎 20g，当归 20g，枳壳 15g，桔梗 5g，肉桂 20g，茯苓 20g，干姜 7.5g，生姜 7.5g，陈皮 10g，厚朴 15g。

3. 功效

温里驱寒，祛风化湿，行气消积，活血散瘀。

4. 方解

麻黄开表逐邪于外，干姜温胃散寒于内，白芷散阳明之邪，川芎散厥阴之邪，当归养血益营，白芍敛营和血，茯苓健脾利湿，半夏除痰燥湿，枳壳泄逆气以止呕，厚朴宽中止泻，肉桂温通经脉，苍术健脾燥湿，桔梗清咽膈，陈皮理胃气，生姜散寒邪，葱白通阳气，甘草和解表里，调和诸药。诸药合用，表里双解，气血同治，故为消除寒、食、气、血、痰五积之剂。

5.方证

恶寒，发热无汗，头痛身痛，项背拘急，胸满恶食，呕吐腹痛，脚气肿痛，冷秘寒疝，寒疟，妇人经水不调等。舌苔白腻，脉浮迟或浮弦。

6.病机

外感风寒，内伤生冷。

7.治验

朱某，女，36岁，营业员，2017年10月26日初诊。患者自述胃脘部疼痛5年，进食生冷后症状加重明显，自行口服泮托拉唑等药物，症状减轻。患者常年工作于湿冷之地（地下超市），近日肆食生冷，复冒雨感寒，症状加剧。症见胸腹胀满疼痛，得热则舒，恶心呕吐，恶寒发热，鼻塞头痛，纳差，眠差，肠鸣欲泻，矢气频作，小便可。舌苔白腻，脉滑。自带三甲医院胃镜检查结果示慢性糜烂性胃炎。

中医诊断：胃脘痛（外感风寒，内伤生冷证）。

西医诊断：慢性非萎缩性胃炎伴糜烂。

治疗：予五积散7剂。服药后胸腹胀满疼痛感明显减轻，恶心呕吐症状明显改善，余症缓解。再予上方加减7剂，患者胸腹胀满疼痛、恶心、呕吐基本消失，精神状态明显好转，大便成形，日行1次，余症尽退。

按：患者长期工作于湿冷环境中，又嗜食生冷，复感风寒，致外寒引动内湿，出现胸腹胀满疼痛、得热则舒、恶心呕吐、恶寒发热、鼻塞头痛、肠鸣欲泻、舌苔白腻、脉滑等典型外感风寒、内伤生冷的证候。胃镜示慢性糜烂性胃炎，提示寒湿久稽，胃络受损，气机升降受阻。

予患者五积散解表散寒，温中化湿，行气消积。针对"恶寒发热、胸腹胀满、恶心呕吐、舌苔白腻"之外寒内湿、气滞血瘀，可解表散寒、温中化湿、行气消积，使表邪散、寒湿化、气滞行、胃络和。7剂后胸腹胀满疼痛、恶心呕吐明显减轻；再服7剂症状基本消失，大便成形，精神状态好转，提示"解表散寒，温中化湿，行气消积"得效。

本例慢性糜烂性胃炎伴外感风寒、内伤生冷，以五积散治疗。提示临床对寒湿积滞型胃脘痛兼外感风寒者，须解表散寒、温中化湿、行气消积三法并用，方能表里双解、寒湿并除、气血调和。

第三节　小结

综上所述，在组方中麻黄无论或主或从，总不离发表启腠之功。在《伤寒论》中，仲景为太阳伤寒设麻黄汤一方，以峻汗开泄郁闭之卫气。麻黄汤后创大青龙汤、小青龙汤，虽隶属太阳病篇，然其发汗逐水之意在《金匮要略·痰饮咳嗽病脉证并治》中可见一斑。仲景继而明确提出发汗、利小便之法以祛除水邪，加减化裁得到越婢加术汤。

后世医家多将麻黄汤加减应用于肺系疾病的治疗，随着医家对疾病不断有新的认知与突破，在临床上已不再拘泥于条文的传统使用规律，而是随着疾病的变化日新月异。在众多的临床报道分析中可见，麻黄汤经过化裁而成麻黄汤类方，广泛应用于外感、内伤、杂病，并且包含了内、外、妇、儿等多个学科，所治疗的西医疾病涵盖了呼吸、循环、消化、泌尿、神经、内分泌、传染等多种疾病。

麻黄类方治疗范围虽广，但均与肺脏生理功能密不可分。《素问·灵兰秘典论》云：“肺者，相傅之官，治节出焉。”故当机体阴阳失调，营卫不畅时，可以通过宣降肺气调节全身气血运行，有益于驱邪外出。正可谓麻黄辛温，治感要药，宣肺祛邪的麻黄类方，可用于多种类型病证的治疗。

类方是对于累积千年，数量浩如烟海的方剂进行归纳和认知的一个不可或缺的方法，是指在药物的用药种类上与某母方存在渊源，但也可以是与某方剂不存在源流关系而只是因为主要功效相同而归纳为类方。通过类方的整理与研究，将对临床上使用方剂配伍用药起到重要参考作用。

第三章

柴胡类方

第一节　概述

　　柴胡类方体系始于《伤寒论》，以小柴胡汤为核心，首立"和解少阳"之法，破解半表半里证治的理论与实践困局。仲景以"寒热往来、胸胁苦满、默默不欲饮食"为少阳枢机不利的经典辨证纲领，通过柴胡、黄芩配伍架构疏泄郁热、调畅气机的恒久范式，不仅奠定了六经传变中"转枢开阖"的基础，更衍生出大柴胡汤与柴胡桂枝汤等变方，彰显其对表里兼夹、虚实错杂病证的动态适应性。

　　唐宋以来，柴胡类方进一步向纵深发展，融入内伤杂病体系。宋代《太平惠民和剂局方》的败毒散以柴胡配伍羌活、川芎等风药，开创"逆流挽舟法"治虚人外感夹湿，其"扶正透邪"思路更延伸至疫病初起；明代《景岳全书》所载柴胡疏肝散确立"柴胡－香附－芍药"核心结构，成为治疗肝郁气滞型胁痛、胃痛的基础方剂，现代研究证实其可通过调节脑肠轴功能缓解功能性消化不良及焦虑躯体化症状。清代《医方集解》收录之龙胆泻肝汤以柴胡引经上行，佐龙胆草、栀子等苦寒沉降之品，构建"发越郁火"与"清泄实热"的协同模式，临床从传统肝胆湿热下注证，拓展至突发性耳聋、带状疱疹后神经痛等急症，体现"火郁发之"理论的现代转化价值。在血分病领域，李东垣《医学发明》创制复元活血汤，首开柴胡配伍桃仁、大黄之先例，将疏肝理气与逐瘀通络熔于一炉，不仅治疗跌仆损伤之胁下瘀滞，更为慢性肝病纤维化、术后腹腔粘连提供了治法范式。王清任《医林改错》之癫狂梦醒汤则以柴胡调畅气枢为引领，配伍桃仁、赤芍活血破瘀，佐半夏、苏子涤痰开结，形成"气－血－痰"三维同治的神志病干预体系，为精神分裂症阴性症状、双相情感障碍抑郁发作等现代难治病开辟了新路径。

纵观千年演变，柴胡类方已从《伤寒论》的枢机和解原点，演变为涵盖疏气、透表、清火、化瘀、涤痰、开窍六大核心功能的方剂集群，其学术生命力既源于仲景经方"动态调枢"的原始基因，更得益于后世医家通过病机再诠释实现的跨疾病、多靶点的创新，成为中医"异病同治"理论在方剂学领域的生动体现。

第二节　类方举要

一、小柴胡汤

1. 出处

《伤寒论·辨少阳病脉证并治》第 96 条：伤寒五六日，中风，往来寒热，胸胁苦满，默默不欲饮食，心烦喜呕，或胸中烦而不呕，或渴，或腹中痛，或胁下痞硬，或心下悸，小便不利，或不渴，身有微热，或咳者，小柴胡汤主之。

2. 药物组成

柴胡 20g，黄芩 15g，人参（党参代）10g，姜半夏 10g，生姜 10g，大枣 10g，炙甘草 10g。

3. 功效

内外和解，脏腑气血并调。

4. 方解

小柴胡汤是少阳枢机之剂，和解表里之总方，被称为"和解剂之祖"。方中柴胡辛、苦、微寒，升举少阳气机而能辛透少阳之邪，与辛温解表之生姜相合而透解邪气；黄芩苦寒，清热泻火，以制火热之化；人参味甘，益气生津，与大枣、甘草共资气血津液，以制阳明燥化，使"血弱气尽"恢复正常；半夏辛温，化浊降逆，以化郁滞之水津，降胃腑之逆气。全方清透消补并用，以透邪为根本，以制少阳火化、阳明燥化为辅。邪去则正安。小柴胡汤之本意虽是透邪，但其本质作用却是启复少阳枢机，枢机一利则气血津液之敷布得畅，脏腑之功能得运。

5. 方证

往来寒热，胸胁苦满，默默不欲饮食，心烦喜呕。胁下硬满，腹中痛，呕而发热，心下悸，小便不利，咳。

6. 病机

邪客少阳，经腑不和，三焦不利。

7. 加减应用

心中懊恼，为热聚于胸，加栀子豉汤（《伤寒论》）以清热除烦；腹中痛甚者，重用芍药，以柔肝缓急止痛；胁下痞硬，为痰火结聚，加消瘰丸（《医学心悟》）以清热化痰，软坚散结；发热，微恶寒，肢节烦痛者，加桂枝汤，成柴胡桂枝汤（《伤寒论》）以和解少阳，调和营卫。

8. 治验

赵某，女，29岁，公司职员，2017年6月5日以胃痛为主诉就诊。症见胃脘疼痛时作，每因情绪激动后症状加重，伴见干呕，心烦，反酸，胸胁胀满痛，晨起口苦咽干，最近贪凉受风，自觉忽冷忽热，不欲饮食，眠差，小便黄，大便黏，日1～2次，有排不净感，舌红苔薄白，脉弦。胃镜示慢性浅表性胃炎伴糜烂。

中医诊断：胃脘痛（肝胃不和证）。

西医诊断：慢性浅表性胃炎伴糜烂。

治疗：予小柴胡汤合葛根芩连汤，加大黄3g，5剂。服药后胃脘疼痛明显减轻，忽冷忽热之象消失，口苦咽干改善，胸胁胀满痛明显缓解，余症均改善。继服7剂后，诸症消失。嘱患者服用小柴胡颗粒半个月，以固其效。

按：患者长期情绪紧张，肝失疏泄，气机郁滞，横逆犯胃，出现胃脘疼痛、胸胁胀满、反酸、心烦、口苦咽干等典型的肝胃不和证候。复因贪凉受风，外邪引动内郁，出现忽冷忽热、干呕、眠差、小便黄、大便黏滞等胆火内郁、寒热错杂之象。胃镜示慢性浅表性胃炎伴糜烂，舌红苔薄白、脉弦，提示肝胆郁热、胃络受损。病机核心为肝胃不和、胆火内郁、寒热错杂，治当疏肝和胃、清胆泄热、调和寒热。

予患者小柴胡汤疏肝和胃、清胆泄热，合葛根芩连汤清热化湿，佐大黄通腑泄浊。小柴胡汤针对"胃脘痛、胸胁胀满、口苦咽干、忽冷忽热"之肝胃不和、胆火内郁，可疏肝和胃、清胆泄热、调和寒热。葛根芩连汤中葛根升清止泻，黄芩、黄连清热燥湿，甘草调和诸药。针对"心烦、小便黄、大便黏滞"之湿热内蕴，可清热化湿、升清止泻。佐大黄3g，通腑泄浊，使湿热从下而泄，缓解大便黏滞、排不净感。5剂后胃脘疼痛、忽冷忽热、口苦咽干明显减轻；再服7剂诸症消失。

本例慢性浅表性胃炎伴糜烂属肝胃不和、胆火内郁、寒热错杂之证，以小柴胡汤合葛根芩连汤佐大黄治疗。提示临床对肝胃不和型胃炎伴湿热内蕴者，须疏肝和胃、清热化湿、调和寒热三法并用，效果佳。

二、柴胡桂枝汤

1. 出处

《伤寒论·辨太阳病脉证并治》第146条：伤寒六七日，发热，微恶寒，支节烦疼，微呕，心下支结，外证未去者，柴胡桂枝汤主之。

2. 药物组成

柴胡20g，黄芩15g，姜半夏10g，炙甘草10g，桂枝30g，白芍20g，大枣15g，生姜10g，人参（党参代）10g。

3. 功效

表里双解，和解少阳。

4. 方解

本方是小柴胡汤与桂枝汤合方。以小柴胡汤除半表半里之热，疏肝气，调脾胃，转枢机。以桂枝汤外合营卫，内调脾胃，以解在表之邪。

5. 方证

小柴胡汤证兼见邪伤太阳的外感之证。太阳表证表现为邪气趁虚而入，寒主收引，凝滞主痛，出现轻微发热恶寒、头痛、四肢关节疼痛。小柴胡汤证（胆腑郁热初起）表现为心下痞结、口苦、咽干、呕吐、情绪忧郁、食欲不振等。

6. 病机

邪郁少阳，表证未解。

7. 加减应用

汗出过多者，合牡蛎散（《太平惠民和剂局方》）以益气固表敛汗；四肢关节疼痛甚者，合活络效灵丹（《医学衷中参西录》）以活血化瘀，行气止痛；胁肋疼痛重者，合金铃子散（《太平圣惠方》）以行气止痛；兼见反酸者，合左金丸（《丹溪心法》）以清泻肝火，降逆止呕。

8. 治验

王某，女，68 岁，退休公务员。2017 年 4 月 10 日以发热为主诉初诊。因胃癌胃大部切除术后 3 年，身体虚弱，每逢换季或天气变化时均患感冒，病程持续时间较长。症见恶寒发热，微汗出，体温 38.5℃，鼻流清涕，关节酸痛，干呕，口苦咽干，不欲食，面色无华，体瘦，神疲乏力，头痛眩晕，眠可，二便调。舌红苔白腻，脉沉无力。

中医诊断：虚人外感（气血虚弱证）。

西医诊断：感冒，胃癌术后。

治疗：予柴胡桂枝汤合补中益气汤，服药 3 剂后，体温降至 36.5℃，恶寒发热、汗出、鼻流清涕、关节酸痛等外感表证明显减轻。效不更方，继服 7 剂后，干呕消失，神疲乏力感减轻，纳可，余症明显改善。嘱患者自服补中益气丸，以改善虚人体质。

按：患者胃癌术后 3 年，气血大伤，卫表不固，每逢换季或天气变化即易感风寒，出现恶寒发热、微汗出、鼻流清涕、关节酸痛、干呕、口苦咽干、神疲乏力、面色无华、舌红苔白腻、脉沉无力等典型气血虚弱、外感风寒的证候。

予患者柴胡桂枝汤调和营卫、疏解少阳，合补中益气汤益气固表、扶正祛邪。柴胡桂枝汤针对"恶寒发热、汗出、鼻流清涕、关节酸痛、口苦咽干"之外感风寒、少阳不和，可调和营卫、疏解少阳、和胃降逆。补中益气汤中黄芪、人参、白术、甘草益气固表，当归养血和营。升麻、柴胡升阳举陷，陈皮理气和中。两方合用，3 剂后体温降至 36.5℃，恶寒发热、汗出、鼻流清涕、关节酸痛明显减轻；再服 7 剂后干呕消失，神疲乏力减轻，纳食改善，提示"调和营卫，益气固表"得效。

本例胃癌术后体虚反复感冒属气血虚弱、外感风寒之虚证，以柴胡桂枝汤合补中益气汤使症状改善。提示临床对术后气血虚弱、反复外感者，须调和营卫、益气固表、扶正祛邪三法并用，方能速效且巩固，改善患者体质，减少复发。

三、败毒散

1.出处

《太平惠民和剂局方》：伤寒时气，头痛项强，壮热恶寒，身体烦疼，及寒壅咳嗽，鼻塞声重，风痰头痛，呕秽寒热，并皆治之。

2.药物组成

柴胡20g，前胡15g，川芎15g，枳壳15g，薄荷10g，生姜15g，羌活15g，独活15g，茯苓20g，桔梗15g，炙甘草15g，人参（党参代）10g。

3.功效

解表散寒，祛风胜湿。

4.方解

败毒散被称为"逆流挽舟"的代表方。羌活、独活共为君药，通治一身风寒湿邪；柴胡解肌透邪，兼有行气之功；川芎行气活血，并能祛风，共为臣药；桔梗宽胸利膈，枳壳理气宽中，前胡化痰止咳，茯苓渗湿消痰，俱为佐药；生姜、薄荷为引，以助解表药力，甘草益气和中，调和诸药，共为佐使。佐药人参可助正气鼓邪外出，寓防邪入里之义，也可使全方散中有补，不致耗伤真元。

5.方证

太阳表证：憎寒壮热，无汗，鼻塞，咳嗽，邪客肌表，气血运行不畅，不通则痛，出现头项强痛，肢体酸痛。

少阳半表半里证：正气素虚，邪气易入少阳经，出现胸膈痞闷、食欲不振、大便溏等脾胃虚弱之里虚象。

从病因病机分析，败毒散证是在柴胡桂枝汤的基础上邪气渐重，正气更虚，少阳气郁入里之象明显加重。两首方剂所治均是太阳与少阳合病，外感表邪而正气素虚。

6.病机

正气素虚，外感风寒湿邪。

7.加减应用

正气未虚，表寒较甚者，合麻黄汤以解表散寒；咳嗽重者，合止嗽散（《医学心悟》）以宣利肺气，疏风止咳；气虚较甚，咳嗽痰白者，加参苏饮

（《太平惠民和剂局方》）以益气解表，理气化痰。

8. 治验

张某，男，16 岁，学生。患者母亲自述孩子为早产儿，出生后各种疾病不断，体质虚弱。2017 年 7 月 15 日以皮疹为主诉初诊。症见全身散在红色斑疹 3 天，皮疹抚之不碍手，压之不褪色，下肢尤甚，遇风或着凉后上述症状加重，现恶寒重，汗出较少，四肢自觉沉重，关节肢体肿胀，反复出现口腔溃疡，溃疡面色淡红无糜烂，背部有大量湿疹，面色萎黄，神疲乏力，上楼或活动后明显，嗜睡，纳差，无食欲，口淡无味，眠差，大便黏腻，日 1 ～ 2 次。舌淡苔白，脉浮，按之无力。

中医诊断：紫斑，感冒（禀赋不足，外感风寒，气不摄血证）。

西医诊断：过敏性紫癜。

治疗：予败毒散合补中益气汤，服 7 剂后，全身散在斑疹明显减少，背部湿疹减少，神疲乏力及四肢沉重感好转，纳可，余症改善。继服 7 剂，以固其效。

按：患儿早产，先天禀赋薄弱，卫阳不足，腠理疏松，易受风寒侵袭。此次外感风寒后，卫阳郁闭，营卫失和，血溢脉外，遂见全身散在红色斑疹，下肢尤甚。风寒束表则恶寒重、汗出少、脉浮无力，脾虚气弱则面色萎黄、神疲乏力、纳差口淡、大便黏腻。气虚失摄，血溢肌肤，故皮疹反复发作、口腔溃疡淡红不糜烂。湿邪内蕴则四肢沉重、关节肿胀、湿疹缠绵。舌淡苔白、脉浮按之无力，为气虚外感、风寒袭表、气不摄血之典型表现。

予患者败毒散益气解表散寒，合用补中益气汤健脾摄血固表。败毒散针对"恶寒无汗，皮疹遇冷加重，脉浮无力"之气虚外感、风寒袭表，可益气解表、散寒祛湿，使表邪得散、气血得固。补中益气汤中黄芪、人参、白术、甘草健脾益气，升麻、柴胡升阳举陷，当归养血和营，陈皮理气和中。两方合用，7 剂后斑疹明显减少、湿疹减轻、神疲乏力好转、纳食增加；再服 7 剂巩固疗效。本例过敏性紫癜属禀赋不足、外感风寒、气不摄血之虚证，以败毒散合补中益气汤治疗。提示临床对先天不足、气虚外感型过敏性紫癜，须益气解表、健脾摄血、扶正固表三法并用，方能标本兼顾，减少复发。

四、大柴胡汤

1. 出处

《伤寒论·辨太阳病脉证并治》第 103 条：太阳病，过经十余日，反二三下之，后四五日，柴胡证仍在者，先与小柴胡，呕不止，心下急，郁郁微烦者，为未解也，与大柴胡汤下之则愈。

2. 药物组成

柴胡 20g，大黄 3g，白芍 20g，黄芩 15g，生姜 15g，枳实 15g，大枣 15g，姜半夏 10g。

3. 功效

和解少阳，内泄热结。

4. 方解

方中重用柴胡为君药，配臣药黄芩和解清热，以除少阳之邪，轻用大黄配枳实以内泄阳明热结，行气消痞，亦为臣药；芍药柔肝缓急止痛，与大黄相配可治腹中实痛，与枳实相伍可以理气和血，以除心下满痛，半夏和胃降逆，配伍大量生姜，以治呕逆不止，共为佐药；大枣与生姜相配，能和营卫而行津液，并调和脾胃，功兼佐使。总之，本方既不悖于少阳禁下的原则，又可和解少阳，内泄热结，使少阳与阳明合病得以双解，可谓一举两得。正如《医宗金鉴·删补名医方论》所说："斯方也，柴胡得生姜之倍，解半表之功捷；枳芍得大黄之少，攻半里之效徐，虽云下之，亦下中之和剂也。"

5. 方证

往来寒热，胸胁苦满，呕不止，郁郁微烦，心下痞硬，或心下满痛，大便不解，或协热下利。

少阳不和：往来寒热，胸胁苦满，病位仍以少阳为主。

阳明里实：心下痞硬、满痛，大便不解或协热下利，病入阳明，有化热成实之象。

大柴胡汤证是在小柴胡汤证的基础上久客少阳经之热，进一步入里，邪气内收内聚，逐步化燥成实的进展性变化。

6. 病机

少阳不和，兼阳明里实。

7. 加减应用

兼黄疸者，合茵陈蒿汤（《伤寒论》）以清热利湿退黄；胁痛剧烈者，合金铃子散（《太平圣惠方》）以疏肝泄热，活血止痛。

8. 治验

王某，男，33岁，博士研究生。平素科研压力较大，常熬夜，三餐极不规律。2017年7月15日，以烧膛（胸骨后灼热感）4个月为主诉就诊。症见呃逆，时时欲呕吐，口苦咽干，胸闷痛气短，心烦不安，情绪变化时症状加重，胃脘胀痛，烧膛，反酸，烧心，纳可，眠差，小便黄，大便干，3～4日一行。舌红苔黄腻，脉弦滑。近期胃镜示慢性浅表性胃炎伴胆汁反流。

中医诊断：胃脘痛（肝胃郁热腑实证）。

西医诊断：慢性浅表性胃炎伴胆汁反流。

治疗：予大柴胡汤（大黄5g）合清胃散，加吴茱萸9g，5剂。服药后胸骨后灼热感、胸闷痛、气短好转，胃脘胀痛、反酸、烧心减轻，余症好转，大便顺畅，予上方辨证加减7剂后，症状基本消失。

按：患者长期熬夜，饮食不节，情志不畅，致肝气郁结化热，胆火横逆犯胃，出现胸骨后灼热、呃逆、口苦咽干、胸闷气短、心烦易怒、反酸烧心、大便干结等典型肝胃郁热、胆热犯胃的证候。胃镜示慢性浅表性胃炎伴胆汁反流，舌红苔黄腻、脉弦滑，提示肝胆郁热、胃络受损、腑气不通。

予患者大柴胡汤清肝通腑，合清胃散泻火降逆，佐吴茱萸反佐温散。大柴胡汤针对"烧心、反酸、口苦、大便干结"之肝胃郁热、腑气不通，可清肝泄热、通腑降逆。清胃散中的黄连直折胃火，升麻升清降浊，生地黄、牡丹皮凉血清热，当归养血和营。针对"胸骨后灼热、口干咽燥、舌红苔黄"之胃火炽盛，可清胃泻火、凉血止痛。佐吴茱萸9g，辛温反佐，引热下行，助降逆止呕，并防苦寒伤胃。5剂后灼热、胸闷、反酸明显减轻，大便顺畅；再服7剂症状基本消失，提示"清肝通腑，泻火降逆"得效。

本例胆汁反流性胃炎伴烧心属肝胃郁热、胆热犯胃之实证，以大柴胡汤合清胃散佐吴茱萸治疗，症状消失，胃镜示炎症改善。提示临床对肝胃郁热型胆汁反流，须清肝通腑、泻火降逆、反佐温散三法并用，方能速效而不伤正，巩固疗效。

五、柴胡疏肝散

1. 古方论选

《景岳全书》：若外邪未解而兼气逆胁痛者，宜柴胡疏肝散主之。治胁肋疼痛，寒热往来。

《医宗金鉴》：治怒火伤肝，左胁作痛，血菀于上。

2. 药物组成

柴胡 20g，陈皮 15g，白芍 20g，炙甘草 10g，川芎 20g，枳壳 10g，香附 20g。

3. 功效

疏肝解郁，行气和血。

4. 方解

柴胡疏肝解郁，为君药；香附理气疏肝，川芎行气活血止痛，助君药解肝经之郁滞，增行气止痛之功，共为臣药；陈皮理气行滞，白芍、甘草养血柔肝，缓急止痛，俱为佐药；甘草兼调和诸药，为使药。诸药合用，可疏肝行气，活血止痛，使肝气条达，血脉通畅，营卫自和，痛止而寒热自除。

5. 方证

胁肋疼痛，胸闷善太息，脘腹胀满，嗳气，寒热往来，低热，情志抑郁易怒，脉弦。

6. 病机

邪入少阳，少阳气郁（肝气郁结，气滞血瘀）。

7. 加减应用

咽干口苦，易怒，小便黄赤者，合龙胆泻肝汤，以清泻肝胆实火，清利肝经湿热；兼见反酸者，加左金丸以清泻肝火，降逆止呕；胁痛剧烈者，加金铃子散，以疏肝泄热，活血止痛；腹胀，食后加重者，加保和丸以消食和胃。

8. 治验

张某，男，34 岁，公司职员。2017 年 9 月 13 日以右胁肋疼痛为主诉初诊。该患者既往有乙肝病史 10 余年，性格内向，情绪抑郁，爱生闷气，近日工作劳累，后与其妻子争吵而发病。症见两胁胀满疼痛，口苦咽干，善太息，脘腹胀闷，嗳腐吞酸，时时呃逆，生气后上述症状加重，纳差，眠可，小便黄，大便黏滞不爽，2～3日一行。舌质红，苔白稍腻，脉弦数。查相关病毒及理化指标明确为病毒性乙型肝炎。

中医诊断：胁痛（肝郁气滞，食滞胃脘证）。

西医诊断：病毒性肝炎（乙型，慢性中度）。

治疗：予病毒性肝炎基础性治疗（抗病毒、护肝降酶利胆、调整免疫等），中药汤剂给予柴胡疏肝散合保和丸，加大黄5g，5剂。服药后两胁胀满疼痛及脘腹胀满症状缓解，进食增加，效不更方，继服7剂后，大便通畅，查肝功能示轻度改变，患者自述无明显肝胆胃肠症状及体征，大便成形，日1次。后予柴胡疏肝散合四君子汤10剂，查肝功能恢复正常。

按：患者有长期乙型肝炎病史，性格内向，情绪抑郁，肝气郁结，复因家庭矛盾诱发胁肋胀痛、口苦咽干、善太息、脘腹胀闷、嗳腐吞酸、大便黏滞不爽等典型肝郁气滞、食滞胃脘的证候。舌质红、苔白稍腻、脉弦数，提示肝气郁久化热，湿热内蕴，胃失和降。病毒及理化指标证实慢性中度乙型肝炎活动。

予患者柴胡疏肝散解郁理气，合保和丸消食和胃，佐大黄通腑泄浊。柴胡疏肝散针对"胁肋胀痛、口苦咽干、善太息"之肝郁气滞，可疏肝理气、缓急止痛。保和丸中的山楂、神曲、莱菔子消食导滞，半夏、陈皮、茯苓和胃化湿，连翘清热散结。针对"脘腹胀闷、嗳腐吞酸、纳差"之食滞胃脘，可消食导滞、和胃化湿。佐大黄5g，通腑泄浊，使湿热积滞随大便而下，缓解大便黏滞不爽。5剂后胁肋胀痛、脘腹胀满减轻，进食增加；再服7剂大便通畅，肝功能轻度异常；后改柴胡疏肝散合四君子汤10剂，肝功能恢复正常，症状消失。

本例慢性乙型肝炎伴胁痛属肝郁气滞、食滞胃脘、湿热蕴结之证，以柴胡疏肝散合保和丸治疗后，肝功能恢复正常。提示临床对肝郁食滞型慢性肝病，须疏肝理气、消食导滞、通腑泄浊三法并用，方能肝胃同调，湿浊得泄，肝功能稳步改善。

六、龙胆泻肝汤

1. 古方论选

《医方集解》：治肝经实火，湿热，胁痛，耳聋，胆溢口苦，筋痿，阴汗，阴肿阴痛，白浊溲血。

《医方论》：肝胆火盛，湿热郁蒸者，此方为宜，下部发病者尤妙。

2. 药物组成

龙胆草 15g，生地黄 15g，炙甘草 10g，黄芩 10g，柴胡 20g，车前子 15g，木通 10g，当归 20g，盐泽泻 20g，栀子 15g。

3. 功效

清肝泻火，利湿通淋。

4. 方解

龙胆草大苦大寒，可泻肝胆实火，利肝经湿热，为君药；黄芩、栀子燥湿清热，可助君药泻火除湿，共为臣药；木通、泽泻、车前子渗湿泄热，使热从小便而出，当归、生地黄养血滋阴，寓祛邪不伤正之意，上药皆为佐药；柴胡疏肝胆之气，引诸药归于肝胆经；甘草调和诸药，护胃安中。《汤头钱数抉微》曰："湿热宜泄不宜升，人皆知之，柴胡透发上升之药，因肝胆无下出之路，所以虽湿热，大胆可用柴胡。"

5. 方证

肝胆实火上炎证：头晕目眩，口苦，头痛目赤，耳肿，失眠多梦，胸闷胁痛，下利呕逆。

肝胆湿热下注证：黄疸，阴肿，阴痒，阴汗，筋痿，小便淋浊，妇女带下黄臭。

6. 病机

邪入少阳，肝胆湿热。

7. 加减应用

胁肋胀痛者，合柴胡疏肝散，以疏肝行气，活血止痛；口臭甚者，合泻黄散，以泻脾胃伏火；大便秘结者，合承气汤类以泻下通便。

8. 治验

郭某，男，50 岁，商人。饮酒史 20 年，近 1 年因工作应酬较多，每日饮酒量达半斤之多。2017 年 8 月 18 日以目黄为主诉初诊。症见目稍黄，右胁肋胀满疼痛，神疲乏力，胸胁满闷，口干苦，常呕恶，心烦不安，阴囊湿痒，食欲不振，眠差多梦，小便色黄短赤，大便黏腻不爽，日行 1 ～ 2 次。舌质暗红，苔黄腻，脉弦滑。肝功能检查示急性黄疸性肝炎改变。

中医诊断：黄疸（湿热酒毒内蕴证）。

西医诊断：酒精性肝炎。

治疗：嘱患者绝对戒酒，清淡饮食。予龙胆泻肝汤合葛根芩连汤、小承气汤，7 剂。服药后目稍黄、右胁肋胀满痛缓解，口干苦好转，大便黏腻改善，上方减小承气汤，继服 7 剂。复查肝功能指标轻度改变，患者无明显症状及体征，予上方辨证加减 10 剂后，查肝功能恢复正常。

按：患者长期过量饮酒，湿热与酒毒互结，郁滞肝胆，胆汁泛溢，出现目稍黄、右胁胀满疼痛、口苦呕恶、小便黄赤、大便黏腻、舌暗红苔黄腻、脉弦滑等典型湿热酒毒内蕴的证候。肝功能示急性黄疸性肝炎改变，提示湿热瘀毒已损肝络，气机不畅，三焦壅滞。

予龙胆泻肝汤清肝利胆，合葛根芩连汤清热化湿，小承气汤通腑泄浊。针对"目黄、胁痛、口苦、小便黄"之肝胆湿热症状，可清肝利胆、泻火除湿。葛根芩连汤针对"呕恶、大便黏腻、苔黄腻"之肠道湿热症状，可清热化湿、升清降浊。合小承气汤，其中大黄泄热通腑，厚朴、枳实行气导滞。

7 剂后目黄、胁痛、口苦减轻，大便转畅；去小承气汤再服 7 剂，肝功能轻度异常；加减服用 10 剂后，肝功能恢复正常，症状消失。

本例酒精性肝炎属湿热酒毒内蕴、肝胆失疏之证，三方合用，提示临床对湿热酒毒型肝病，须清肝利胆、清热化湿、通腑泄浊三法并用，并嘱患者绝对戒酒、清淡饮食，方能标本兼治，巩固疗效。

七、复元活血汤

1. 出处

《医学发明》：治从高坠下，恶血留于胁下及疼痛不可忍者。

《伤科补要》：夫跌打损伤一证，必有瘀血积于两胁间，以肝为藏血之脏，其经行于两胁，故无论何经之伤，治法皆不离于肝。

2.药物组成

柴胡 20g，桃仁 10g，红花 15g，当归 20g，天花粉 15g，炙甘草 15g，酒大黄 3g，醋穿山甲（烫水蛭代）5g。

3.功效

活血祛瘀，引接正气。

4.方解

酒大黄荡涤凝瘀败血，导瘀下行，推陈致新，柴胡疏肝行气，并可引药入肝经，共为君药；桃仁、红花活血祛瘀，消肿止痛，鳖甲破瘀通络，消肿散结，共为臣药；当归补血活血，天花粉助诸药消瘀散结，同时可清热润燥，共为佐药；甘草缓急止痛，调和诸药，是为使药。

5.方证

胸胁疼痛，痛不可忍。

6.病机

肝郁气滞，瘀血阻络。

7.加减应用

瘀重而痛甚者，合活络效灵丹以活血化瘀，行气止痛；气滞痛甚者，合柴胡疏肝散以疏肝行气，活血止痛。

8.治验

肖某，女，75 岁，农民。乙肝肝硬化病史近 20 年，2017 年 3 月 25 日在某三甲医院确诊为原发性肝癌，并行介入手术 6 次。患者自述介入前无发热及腹水，但每当介入后均发热数日，且出现不同程度的腹水，虽经对症处置，身体却每况愈下，生活几近不能自理。为求中医药治疗于 2017 年 7 月 6 日来我门诊。症见右胁肋疼痛，牵至同侧胸背痛，如刀割样，口干苦，面色黧黑，体温 38℃，腹部胀大如鼓，神疲乏力不能自转侧，纳差，眠差，小便黄，呈豆油色，大便干，2～3 日一行。舌质暗红，苔黄腻，脉弦滑。

中医诊断：肝癌，臌胀（肝脾血瘀证）。

西医诊断：原发性肝癌，乙肝肝硬化（失代偿期），腹水（大量）。

治疗：予基础治疗（抗病毒、抗肿瘤、抗纤维化、护肝降酶利胆、调整免疫失衡、补充白蛋白、利尿消肿、调整电解质紊乱等），中药予复元活血汤合甘露消毒丹、调胃承气汤，7 剂，根据发热情况，日 2～4 次口服。服药后右胁肋疼痛及右肩疼痛好转，体温降至37℃，余症改善。继上方辨证加减治疗1个月，患者生活基本能够自理，疼痛几近消失，胸背胁肋疼痛不显，腹水明显减少，无发热，大便通畅，日行1次。复查彩超示腹腔积液（少量）。

按： 患者高龄，乙肝肝硬化20年，肝癌介入术后反复发热、腹水，现右胁刀割样疼痛、面色黧黑、腹胀如鼓、高热38℃、小便豆油色、大便干结、舌暗红苔黄腻、脉弦滑。彩超示大量腹水，提示肝脾血瘀、毒热与湿浊互结，气机壅滞，腑气不通。

予患者复元活血汤破瘀通络，合甘露消毒丹清热利湿，合调胃承气汤通腑泄浊。复元活血汤针对"胁肋刀割样疼痛，面色黧黑"之肝脾血瘀，可破瘀通络、缓急止痛。甘露消毒丹中黄芩、连翘、射干清热解毒，茵陈、木通、滑石利湿退黄。石菖蒲、藿香、白蔻仁、薄荷芳香化湿，宣畅气机。调胃承气汤中大黄、芒硝泄热通腑，甘草护胃和中。7剂后胁痛减轻、体温降至37℃，1个月后疼痛几近消失，腹水明显减少，大便通畅，复查彩超示少量腹水。

本例晚期肝癌伴大量腹水、高热剧痛属"肝脾血瘀，毒热壅滞"之危证，以复元活血汤合甘露消毒丹、调胃承气汤治疗效果佳。提示临床对晚期肝癌合并瘀、热、湿之腑实者，须活血、清热、通腑三法并用，方能顿挫病势，改善生存质量。

八、癫狂梦醒汤

1. 出处

《医林改错》：癫狂一症，哭笑不休，詈骂歌唱，不避亲疏，许多恶态，乃气血凝滞，脑气与脏腑气不接，如同做梦一样。

2. 药物组成

柴胡15g，炙甘草15g，姜半夏10g，紫苏子15g，蜜桑白皮30g，大腹皮30g，青皮10g，赤芍20g，香附20g，桃仁25g，木通15g，陈皮15g。

3. 功效

活血化瘀，理气化痰。

4. 方解

桃仁、赤芍活血化瘀；香附、柴胡、青皮、陈皮疏肝行气解郁；苏子、半夏、桑白皮、大腹皮，共奏降气化痰之功；木通可清热利湿；甘草缓和调药。诸药相伍，活其血，理其气，消其痰，血行则气畅，气畅则郁解，郁解则痰消，痰消则窍通。

5. 方证

哭笑不休，詈骂歌唱，不避亲疏，毁物伤人，气力逾常，不食不眠，面色晦暗，舌质紫暗，舌下脉络瘀阻，脉沉涩。癫狂一证，多是由肝郁气滞，少阳受邪，枢机不利，日久变生湿热瘀血，上扰心神，出现上述神志病变，重则瘀阻脑窍，神明逆乱而致癫狂之重症。

6. 病机

气滞血瘀，痰火扰神。

7. 加减应用

眩晕耳鸣，咳喘痰稠，胸脘痞闷，大便秘结者，合礞石滚痰丸（《泰定养生主论》）以泻火逐痰；烦躁惊狂不安，胸胁苦满，合柴胡加龙骨牡蛎汤（《伤寒论》）以和解清热，镇惊安神。

8. 治验

陶某，男，50岁，职员。自诉因2015年9月的一个深夜，亲眼目睹其父因心脏骤停猝死，束手无策，继而惊恐万状。其后惶惶不可终日，坐立不安，昼夜不得卧。每念其父猝死之惨状即浮现在眼前，顿时汗出如洗，瘫软如泥，伴有头晕目眩，呕恶频频，不欲饮食，胸闷气促，大便秘结，小便短赤。苦不堪言，有濒死感及自杀倾向。几年来，尽治于各级中西医医院，理化检查无明显实质性病变，虽经相关治疗，但其精神症状无明显改善。经朋友介绍，于2017年9月4日至我工作室就诊，症状如前所述。

中医诊断：郁证（气滞血瘀，痰火扰神证）。

西医诊断：恐怖性焦虑障碍。

治疗：予患者癫狂梦醒汤合柴胡加龙骨牡蛎汤，10剂，配合心理疏导。服药后头晕目眩、呕恶频频、胸闷气促减轻。初诊治疗后患者自述心情舒畅，焦虑抑郁等不良情绪明显减轻。故在原方基础上辨证加减治疗3个月，其间患者因夜间梦魇而症状偶发，不影响工作及生活，汗出、瘫软症状较前明显减少，饮食及体重增加，精神状态恢复正常，躯体症状基本消失。

按：患者因目睹父亲猝死而突发极度惊恐，惊则气乱，恐则气下，气机郁滞，血行不畅，痰浊内生，郁久化火，痰火互结，上扰心神，出现惶惶不可终日、汗出如洗、瘫软如泥、胸闷气促、呕恶、大便秘结、小便短赤、濒死感及自杀倾向等典型气滞血瘀、痰火扰神的证候。理化检查未见器质性病变。

予患者癫狂梦醒汤活血化痰、清热安神，合柴胡加龙骨牡蛎汤疏肝解郁、重镇潜阳。癫狂梦醒汤针对"胸闷气促、呕恶、濒死感"之气滞血瘀、痰火内扰，可活血化痰、清热安神。柴胡加龙骨牡蛎汤中的柴胡、黄芩疏肝清热，龙骨、牡蛎重镇潜阳，茯苓、半夏化痰安神，大黄泄热通腑。10剂后头晕、呕恶、胸闷明显减轻，焦虑抑郁情绪减少；加减调治3个月后，惊恐、汗出、瘫软基本消失，饮食、睡眠、体重恢复正常，精神状态稳定。

本例创伤后应激障碍伴严重焦虑惊恐属气滞血瘀、痰火扰神之重症，以癫狂梦醒汤合柴胡龙骨牡蛎汤治疗，患者精神状态恢复正常。提示临床对创伤后应激障碍伴严重焦虑惊恐者，须活血化痰、清热安神、重镇潜阳三法并用，并辅以心理干预，方能标本兼治，恢复心神安宁。

第三节　小结

综上所述，小柴胡汤、柴胡桂枝汤、败毒散、大柴胡汤、柴胡疏肝散、龙胆泻肝汤、复元活血汤、癫狂梦醒汤，论述了少阳证的病情变化及不同病变阶段的选方用药。

病位及传变规律：小柴胡汤证为邪初入少阳，少阳经腑同病，三焦郁滞不甚，正气稍虚或不虚，病位在半表半里，症见口苦，咽干，目眩，往来寒热，胸胁苦满，默默不欲饮食，心烦喜呕，以情志、饮食改变为主要表现。柴胡桂枝汤证以邪客少阳，气机久郁，正气稍虚，易感外邪，兼见太阳表邪，外证未去，以四肢烦痛为主证。败毒散证是因正气素虚，外感风寒湿（太阳、少阳合病），在柴胡桂枝汤证的基础上邪气渐重，正气更虚，少阳气郁入里之象明显加重。大柴胡汤证以少阳不和，兼阳明里实，在小柴胡汤证的基础上以出现大便性质改变为主要表现。少阳阳郁有加重之势，病位仍在半表半里，此时变证兼见。柴胡疏肝散证是邪入少阳，少阳气郁（肝气郁结，气滞血瘀），其邪在半表半里久郁，有入里之势，影响肝胆脾胃之功能，使肝气郁滞，肝脾不调，日久气滞血瘀，影响人体气血运行。龙胆泻肝汤证是邪入少阳，肝胆湿热。在少阳证的基础上兼有肝胆实火上炎之热象，下部见湿热下注之证。复元活血汤是邪入少阳，瘀血阻络，影响肝经之疏泄功能，气机阻滞日久可生湿热，化生瘀血，不通则痛。癫狂梦醒汤是少阳阳明合病，痰火瘀扰神，肝郁气滞，少阳受邪，枢机不利，日久变生湿热瘀血，上扰心神，出现神志病变。

感知柴胡，和枢解郁为之首选的柴胡类方。柴胡类方证就是阳郁一步步在半表半里加重的过程，兼见表里寒热见证及发展之势。学习柴胡类方，掌握其主证及病变趋势，及早截断病程，加减应用之法，以更好地活学活用经方及经典时方。

/ 第四章 /
石膏类方

第一节　概述

石膏，其性寒凉，善清解里热，素有"降火之神剂，泄热之圣药""应手辄愈之要药"的美誉，为历代医家常用药物之一，首载于《神农本草经》，更在《伤寒杂病论》中得以推广运用。善用者，活人无数，以寒凉清里热。近代名医张锡纯，临证用药首推石膏，将其誉为"药品中第一良药，真有起死回生之功""治外感实热者，直如金丹""本人临证五十年余，重用石膏治愈之证当以数千计。有一证用数斤者，有一证而用至十余斤者，其人病愈之后饮食有加，毫无寒胃之弊"。并将其广泛应用在外感温病、内伤杂病，甚则急危重症中，故时人称其为"石膏先生"。治病救人、辨证论治当探索石膏本质，清楚其用法，明了其适应证，以方证为切入点，从而起到以桴应鼓药物。

石膏作用广泛，本章将常用石膏类方进行整理，石膏常配伍不同药物，所治疗疾病亦不同。《伤寒论》中用石膏方有 7 首，《金匮要略》有 13 首，除重复方外共计 18 首，大略取其辛以散邪、寒以清热之功，然其配伍变化，足为后世之师。唐代王焘之石膏汤，治疗三焦火盛之鼻衄、发斑；宋代钱乙之泻黄散，治疗脾胃伏火，中焦湿热之口疮、口臭；明代张景岳之玉女煎，治疗胃火有余，少阴肾水不足之牙痛；清代吴谦之芎芷石膏汤，治疗外感风邪，脉络不通之头痛。配伍之常法易知，变法难明。故仲景谓医道"玄幽微，变化难极"。

第二节　类方举要

一、芎芷石膏汤

1. 出处

《医宗金鉴》：头风风盛时发，日久不愈，则多令人目昏，以三圣嚼之，方在中风门内。用芎芷石膏汤。

2. 药物组成

川芎 15g，白芷 9g，石膏 50g，藁本 15g，羌活 10g，菊花 20g。

3. 功效

祛风清热止痛。

4. 方解

方中川芎行血中之气，祛血中之风，上行头目以祛风止痛，《神农本草经》载其"主中风入脑头痛，寒痹，筋挛缓急"；白芷祛风止痛，《神农本草经》载其"主风头（头风）侵目泪出"，《名医别录》载其能疗"风痛头眩"；石膏味甘、辛，性寒，唐代甄权《药性论》言其"治伤寒头痛如裂"，三药合用，疏风清热止痛，寒温均可，表里皆适，共为君药；藁本、羌活祛风散寒止痛，菊花疏散风热，祛风明目，共为臣药；芍药、炙甘草敛阴和营，缓急止痛，共为佐使药。

5. 方证

头痛而胀，其则头痛如裂，恶风发热，目赤面红，口渴喜饮，便秘尿赤，舌红苔薄黄，脉浮数。

6. 病机

外感风邪，太阳枢机不利，络脉不通。

7. 加减应用

风热偏盛，咽痛口渴者，合银翘散（《温病条辨》）以疏风散热；大便秘结，腑气不通者，合承气汤类（《伤寒论》）以通腑泄热。

8. 治验

李某，女，46 岁，教师，2017 年 7 月 10 日初诊。反复头痛 3 年余，恶风，晨起头痛明显、头痛欲裂，每日发作 1 次，每次持续 2 ～ 3 小时，重时抱头不动或撞墙止痛，经内科、神经科检查均未查到与头痛有关的阳性体征。其间间断服用止痛片，效果不佳。为求中医药系统治疗，遂来我工作室就诊。症见头痛，甚则头痛欲裂，其苦难言，伴面红目赤，口燥咽干，心中燥热烦乱，惊恐怵惕，纳少，眠差，小便黄，大便干，5 日一行。舌质红，苔黄，脉数。头部 CT 检查未见异常，脑血流图提示脑血管紧张度增高。

中医诊断：头痛，便秘（外感风邪，热毒内蕴证）。

西医诊断：血管紧张性头痛（顽固性头痛），便秘。

治疗：予芎芷石膏汤合栀子金花汤，5 剂。服药后头痛、口燥咽干症状缓解，大便 2 日一行，效不更方，继服 7 剂。头痛明显减轻，烦躁好转，大便每日一行，在此方基础上辨证加减治疗月余，诸症基本消失。

按：患者反复头痛 3 年，恶风，晨起加重，伴面红目赤、口燥咽干、心中烦乱、惊恐怵惕、小便黄、大便干结、舌红苔黄、脉数。头颅 CT 未见占位，脑血流图提示脑血管紧张度增高。

予患者芎芷石膏汤祛风清热止痛，栀子金花汤泻火解毒通便。芎芷石膏汤针对"头痛欲裂、恶风、面红"之风火上扰，可祛风清热、止痛定眩。栀子金花汤中栀子、黄芩、黄连、黄柏泻火解毒，大黄通腑泄热。5 剂后头痛、口干减轻，大便 2 日一行；再服 7 剂头痛明显缓解、烦躁好转、大便每日一行；加减治疗月余后诸症基本消失。

本例顽固性头痛伴便秘属外感风邪、热毒内蕴之证，以芎芷石膏汤合栀子金花汤治疗。提示临床对风火上炎型顽固性头痛兼便秘者，须祛风清热、泻火解毒、通腑导滞三法并用。

二、大青龙汤

1. 出处

《伤寒论·辨太阳病脉证并治》第 38 条：太阳中风，脉浮紧，发热恶寒，身疼痛，不汗出而烦躁者，大青龙汤主之。

《金匮要略·痰饮咳嗽病脉证并治》：病溢饮者，当发其汗，大青龙汤主之。

2. 药物组成

炙麻黄 5g，桂枝 30g，石膏 50g，炒苦杏仁 15g，生姜 10g，大枣 10g，炙甘草 15g。

3. 功效

解表发汗，清热除烦。

4. 方解

本方可以看作麻黄汤重用麻黄加石膏、生姜、大枣而成，也可以是越婢汤与麻黄汤的合方，以麻黄汤发其汗，解其表实，以越婢汤清其热，利其水气。配伍特点一是寒热并用，表里同治，侧重于"在表者，汗而发之"；二是发中寓补，汗出有源，祛邪而不伤正。寒邪束表，非大剂麻黄难以开表启闭。本方为峻汗之剂，方中重用麻黄为君药，发汗解表，宣肺行水，石膏为臣药，清泄郁热而解表，缓解烦躁诸症，温寒相制，使麻黄发表宣肺而不助热，石膏清泄里热而不凉遏；佐以生姜、大枣，一方面调和营卫，另一方面增强发越水气之功，不仅使风邪水气从汗而解，尤可借宣肺通调水道之力，使水邪从小便而去；使以甘草，调和药性，与大枣相伍，则和脾胃而运化水湿之邪；桂枝解肌发表，杏仁降气平喘。

5. 方证

恶寒发热，头身疼痛，无汗而喘，烦躁，口渴，脉浮紧。

6. 病机

风寒外束，内有郁热。

7. 加减应用

咳嗽者，合止嗽散（《医学心悟》）以宣肺止咳；浮肿者，合五皮散（《中藏经》）以利水消肿。

8. 治验

刘某，男，46 岁，司机，平素体健，喜冷饮。乙肝病毒感染近 10 年。2017 年 8 月 6 日初诊，患者自诉 10 天前淋雨后出现恶寒发热，鼻塞不通，未予重视，服用对乙酰氨基酚后，汗出，体温恢复正常，后照常上班。昨晚因当门而卧，感受风寒，发热等症状复现。患者查阅相关信息，获知西药解热镇痛药可造成急性肝损伤甚至肝衰竭，故未再服用对乙酰氨基酚而来我科就诊。症见发热恶寒，无汗，体温 39.1℃，渐至烦躁不安，目赤，口热，气喘，鼻塞不通，流浊涕，头痛，纳少，眠差，小便热，大便成形，日2次。舌红苔黄，脉洪大而数。查相关生化及常规指标提示细菌与病毒混合性感染。

中医诊断： 感冒（外感风寒，内有郁热证）。

西医诊断： 急性上呼吸道感染。

治疗： 予大青龙汤3剂，日3～4次口服。服药后，微汗出，体温下降，鼻塞渐通，浊涕减少，气喘减轻。再予上方加减5剂，热退，烦躁明显好转，复查相关指标恢复正常。

按： 患者淋雨后先现恶寒发热、鼻塞无汗，属典型风寒束表；后因再次受寒，寒邪闭郁，阳气不得宣泄，郁而化热，遂见高热39.1℃，烦躁不安，目赤口热，气喘，头痛，小便热，舌红苔黄，脉洪大而数。血常规提示细菌与病毒混合感染，提示病机已由单纯风寒转为风寒束表、郁热内蕴、肺气壅滞。此时若再投单纯辛温发汗，恐助热伤津；若仅用苦寒清热，又恐表邪不解。

予患者大青龙汤，可峻汗解表、清热宣肺、兼顾护津。针对"高热无汗、烦躁、气喘、舌红苔黄、脉洪数"之表寒里热证，可一剂而"汗出热退、烦躁除、气喘平"。3剂后微汗出、体温下降、鼻塞渐通；5剂后热退、烦躁明显好转，复查指标正常。提示临床对风寒束表、内有郁热之高热重症，只要辨证准确，大青龙汤可一剂而效，既解表邪，又清里热，且不伤正气。

三、竹叶石膏汤

1. 出处

《伤寒论·辨阴阳易差后劳复病脉证并治》第397条：伤寒解后，虚羸少气，气逆欲吐，竹叶石膏汤主之。

2. 药物组成

竹叶20g，石膏50g，姜半夏10g，麦冬20g，粳米20g，人参（党参代）15g，炙甘草10g。

3. 功效

清热生津，益气和胃。

4. 方解

方中竹叶、石膏清透气分余热，除烦止渴，共为君药。竹叶引热下行，使心火由小便排出，《本草经解》载其"寒可清胃，甘平可以下气"；石膏清肺胃之热，除烦养阴，使热除而阴不伤，《医学衷中参西录》谓之"性凉而能散，有透表解肌之力，为清阳明胃腑实热之圣药，无论内伤，外感用之皆有效，即他脏腑有实热者用之亦有效"。人参、麦冬补气养阴生津，为臣药，《本草疏证》记载："麦冬之功在提拽胃家之阴精，润泽心肺，以通脉道，以下逆气。"佐以半夏和胃降逆止呕，甘草、粳米和脾养胃，顾护胃气。诸药相合，清补并行，共奏清热生津、益气和胃之功。

本方清热与益气养阴并用，祛邪扶正兼顾，清而不寒，补而不滞。正如《医宗金鉴》所说："以大寒之剂，易为清补之方，此仲景白虎变方也。"这里所说的白虎即白虎汤，本方由白虎汤化裁而来，即白虎汤去知母，加人参、麦冬、竹叶、半夏而成。白虎汤证为热盛而正不虚，本证为热势已衰，余热未尽而气津两伤。热既衰且胃气不和，故去苦寒质润之知母，加人参、麦冬益气生津，竹叶除烦，半夏和胃。本方也可以说是白虎汤与麦门冬汤的合方。

5. 方证

身热，多汗，口渴，或咳嗽，痰涎胶着难去，咽喉枯燥不适，或干呕；精神萎靡，消瘦憔悴，少气，心烦；舌红少苔，舌面干燥无津，脉虚数。

6. 病机

热病后期，余热未尽，津气两伤，胃气不和。

7. 加减应用

胃阴不足，胃火上逆者，合益胃汤（《温病条辨》）以养阴生津。

8. 治验

李某，男，65岁，退休。2017年8月2日初诊。患者自述于2年前在某三甲医院诊断为肝癌，先后行介入治疗6次，3天前无明显诱因突然出现发热，体温38.3～39.0℃，每日午后开始发热或发热加剧，清晨恢复正常或发热减轻，复就诊于该医院，给予抗肿瘤及抗炎治疗，未见明显好转，遂来我门诊。症见发热，体温38.5℃，无恶寒及寒颤，多汗，心胸烦闷，口渴喜冷饮，神疲乏力，偶右胁肋疼痛，腰膝酸软，纳少，眠差，小便微黄短少，大便略干量少，1～2日一行，舌红少苔，脉细数。

中医诊断：肝癌，内伤发热（气津两伤证）。

西医诊断：肝癌，发热。

治疗：予竹叶石膏汤合益胃汤5剂，日2～3次口服。服药3剂后，体温逐渐下降，口渴缓解。再予上方加减5剂，患者发热消失，心胸烦闷，口渴明显好转，体力有所恢复，余症明显减轻，遂减益胃汤，加服四君子汤，继服月余，巩固疗效。

按：该患者病程较长，邪热缠绵不休，留恋不去，常见气阴耗伤，气阴两亏，予竹叶石膏汤以清热生津，益气和胃，益胃汤以养阴生津止渴，四君子汤以健脾益气，使热退而不伤正，补虚而不留邪，补气津两伤而事半功倍。

四、玉女煎

1. 出处

《景岳全书》：治水亏火盛，六脉浮洪滑大，少阴不足，阳明有余，烦热干渴头痛牙疼，失血等症如神。

2. 药物组成

石膏50g，熟地黄20g，麦冬20g，知母20g，牛膝20g。

注：清代张秉成《成方便读》言："而其中熟地一味，若胃火炽盛者，尤宜酌用之。即虚火一证，亦改用生地为是。"

3. 功效

滋阴清热，引火归原。

4. 方解

方中石膏辛甘大寒，清胃火，故为君药；熟地黄滋肾水之不足，故为臣药；君臣相伍，清火壮水，虚实兼顾；知母苦寒质润，滋清兼备，一助石膏清胃热而止烦渴，二助熟地黄滋养肾阴，麦冬微苦甘寒，助熟地黄滋肾，而润胃燥，且可清心除烦，二者共为佐药；牛膝导热引血下行，且补肝肾，为佐使药，以降上炎之火，止上溢之血。本方配伍特点是清热与滋阴共进，虚实兼治，以治实为主，使胃热得清，肾水得补，则诸症可愈。

5. 方证

头痛，牙痛，齿松牙衄，烦热干渴，舌红苔黄而干。

6. 病机

阳明胃火有余，少阴肾水不足。

7. 加减应用

火盛者，合黄连解毒汤（《肘后备急方》）以清热泻火；血分热盛，齿衄、舌衄或鼻衄者，合十灰散（《十药神书》）以凉血止血。

8. 治验

齐某，女，65 岁，退休。2017 年 2 月 6 日初诊。患者自诉反复口腔溃疡 2 年，曾多处求医，用抗生素、维生素等治疗无效，口腔疼痛，甚则惧怕进食，苦不堪言。患者平素身体虚弱，经常腰酸腿痛。症见口腔可见多处绿豆样大小溃疡病灶，红肿疼痛，牙齿松动感，牙龈时有出血，口渴甚，烦躁，腰酸腿痛，食欲好，但因疼痛惧怕进食，眠差，小便黄，大便干，4～5 日一行，舌红，苔黄，脉数。

中医诊断： 口疮（胃热阴虚腑实证）。

西医诊断： 复发性口腔溃疡。

治疗： 予玉女煎合增液承气汤，7 剂。服药后，溃疡面积较前减小，牙龈出血减少，大便 2 日一行，效不更方，又服 7 剂，溃疡减轻，红肿疼痛缓解，牙龈不再出血，口渴好转，大便正常，日 1 次，继服 7 剂，溃疡明显减轻，未见新发溃疡。患者为老年女性，正气不足，肝肾亏虚，容易复发，根据症状辨证加减，继续服药近 1 个月，溃疡基本消失，诸症尽退。嘱患者少食辛辣刺激之品，随访半年，溃疡未复发。

按： 患者为老年女性，多肝肾不足，真阴耗伤，阴火上浮，遂口舌生疮。本病发病的主要病因为少阴肾水不足，阳明胃火有余。本例患者虽以口腔溃疡为主证，但结合舌红苔黄、便秘、腰酸等，辨为胃热阴虚腑实证而非单纯实火或虚火。胃热上熏口腔，阴虚肠燥则腑气不通，二者互为因果。若仅清热而不滋阴通便，热毒难彻；若单滋阴而不泄热，火势难平。故以玉女煎清胃火、滋肾阴，合增液承气汤增水行舟，釜底抽薪，标本兼顾，方显效捷。

患者年高，肝肾亏虚，虽急症时以祛邪为主，但热退后须及时转入调养。补益肝肾以固根本，并嘱戒辛辣、调情志，随访半年未复发，证明"正气存内，邪不可干"之理。老年慢性病尤须"三分治，七分养"，不可见症消即停药。该患者服药 1 个月后停药，未复发。临床要辨别用药时间及患者体质，同时考虑年龄问题。

玉女煎与增液承气汤均属经典，但临床须随证化裁：如牙龈出血甚，加牡丹皮、茜草凉血；眠差加黄连、肉桂交通心肾。本例通过动态调整，既守方守法，又灵活应变，体现经方"方证对应"与"因人制宜"的结合，值得临床借鉴。

五、清胃散

1. 出处

《脾胃论》：治因服补胃热药，致使上下牙痛不可忍，牵引头脑。满面发热红痛，此足阳明别络入脑。喜寒恶热，乃是手阳明经中热盛而作也，其齿喜冷恶热。

2. 药物组成

生地黄 20g，当归 20g，牡丹皮 30g，黄连 10g，升麻 20g，石膏 50g。

注：清胃散出自元代李东垣的《脾胃论》，原方中无石膏，清代汪昂《医方集解》在该方基础上加入石膏一药，旨在增强清胃热之功，因其疗效显著，故被沿用至今。

3. 功效

清胃凉血止血。

4. 方解

方中苦寒之黄连直折胃腑之火，石膏清胃凉血，泄阳明之大热，共为君药。升麻清热解毒，升而能散，故为臣药，可宣达郁遏之伏火，有"火郁发之"之意，与黄连配伍，则泻火而无凉遏之弊，升麻得黄连，则散火而无升焰之虞。胃热则阴血亦必受损，故以生地黄凉血滋阴，牡丹皮凉血清热，皆为臣药。当归养血和血活血，以助消肿止痛，为佐药。升麻兼以引经为使。诸药合用，共奏清胃凉血之效，以使上炎之火得降，血分之热得除，循经外发诸症，皆可因热毒内彻而解。

5. 方证

牙痛牵引头痛，面颊发热，其齿喜冷恶热，或牙宣出血，或牙龈红肿溃烂，或唇舌腮颊肿痛，口气热臭，口干舌燥，舌红苔黄，脉滑数。

6. 病机

胃有积热，热循足阳明经脉上攻。

7. 加减应用

咽干口苦，易怒，小便黄赤者，合龙胆泻肝汤（《医方集解》）以清肝泻火；口臭甚者，合泻黄散（《小儿药证直诀》）以泻脾胃伏火；大便秘结者，加承气汤类（《伤寒论》）以泻下通便。

8. 治验

张某，男，35岁，技术员。平素嗜食肥甘厚味，既往有慢性非萎缩性胃炎病史5年。2017年6月15日初诊，胃脘部灼痛1周，自述1周前食辛辣刺激食物后出现胃脘部灼痛，伴反酸，就诊于当地诊所，给予奥美拉唑口服，未见明显好转，今日遂来我门诊。症见胃脘部灼痛，反酸，口臭，口干舌燥，烦渴易饥，眠差，小便黄，尿道微热，大便略干，日1次，舌红，苔黄，脉弦数。自带三甲医院胃镜提示慢性非萎缩性胃炎伴糜烂。

中医诊断：胃痛（脾胃伏火，阳明积热证）。

西医诊断：慢性糜烂性胃炎。

治疗：予清胃散合泻黄散，7剂。服药后胃脘部灼痛缓解，口臭、口干好转。效不更方，继服5剂，日2次口服，胃脘部灼痛明显减轻，口臭不明显，余症明显改善。再予5剂，胃痛未作，诸症尽退。

按：患者长期嗜食肥甘厚味，湿热内蕴，复因辛辣刺激诱发胃脘灼痛、反酸、口臭，伴舌红苔黄、脉弦数，显系阳明积热上攻之证。胃镜示糜烂性胃炎，提示胃黏膜已现热毒灼伤之损。热盛伤津，故见口干烦渴、小便黄热；胃热扰神，则眠差易饥。病机核心为"脾胃伏火，阳明积热"，治当急清胃火、泄热护阴。

故治疗使用清胃散专清胃火，黄连苦寒直折中焦热毒，生地黄、牡丹皮凉血护阴，升麻升散郁火；合泻黄散清泻脾胃伏火，石膏辛寒透热，栀子导热下行，防风、藿香升清化湿。两方协同，既清胃火又泄脾热，兼顾凉血护阴、升散郁热，契合热盛伤阴之机，故7剂即灼痛、口臭缓解。

清胃散与泻黄散均属"火郁发之"之剂，但前者偏清胃火，后者偏泄脾热，合用可全面清泄中焦积热。而临床须注意两点：一是中病即止，热退后须减苦寒防伤胃；二是结合患者体质，后期可佐沙参、麦冬养胃阴，或加陈皮、茯苓健脾运,以防湿热复燃。本例通过清热、护阴、健脾三步调护,既速效又防复发,体现经方合用的灵活性与整体观。

清胃散与泻黄散均含有石膏,都有清热的作用,不同之处是清胃散清胃凉血,主治胃热牙痛,或牙宣出血、颊腮肿痛等。泻黄散泻脾胃伏火,清泻与升发并用,兼顾脾胃,主治脾热蕴热、口疮口臭等,前者是以清胃凉血为主,兼以升散解毒,后者是清泻与升发并用,兼顾脾胃,此为两方同中之异。

六、清瘟败毒饮

1. 古方论选

《疫疹一得》:治一切火热,表里俱盛,狂躁烦心,口干咽痛,大热干呕,错语不眠,吐血衄血,热盛发斑,不论始终,以此为主。疫疹初期,六脉细数沉伏,面色青惨,昏愦如迷,四肢逆冷,头汗如雨,腹内搅肠,欲吐不吐,欲泄不泄……摇头鼓颌,百般不足,此为闷疫,毙不终朝。如欲挽回于万一,非大剂清瘟败毒饮不可。

2. 药物组成

生地黄20g,石膏50g,淡竹叶20g,连翘15g,炙甘草10g,牡丹皮20g,黄连10g,炒栀子15g,玄参30g,桔梗15g,知母20g,赤芍20g,黄芩15g,犀角(水牛角代)50g。

3. 功效

清热解毒,凉血泻火,气血双清。

4. 方解

本证多由疫毒邪气内侵脏腑,外窜肌表,气血两燔所致,治疗以清热解毒、凉血泻火为主。清瘟败毒饮由白虎汤、犀角地黄汤、黄连解毒汤三方加减而成,其清热泻火、凉血解毒的作用较强。方中重用生石膏直清胃热。胃是水谷之海,十二经的气血皆禀于胃,所以胃热清则十二经之火自消。石膏配知母、甘草,有清热保津之功,加连翘、竹叶,轻清宣透,清透气分表里之热毒,再加黄芩、黄连、栀子通泄三焦,可清泻气分上下之火邪。诸药合用,清气分之热。犀角、生地黄、赤芍、牡丹皮共用,为犀角地黄汤法,专于凉血解毒,养阴化瘀,以清血分之热。以上三方合用,则气血两清的作用尤强。此外,玄参、桔梗、甘草、连翘同用,还能清润咽喉;竹叶、栀子同用则清心利尿，导热下行。诸药配伍，对疫毒火邪，充斥内外，气血两燔的证候，确为有效。

5.方证

大热渴饮，头痛如劈，干呕狂躁，谵语神昏，或发斑，或吐血衄血，四肢抽搐，或厥逆，脉沉细而数，或沉数，或浮大而数，舌绛唇焦。

6.病机

瘟疫热毒，充斥内外，气血两燔。

7.加减应用

见头痛如劈，两目昏花者，加菊花以清肝经火热；见骨节烦痛，腰如被杖者，加黄柏以清肾经火毒；见火邪上扰，心神不宁者，加木通以导热下行。

8.治验

魏某，男，50岁，工人。2019年3月20日初诊。患者自述乙肝肝硬化病史20余年，近日饮酒后出现倦怠无力，恶心呕吐，巩膜及皮肤发黄，发热不退，就诊于某三甲医院，确诊为"肝炎肝硬化（乙型失代偿期）"，常规治疗7天，未见明显好转。经辗转介绍，慕名来我工作室就诊。症见巩膜及皮肤黄染，鲜明如橘皮色，体温39℃，口渴喜饮，唇干舌绛，头痛如劈，偶尔出现神识不清，面浮腹满，小便黄赤，尿道灼热，大便秘结，3日一行。舌质红绛，苔黄厚而腻，脉滑数。入院后相关理化检查呈感染，乙肝肝硬化失代偿期改变。

中医诊断：发热，黄疸，臌胀（湿热疫毒炽盛证）。

西医诊断：发热，肝炎肝硬化（乙型，失代偿期），腹腔积液（中等量），脾功能亢进，低蛋白血症，电解质紊乱（低钠、低钾、低氯血症）。

治疗：入院后给予基础治疗（抗病毒、保肝降酶、补充人血白蛋白、利尿消肿、调节电解质紊乱等），配合利水消肿中药塌渍腹部外敷。给予清瘟败毒饮（石膏100g）合茵陈蒿汤（大黄6g）治疗，服用5剂后，肠鸣便始下，1～2日一行，患者巩膜及皮肤黄色减轻，体温下降至38.1℃，余症改善。考虑诸症均减，上方石膏减至60g，大黄减至3g，服用5剂后，体温渐至正常，口渴、头痛、神智异常等症明显改善，小便黄、尿道热症状消退，腑气通畅，大便日1～2次。治疗1周后，身目黄染明显减退，无发热，浮肿消退。查腹部彩超未见腹部液性暗区。转入门诊序贯治疗，以固其效。

按： 患者乙肝肝硬化失代偿期 20 余年，复因饮酒诱发湿热疫毒内陷，表现为高热、黄疸鲜明如橘皮色、神识不清、大便秘结、舌绛苔黄厚腻，脉滑数，显系湿热疫毒壅遏三焦、气血两燔之危候。湿热熏蒸肝胆则发黄，热毒上扰清窍则头痛神昏，腑气不通则腹满便秘，水湿内停则面浮腹水。病机核心为湿热疫毒炽盛，三焦壅滞，治当急泄热毒、通腑逐湿、凉血护阴。

用清瘟败毒饮（重用石膏 100g）大清气血两燔之热，黄连、黄芩、栀子泻三焦火毒，犀角（水牛角代）、生地黄凉血解毒；合茵陈蒿汤（大黄 6g）利胆退黄、通腑泄浊。两方协同，既清瘟解毒，又通腑逐湿，使热毒从二便分消，黄疸、高热、神昏等症迅速缓解。5 剂后腑气通、热势退，提示"通腑即解毒，泄浊即护正"之理。

本例属肝硬化失代偿期合并感染危症，须"重剂直捣"方能顿挫病势。但应注意，石膏、大黄用量须因人而异。初诊高热便秘，石膏 100g、大黄 6g 峻泄热毒；热退腑通后及时减量（石膏 60g、大黄 3g），防苦寒伤正。在治疗过程中内外合治增效，予患者中药塌渍外敷利水消肿，与内服方协同，加速腹水消退。热毒清后，须转健脾养肝、活血利水之剂（如茵陈五苓散加减），防湿热复燃，肝脾再损。此例体现"急则泻毒、缓则扶正"的肝硬化危症救治思路，为中西医结合治疗重症肝病提供了参考。

石膏古有"三不敢"之说，即医家不敢用、病家不敢服、药店不敢卖。本方石膏用量较大，源于《疫疹一得》"遇有其证辄投之，无不得心应手，数十年来，颇堪自信"。这说明，投药是否恰当，关键在于辨证是否准确。清代医家王士雄也说："先议病，后议药，中病即是良药。然读书以明理，明理致用，苟食而不化，则粗庸偏谬，贻害无穷，非独石膏为然。"

第三节　小结

唐代王焘言："石膏无毒有大益，乃养命之上药，不可忽其贱而疑其寒。"石膏类方，因组方不同，主治疾病亦不同，即所谓"方从法出，法随证立"。若因外感风邪，太阳枢机不利，络脉不通而致风热头痛，可选用芎芷石膏汤；

因风寒外束，内有郁热而致烦躁无汗而喘者，可选用大青龙汤；热病后期，余热未尽，津气两伤，胃气不和而致身热多汗，口渴喜冷饮者，可选用竹叶石膏汤；因阳明胃火有余，少阴肾水不足而致虚火牙痛者，可选用玉女煎；因胃有积热，热循足阳明经脉上攻者，可选用清胃散。我们应当注重石膏类方与不同合方之间的配伍及其应用特点，以探索不同石膏类方的本质，达到临床应用该类方得心应手的目的。

　　清代名医余师愚指出："石膏性寒，大清胃热，味淡气薄，能解肌热，体沉性降，能泄实热……非石膏不足以治疗热疫，遇有其证辄投之，无不得心应手。"石膏大寒，寒可清热，石膏在清热方面的应用十分广泛。主要为清气分热、清肺热、清胃热、清气血两燔之热，常用于实热证见于热烦燥渴症状的疾病，临床如能恰当配伍，则其清热的功效会得到更大的发挥。石膏为《伤寒论》中比较有代表性的一味中药，经历代医家临床实践验证，其清热功效显著。正如清代陈士铎在《本草新编》中所说："石膏，能出汗解肌，上理头痛，缓脾止渴。风邪伤阳，寒邪伤阴，皆能解肌表而愈。胃热多食，胃热不食，唯泻胃火而痊。祛痰火之积，止胃脘之痛，发狂可安，谵语可定，乃降火之神剂，泄热之圣药也。"所以说石膏是治疗热燥烦渴应手辄愈之要药。

第五章

大黄类方

第一节　概述

　　邪侵人体，或从表解，或从里下。大黄之效，旨在使五脏六腑之邪毒从后阴而出，邪毒得出，则六腑气机得畅；若实邪阻滞，以大黄苦寒之性攻之，以攻逐里实之性下之，予邪气以出路，大黄实为予邪以出路之"清道夫"。

　　《伤寒论》有言：病有太阳阳明，有正阳阳明，有少阳阳明，何谓也？答曰：太阳阳明者，脾约是也，正阳阳明者，胃家实是也，少阳阳明者，发汗利小便已，胃中燥烦实，大便难是也。可见三阳致病，均可见"腑满胃实"之症，因此大黄的应用也可分"三阳"论治，如太阳阳明合病，多表现为太阳和阳明的气化病变，在太阳则表现营卫开阖不利，在阳明则见气机升降失调；外邪侵袭，正气不足，无以抵御外邪，外邪入里，或正气充足而外邪盛，邪气入里，抑或本为太阳表证，而误用下法，引邪入里，而表证仍在，腑气不通，形成表证与里实共存。症状既可见太阳之恶寒发热，又可见阳明之腹满、腹胀、呕利、喘满等。外有风寒，内有腑实的则选用桂枝加大黄汤；外有风热，内有腑实则选用防风通圣散。少阳阳明合病，阳明里热与少阳邪火交蒸，气机失于和顺，少阳枢机不利，阳明经热，热盛则致阳明腑实。少阳阳明同病则可合用柴胡方剂如大柴胡汤、柴胡加龙骨牡蛎汤。正阳阳明，专指于阳明经而言，"阳明之为病，胃家实是也"，此胃指的是胃肠。胃肠为六腑之空腔脏器，"六腑者，传化物而不藏，故实而不能满也""六腑以通为用，腑气以降为顺"，湿热、瘀、食积等病理产物与气机阻滞互为因果，相互影响。热伤津液，气机不畅，用麻子仁丸；瘀血内阻，气机不畅，用大黄䗪虫丸；湿热蕴结，气机不畅，用茵陈蒿汤、枳实导滞丸；寒积里实，气机不畅，用温脾汤；热积腑实，气机不畅，用大承气汤、黄龙汤、新加黄龙汤。

临床大黄应用可谓广泛，并非仅适用于大便干燥，小剂量大黄的应用也可彰显其调整五脏气机之效，通畅人体气机之功，气机畅，则水液、血液畅，进而截断湿、饮、瘀血等病理产物的聚集，体现了"既病防变"之思想及吴又可"逐邪勿拘结粪"的观点。

历代医家根据《内经》理论构建"六腑以通为用"之说，其意为通下之法，下法既可通脏腑之气，又可调节一身之气机，以复五脏六腑之生理功能。然里实之结聚非仅有宿食、燥屎等，亦有湿、饮、瘀血等病理产物。

第二节 类方举要

一、桂枝加大黄汤

1.出处

《伤寒论·辨太阴病脉证并治》第 279 条：本太阳病，医反下之，因而腹满时痛者，属太阴也，桂枝加芍药汤主之，大实痛者，桂枝加大黄汤主之。

《医方考》：大凡表证未罢，仍当解表，若误下以虚其里，则余邪乘虚而入，内作大实痛。曰大实痛，则非有实而痛者可例矣；故前方但倍芍药，而此则加大黄。加大黄者，取其苦寒能荡实也。

2. 药物组成

桂枝 30g，芍药 50g，生姜 10g，炙甘草 15g，大枣 10g，大黄 3g。

3. 功效

调和营卫，解表散寒，通腑导滞。

4. 方解

桂枝加大黄汤的配伍特点可简单概括为桂枝汤加大黄，表里同解，外有表证，内有里实证。桂枝为君，解肌发表，治外感寒邪，治卫强；芍药为臣，益阴敛汗生津，治卫弱，大黄通腑泄热，桂枝制约大黄的寒凉之性，大黄制约桂枝的辛热之性，桂枝与芍药相须则调和营卫，生姜辛温，助桂枝解肌，兼能暖胃止呕。大枣甘平，既能益气补中，又能滋脾生津，姜枣相合为佐药，是为调和脾胃的常用药对，防止大黄的峻下之力过猛而损伤脾胃，并可振奋脾胃，使汗出有源，调和营卫。炙甘草益气和中，合桂枝以解肌，合芍药甘草以缓急止痛，益阴生津，保护卫气，调和诸药。《医宗金鉴》言桂枝加大黄汤的配伍特点为"外解太阳之表，内攻太阴之里实"。

5. 病机

风寒袭表，邪热蕴里。

6. 方证

发热，汗出，恶风，手足不温，肢节疼痛，腹痛甚，大便不通，口渴。

7. 加减应用

汗出恶风甚者，可合用玉屏风散（《究原方》录自《医方类聚》）以益气固表；口渴喜冷饮者，合竹叶石膏汤（《伤寒论》）以清肺胃之热；出汗甚者，加牡蛎散（《太平惠民和剂局方》）以固表止汗。

8. 治验

黄某，男，30岁，职员。2017年5月2日初诊。3天前因外出旅游感寒后出现恶寒，恶风，发热，微汗，身痛等症状，体温38.4℃，自行服用对乙酰氨基酚后发热身痛稍有缓解，但汗出较多、恶寒、恶风等症状未减，遂至我门诊就诊。症见发热，体温38.2℃，恶寒，汗出恶风，身痛，腹痛，小便可，大便干燥，3日未行，舌质淡红，苔薄白，脉浮缓。

中医诊断：感冒（风寒袭表，邪热蕴里证）。

西医诊断：感冒。

治疗：予桂枝加大黄汤（大黄5g）合玉屏风散，3剂。服药后体温降至37.3℃，恶寒、汗出恶风减轻，身痛、腹痛明显缓解，大便日一行，余症均有好转。上方减大黄继服3剂，发热、恶寒、恶风基本消失，病愈。

按：本案患者因外出旅游感寒而发病。初起外感风寒之邪，卫阳被遏，正邪相争，故见恶寒、恶风、发热；风寒袭表，经脉不利，则身痛；服用对乙酰氨基酚后，虽热势与身痛稍有缓解，但汗出较多，此乃药物虽暂解其热，却未能祛散风寒之邪，反而因汗出耗伤卫气，导致卫外不固，故恶寒、恶风未减。就诊时，患者仍有发热（体温38.2℃）、恶寒、汗出恶风、身痛，同时伴腹痛，大便干燥，三日未行，舌质淡红，苔薄白，脉浮缓。综合脉症，当属风寒袭表、邪热蕴里之证。

治疗选用桂枝加大黄汤合玉屏风散，方证相应，收效显著。桂枝加大黄汤中，桂枝辛甘温，解肌发表，调和营卫，针对风寒袭表、营卫不和所致的发热、恶寒、汗出恶风；芍药酸甘，敛阴和营，与桂枝相配，一散一收，使营卫调和，同时能缓急止痛，缓解身痛与腹痛；生姜辛温，助桂枝解表散寒；大枣甘温，益气补中，助芍药和营；炙甘草甘平，调和诸药。而方中加入的大黄仅用 5g，量小而力缓，意在泻下通便，清泄里热，针对患者大便干燥、三日未行、邪热蕴里之证，使腑气通畅，邪热有出路，腹痛亦随之缓解。

合用玉屏风散，黄芪甘温，益气固表止汗，增强卫气功能，改善汗出恶风之症；白术甘苦温，补气健脾，助黄芪益气固表，使脾健则气血生化有源，卫气充足；防风辛甘微温，祛风解表，既能散余邪，又能助黄芪、白术固表，三药合用，共奏益气固表、祛风散邪之效，弥补前期汗出耗伤的卫气，增强机体抗邪能力。

服药 3 剂后，患者热减、寒轻、痛缓、便通，提示表里之邪均有减退，故减大黄以防过泻伤正，继用桂枝汤合玉屏风散巩固疗效，使卫气复、营卫和、余邪尽，病终获愈。全方紧扣病机，表里兼顾，扶正祛邪，药证合拍，故收效迅捷。

二、防风通圣散

1.古方论选

《黄帝素问宣明论方》：一切风热燥证，郁而恶物不下，腹满撮痛而昏着，兼消除大小疮及恶毒，兼治堕马打仆，伤损疼痛，或因而热结，大小便涩滞不通，或腰腹急痛，腹满喘闷，并皆治之。

《王旭高医学六种》：此为表里、气血、三焦通治之剂……汗不伤表，下不伤里，名曰通圣，极言其用之效耳。

《时病论》：其主治甚多，不能尽述，其药味表里气血皆备。

2.药物组成

防风 15g，荆芥 15g，川芎 15g，当归 20g，白芍 20g，大黄 6g，芒硝 3g，甘草 15g，滑石 30g，薄荷 10g，炙麻黄 5g，连翘 15g，石膏 50g，黄芩 10g，桔梗 15g，白术 20g，栀子 15g。

3. 功效

疏风解表，泄热通便。

4. 方解

防风通圣散的配伍特点可简单概括为风热外袭，邪热蕴里。方中防风疏风解表，为君药。荆芥、麻黄、薄荷轻清升散，助防风疏风解表，使风热之邪从汗而解；大黄、芒硝泄热通便，山栀、滑石清热利湿，使湿热之邪从二便而出，为臣药。石膏、黄芩、连翘、桔梗清解肺胃之热，当归、川芎、芍药养血和血，白术益气健脾，均为佐药。甘草助白术健脾和中，调和诸药，为使药。本方在配伍的过程中"汗不伤表，下不伤里"，从而起到疏风解表、泄热通便之效。

5. 病机

风热袭表，邪热蕴里。

6. 方证

憎寒壮热，头目昏眩，头痛，目赤睛痛，口干口苦，咽疮肿痛，肠风痔漏，风疹隐疹，胸膈满闷，腹胀，便秘，小便短赤，苔腻微黄，脉数。

7. 加减应用

阳明腑实证甚者，加枳实、厚朴，成大承气汤（《伤寒论》）以行气通便；咽干，鼻干，口干者，合沙参麦冬汤（《温病条辨》）以滋阴润燥。

8. 治验

崔某，女，36岁，职员。2016年4月3日初诊。体形肥胖，平素嗜食肥甘厚味，面部有痤疮，5日前因劳累后热汗出减衣而感受风邪，自行口服复方氨酚烷胺片数日，症状未缓解，遂至我门诊就诊。症见发热恶寒，体温38.5℃，头目昏眩，头痛，口干口苦，胸膈痞闷，腹胀，腹痛，痤疮加重，纳可，眠可，小便黄，大便干燥，3日未行，舌质红，苔黄腻，脉弦滑。

中医诊断：感冒，皮疹（风热壅盛，表里俱实证）。

西医诊断：急性上呼吸道感染，痤疮。

治疗：予防风通圣散，5剂。服药后体温渐至正常，头目昏眩，头痛减轻，大便日一行，上方大黄量减至3g，继服7剂，口干口苦、面部痤疮减轻，余症好转。在上方基础上辨证加减治疗月余，痤疮不显，诸症尽退。

按：观其症，发热恶寒、体温38.5℃为外感风邪、正邪相争于表；头目

昏眩、头痛乃风热上扰清窍；口干口苦、小便黄、大便干燥，3日未行，系
热邪伤津、腑气不通；胸膈痞闷、腹胀腹痛、苔黄腻、脉弦滑，示湿热中阻、
气机不畅；痤疮加重、舌质红，为风热湿热交织、壅于肌肤。此表里同病、
虚实夹杂，然以实证为主，故治当表里双解、清热泻下并举。

　　防风通圣散恰合此证，方中麻黄、防风、荆芥等疏风解表，祛除外邪；
大黄、芒硝泻下通便，荡涤里热；黄芩、栀子、连翘等清热泻火，解湿热之
壅；滑石、石膏清利湿热，兼顾津液；当归、白芍等养血和血，防泻下伤正。
全方共奏疏风解表、清热泻下、祛湿通腑之效，使表里之邪从上下分消，契
合"风热壅盛，表里俱实证"之病机。

　　用药过程中，首服5剂，热退便通，表邪渐解而里热未净，故减大黄至
3g，既防过泻伤正，又能持续清泻余邪。继服7剂，湿热渐去，口干口苦、
痤疮减轻，后续辨证加减月余，终使诸症尽退。此过程体现了辨证施治、动
态调整的思维：初期紧扣表里俱实之主证，重用大黄以急下存阴、通腑泄热；
中期随症减其用量，兼顾扶正；后期辨证加减，巩固疗效。

　　该案用药特点有三：其一，抓住"风热壅盛，表里俱实"的核心病机，
选用防风通圣散这种表里双解之剂，避免单一解表或单纯清里之偏；其二，
根据病情变化灵活调整药物剂量，尤其是大黄的用量，体现"治随证变"的
原则；其三，兼顾痤疮这一兼证，因势利导，借方中清热祛湿之力，使表里
之邪尽去，痤疮亦随之缓解。全案充分展现了中医学整体观念、辨证论治的
精髓，以及方证相应、药随证转的用药智慧。

三、柴胡加龙骨牡蛎汤

1. 出处

《伤寒论·辨太阳病脉证并治中》第107条：伤寒八九日，下之，胸满烦
惊，小便不利，谵语，一身尽重，不可转侧者，柴胡加龙骨牡蛎汤主之。

2. 药物组成

柴胡20g，黄芩15g，姜半夏10g，人参（党参代）15g，生姜10g，龙骨
30g，牡蛎30g，茯苓20g，桂枝15g，大枣10g，大黄6g，磁石30g。

注：因铅丹有毒，药市无售，故去铅丹，以磁石代之。

3. 功效

和解少阳，通阳泄热，重镇安神。

4. 方解

方中柴胡入肝胆经，升发阳气，疏肝解郁，透泄少阳之邪，为君药。黄芩苦寒，清泄少阳半里之热，柴胡之升散，得到黄芩之降泄，是和解少阳的基本组合；桂枝解表之邪，使少阳枢转气机后，邪气由表而转；半夏和胃降逆，共为臣药。龙骨、牡蛎、磁石重镇安神；大黄泄热通便，通六腑壅滞之气，与桂枝相配，表里双解，桂枝入肺经，大黄入大肠经，肺与大肠相表里，一升一降，调畅周身气机；黄连泻心火，大黄、黄芩、黄连相配，清肝解郁；生姜助半夏和胃降逆；茯苓甘、淡、平，健脾利水祛湿；人参益气健脾，以防肝木克脾土，横逆犯胃，共为佐药。大枣健脾益气，与生姜相配可调和脾胃，为使药。

5. 病机

邪犯少阳，弥漫三焦，表里俱病。

6. 方证

胸满烦惊，小便不利，谵语，一身尽重，不可转侧。

7. 加减应用

肝气郁滞甚而致胸前区憋闷者，合用四磨汤（《严氏济生方》）以破气降逆；大便秘结，加枳实、厚朴（《伤寒论》）以泄热通便。

8. 治验

王某，男，45岁。2016年6月23日初诊。10年前因失业致精神郁郁寡欢，不思饮食，遂至某专科医院就诊，多次住院治疗无效，遍访各大知名医院，鲜有良效，后至我门诊治疗。症见面红目赤，狂躁妄动，胸满心烦，惊悸谵语，一身尽重，不可转侧，哭笑无常，不寐，小便黄，尿道热，大便秘结，数日不行。舌质红，苔黄厚腻，脉滑数有力。

中医诊断： 狂证（肝郁化火，痰热腑实证）。

西医诊断： 精神分裂症。

治疗： 予柴胡加龙骨牡蛎汤合礞石滚痰丸，加竹叶20g，10剂。据大便情况日2～4次口服，配合心理治疗。服药后面红目赤、不寐稍缓解，一身尽重减轻，大便始下，3～5日一行，其气臭秽；上方加芒硝5g，10剂。胸满烦惊、惊悸谵语、不可转侧、哭笑无常明显减轻，大便1～3日1次。上方大黄量减至3g，仅予柴胡加龙骨牡蛎汤辨证加味治疗月余，精神状态近如常人，患者及家人高兴至极。

按：本案患者因10年前失业而情志不遂，郁久化火，炼液为痰，痰火交织，上扰心神而发为狂证。初起精神郁郁寡欢，不思饮食，日久郁火炽盛，痰热内壅，遂见狂躁妄动、胸满心烦、惊悸谵语等症；痰热阻滞经络，则一身尽重、不可转侧；热扰心神，神不安舍，故不寐、哭笑无常；热结肠道，腑气不通，则大便秘结；热移膀胱，灼伤尿道，故小便黄、尿道热；舌质红、苔黄厚腻、脉滑数有力，均为肝郁化火、痰热腑实之明证。

治疗之初选用柴胡加龙骨牡蛎汤合礞石滚痰丸，再加竹叶20g，恰中病机。柴胡加龙骨牡蛎汤中，柴胡疏肝解郁、透泄郁热，黄芩清泻少阳之火，二者相合，疏解肝郁、清泄内热，针对肝郁化火之本；礞石滚痰丸中，青礞石咸平质重，下气坠痰，能攻逐顽痰老痰；大黄苦寒，荡涤实热，开痰火下行之路；黄芩苦寒，清热泻火，助大黄清泻痰火；沉香辛苦温，行气导滞，助诸药下行，四药合用，专攻实热老痰，使痰热从大便而去，对于痰热壅盛之狂躁、谵语尤为适宜。加入竹叶，其甘淡性寒，清热泻火、利尿通淋，既能助黄芩、大黄清泄内热，又能引导热邪从尿道而出，缓解小便黄、尿道热之症。

服药10剂后，患者部分症状缓解，但大便仍不畅，故加芒硝5g。芒硝咸寒，软坚润燥、泻下通便，助大黄增强泻下之力，使腑气通利，痰热积滞更易排出，从而促使胸满烦惊、谵语等症明显减轻。待痰热渐去、腑气通畅后，减大黄用量至3g，仅以柴胡加龙骨牡蛎汤辨证加味，继续和解少阳、重镇安神、调和气血，兼顾扶正，使郁火得清、痰浊得化、心神得宁，最终精神状态恢复如常。全方始终围绕"疏肝泻火、涤痰通腑、重镇安神"的治则，根据病情调整方药及剂量，层层递进，标本兼顾，故获良效。

四、麻子仁丸

1. 出处

《伤寒论·辨阳明病脉证并治法》第249条：跌阳脉浮而涩，浮则胃气强，涩则小便数，浮涩相搏，大便则硬，其脾为约，麻子仁丸主之。

2. 药物组成

火麻仁 15g，白芍 30g，杏仁 15g，大黄 6g，枳实 15g，厚朴 15g。

注：古方一般炼为蜜丸。

3. 功效

润肠通便，缓下热结。

4. 方解

麻子仁丸的配伍特点可简单概括为润肠泄热，行气通便。方中以麻仁为君药，润肠通便；杏仁上肃肺气，下润大肠，白芍养血敛阴，缓急止痛，为臣；大黄、枳实、厚朴及小承气汤，以轻下热结，除胃肠燥热，为佐；蜂蜜甘缓，既助麻仁润肠通便，又可缓和小承气汤的攻下之力，是为佐使。本方攻下和润下相结合，攻下而不伤正，润不滋腻。

5. 病机

胃热肠燥。

6. 方证

大便干结，小便频数。

7. 加减应用

痔疮便秘者，加桃仁、当归以养血和血、润肠通便；痔疮出血属胃肠燥热，合用槐花散（《普济本事方》）以凉血止血；燥热伤津较甚，加增液汤（《温病条辨》）以增液通便。

8. 治验

徐某，男，69岁，退休。2017年6月初诊。便秘病史10余年，痔疮术后2年。患者自述2年前痔疮术后，排便一直不畅，间断口服番泻叶，稍有缓解，但停药后又复如初。症见大便干燥，3～7日一行，每次大便困难异常，往往因用力过大而汗出如雨，口唇发干，起厚皮如痂，口渴欲饮，纳尚可，眠差，小便频数。舌体瘦小，质红少苔，脉沉细数。

中医诊断：便秘（津亏燥结证）。

西医诊断：便秘。

治疗：予麻子仁丸合增液承气汤，5剂。据大便情况而定，日2～3次口服，服药后大便1～2日一行，排便稍畅，口唇干燥，小便频数减轻。上方继服7剂，大便通畅，日1次，小便频数好转。后改服增液承气汤7剂后，诸症尽退。嘱其备服中成药麻子仁丸，以达病愈防复的目的。

按： 本案患者有便秘病史 10 余年，痔疮术后 2 年症状加重，且有长期服用番泻叶史。番泻叶虽能暂通大便，但久用易耗伤津液，加重肠道燥结，故停药后便秘复作。就诊时症见大便干燥，3 ～ 7 日一行，排便困难，汗出如雨，伴口唇发干起痂、口渴欲饮、眠差、小便频数，舌体瘦小，质红少苔，脉沉细数，综合脉症，当属津亏燥结之便秘。

治疗选用麻子仁丸合增液承气汤，方证契合，收效显著。麻子仁丸中，麻子仁甘平质润，为君药，既能润肠通便，又能滋养脾胃阴液，针对肠道津亏、失于濡润的根本病机；杏仁降气润肠，白芍养血敛阴，二者助麻子仁增强润下之力，同时白芍可柔肝缓急，缓解排便时的肠道拘急不适；大黄苦寒，泻下通便，清热泻火，荡涤肠道积滞，但其用量在方中受麻子仁等滋润药物制约，泻而不峻；枳实、厚朴行气导滞，疏通胃肠气机，使腑气通畅，助润下药物发挥作用；蜂蜜甘平，补中润燥，调和诸药，进一步增强润肠通便之效。全方共奏润肠通便、缓下热结之功，针对肠道津亏兼燥热之证。

增液承气汤由玄参、麦冬、生地黄、大黄、芒硝组成，其中玄参、麦冬、生地黄合用，称为增液汤，能滋阴增液、润燥通便，如增水行舟，补充肠道丢失的津液，从根本上改善津亏状况。两方合用，麻子仁丸偏于润肠缓下，增液承气汤偏于滋阴攻下，相辅相成，使肠道津复、燥热除、腑气通，故服药后大便即明显改善。

待大便通畅后，减攻下之力，继用原方巩固，后单以增液承气汤滋阴润燥，终使诸症尽退。最后嘱备服麻子仁丸，意在长期润肠通便、滋养阴液，防止津液再亏、便秘复发，体现"病愈防复"的治则。全方始终围绕"滋阴润燥，缓下通便"的核心，根据病情调整方剂组合，既解当下之结，又固长远之本。

五、大黄牡丹汤

1. 出处

《金匮要略·疮痈肠痈浸淫病脉证并治》：肠痈者，少腹肿痞，按之即痛如淋，小便自调，时时发热，自汗出，复恶寒。其脉迟紧者，脓未成，可下之，当有血；脉洪数者，脓已成，不可下也，大黄牡丹汤主之。

2. 药物组成

大黄 6g，牡丹皮 30g，桃仁 15g，冬瓜仁 15g，芒硝 3g。

3. 功效

泄热破瘀，消肿散结。

4. 方解

大黄牡丹汤的配伍特点可简单概括为泄热祛湿，破瘀消痈。方中大黄苦寒攻下，泄热逐瘀，荡涤肠中湿热瘀结之毒，牡丹皮苦辛微寒，能清热凉血，活血散瘀，两药合用，泄热破瘀，共为君药；芒硝咸寒，泄热导滞，软坚散结，助大黄荡涤实热，使之速下；桃仁活血破瘀，合牡丹皮散瘀消肿，共为臣药；冬瓜仁甘寒滑利，清肠利湿，引湿热从小便而去，并能排脓消痈，为佐药。

5. 病机

湿热瘀滞。

6. 方证

右下腹疼痛拒按，甚则局部肿痞，或右足屈而不伸，伸则痛剧，小便自调，或时时发热，自汗恶寒，舌苔薄腻而黄，脉滑数。

7. 加减应用

热毒较重者，加五味消毒饮（《医宗金鉴》）以加强清热解毒之力；瘀热较重者，加乳香、没药以活血化瘀。

8. 治验

彭某，男，85 岁，教师。2017 年 8 月 12 日初诊。患慢性阑尾炎病史近 2 年（因心肺功能不佳，拒绝手术治疗），平素嗜食肥甘厚味，近日自觉右下腹胀痛，故来我门诊就诊。症见右下腹胀痛不堪，拒按，甚则局部肿痞，可触及一条索状物，按之不移，上抵胁，时自汗出，饮食减少，眠差，小便可，大便黏腻，有排不尽感，4 ～ 5 日 1 次。舌红，苔黄腻，脉弦滑。

中医诊断：肠痈（湿热蕴结证）。

西医诊断：慢性阑尾炎。

治疗：予大黄牡丹汤合枳实导滞丸，5 剂。服药后右下腹条索物减小，胀痛减轻，大便稍黏腻，日 1 次，余症稍减轻。继服 7 剂，条索物消失，稍胀痛，大便通畅，继服大黄牡丹汤 5 剂，诸症尽退。1 个月后随访，未见复发。

按：综合患者脉症，当属肠痈（湿热蕴结证）。大黄牡丹汤作为治疗肠痈的经典方剂，在此发挥了核心作用。大黄苦寒，既能泻下通便以荡涤肠中湿热瘀滞之邪，又能活血化瘀以通瘀滞，针对湿热瘀结于肠的根本病机，为君药；牡丹皮苦辛微寒，清热凉血、活血化瘀，助大黄清泄瘀热、散瘀消肿，为臣药；桃仁活血化瘀、润肠通便，可增强散瘀之力，同时润肠以通腑气，使湿热瘀滞从下而出；冬瓜仁甘寒，清热利湿、排脓消痈，能清除肠中湿热，且针对肠痈可能出现的化脓趋势，起到防患于未然之效；芒硝咸寒，软坚润燥、泻下通便，助大黄增强泻下之功，促使肠中湿热瘀滞快速排出，共为佐使。全方共奏泄热破瘀、散结消肿之效，直击肠痈湿热瘀结的核心病机。

合用枳实导滞丸，则进一步增强了清热利湿、消积导滞之力。两方合用，大黄牡丹汤偏于泄热破瘀、散结消肿，专攻肠痈之症结；枳实导滞丸偏于清热利湿、消积导滞，兼顾湿热蕴结所致的胃肠功能失调，相辅相成，使湿热得清、瘀滞得散、腑气通畅。

服药 5 剂后，右下腹条索物减小、胀痛减轻、大便改善，说明两方合力已初见成效；继服 7 剂，条索物消失、胀痛缓解、大便通畅，提示湿热瘀滞大幅减退；最后单以大黄牡丹汤巩固治疗 5 剂，诸症尽退，1 个月后随访未见复发。充分体现了两方在治疗中的协同作用，以及针对本病"清热、化瘀、散结、通腑"的治疗要点。

六、枳实导滞丸

1. 出处

《内外伤辨惑论》：治伤湿热之物，不得施化而作痞满，闷乱不安。

2. 药物组成

大黄 3g，枳实 15g，神曲 20g，茯苓 20g，黄连 10g，白术 20g，泽泻 20g，黄芩 10g。

3. 功效

清热利湿，消积导滞。

4. 方解

枳实导滞丸的配伍特点可简单概括为饮食积滞，湿热食积。大黄、枳实合用，为君药，大黄泻下通腑，枳实消食导滞，使肠道湿热积滞能够排除；

臣药黄芩、黄连清热燥湿，茯苓、泽泻利水渗湿，与清热药合用，体现了燥湿和利湿相结合的特点；佐药白术健脾燥湿，神曲消食。对于饮食积滞而致的湿热痢疾，大黄与枳实的通下行气体现了通因通用之法。

5. 病机

饮食积滞，湿热内结。

6. 方证

脘腹胀痛，下利或便秘，小便短赤，舌苔黄腻，脉沉有力。

7. 加减应用

腹胀较甚，里急后重者，加木香、槟榔以增理气导滞之功。

8. 治验

李某，男，39岁，司机。2017年6月10日初诊。慢性结肠炎病史5年，患者平素性格急躁，体形肥胖，嗜食肥甘厚味。症见右上腹不适，脘腹胀痛，食后甚，偶尔打嗝，纳差，眠差，小便黄，大便不成形，质黏，排不尽感，味如败卵，日1～2次。舌质红，苔黄腻，脉弦滑。

中医诊断：泻痢（湿热蕴结夹郁证）。

西医诊断：慢性结肠炎。

治疗：予枳实导滞丸合柴胡疏肝汤，7剂。服药后右上腹不适好转，脘腹胀痛减轻，大便随气而下，腐臭味减轻，余症明显缓解。在上方基础上辨证加减，继服7剂，诸症尽退。嘱其适时口服中成药枳实导滞丸，以防病复。

按：本案治疗始终遵循"审证求因，标本兼顾，疏调结合"的理念，紧扣患者"湿热蕴结夹郁"的核心病机，形成"清利湿热以祛邪，消积导滞以通腑，疏肝解郁以调气"的三维治疗思路。

患者慢性结肠炎5年，性格急躁致肝气郁结，嗜食肥甘生湿热，二者相因为患：肝郁气滞则脾胃运化失司，加重湿热食积；湿热内蕴又碍肝气疏泄，形成"郁－湿－积"的恶性循环。右上腹不适、脘腹胀痛（食后甚）为肝郁犯脾、气滞湿阻之征；大便质黏、味如败卵、小便黄，是湿热夹积的明证；舌质红、苔黄腻、脉弦滑，皆为郁热湿积互结之象。

治疗首重疏调气机，以柴胡疏肝汤解肝郁、畅气机。肝气条达则能助脾胃运化，为后续清利湿热铺路；柴胡、陈皮、枳壳疏肝理气，消除"肝郁致湿停"的来源；芍药、甘草柔肝缓急，缓解气滞引发的胀痛，体现"气行则湿化"的思路。

同时兼顾祛邪通腑，用枳实导滞丸清湿热、消积滞。针对湿热与食积互结的病理产物，采取"清利+通导"双法：黄芩、黄连苦寒清热燥湿，直攻肠道湿热；茯苓、泽泻渗湿利水，使湿热从下焦而出，避免湿郁化热；枳实、大黄行气导滞、通腑泻下，配合神曲消食化积，将肠中腐浊（大便味如败卵）排出体外，实现腑通则积散。白术健脾护中，防攻伐太过，体现"祛邪不伤正"的原则。

两方合用，一以疏肝调气为"纲"，一以清积祛湿为"目"，纲举目张。肝气疏则湿无由生，积滞去则郁无所附。首服7剂，气机初畅，故腹胀减轻、腐臭缓解；继服7剂，郁解湿化积消，诸症尽退。终以枳实导滞丸善后，意在通过持续清利余湿、巩固运化功能，防止"郁-湿-积"再次形成，体现治未病的理念。

七、大黄䗪虫丸

1. 出处

《金匮要略·血痹虚劳病脉证治》：五劳虚极羸瘦，腹满不能饮食，食伤、忧伤、饮伤、房室伤、饥伤、劳伤，经络营卫气伤，内有干血，肌肤甲错，两目暗黑。缓中补虚，大黄䗪虫丸主之。

2. 药物组成

大黄6g，土鳖虫10g，生地黄50g，白芍20g，甘草15g，黄芩10g，虻虫5g，桃仁10g，杏仁15g，烫水蛭6g，没药5g，蜈蚣2条。

注：因市无售，故以没药代干漆，蜈蚣代蛴螬。

3. 功效

活血化瘀，通经消癥，养血润燥。

4. 方解

大黄䗪虫丸的功效是祛瘀生新。大黄泻相火而下结块，养中而滋木，行血而清风，劳伤必须之法也，为君药；桃仁、干漆、虻虫、水蛭、蛴螬、土鳖虫破瘀消癥，为臣药；黄芩清热泻火，杏仁利气而除满，为佐药；甘草培土而缓中。《金匮要略心典》说："润以濡其干，虫以动其瘀，通以去其闭。"

5. 病机

津血不足，瘀血内停。

6. 方证

五劳虚极，羸瘦腹满，不能饮食，肌肤甲错，两目暗黑，经闭不行。

所谓五劳，《素问·宣明五气》曰："五脏所主，心主脉，肺主皮，肝主筋，脾主肉，肾主骨，是谓五主。五劳所伤：久视伤血，久卧伤气，久坐伤肉，久立伤骨，久行伤筋，是谓五劳所伤。"

7. 加减应用

夜热早凉，热退无汗者，合青蒿鳖甲汤（《温病条辨》）以养阴清热；大热烦渴，口燥咽干，或吐衄发斑者，合黄连解毒汤（《肘后备急方》）以清泻三焦火毒。

8. 治验

高某，女，45 岁，农民。自述患乙型肝炎 10 余年，肝硬化病史 5 年，有乙肝家族史。10 余年间，尽治于多所医院，曾行核苷类似物抗病毒药物治疗。于 2017 年 4 月 3 日就诊于我院。症见肝区疼痛不适，食欲减退，面色黧黑，乏力困倦，眼睑、爪甲无华，皮肤如鱼鳞状，闭经，纳差，眠差，小便可，大便干结，4～6 日一行。舌质暗红，脉涩。理化检查提示肝炎肝硬化代偿期改变。

中医诊断：积聚（五劳虚极，气虚血瘀腑实证）。

西医诊断：肝炎肝硬化（乙型，代偿期）。

治疗：予大黄䗪虫丸合补中益气汤，10 剂。服药后腹中有响声，大便始通下，2～3 日 1 次。又服 10 剂后，肝区不适、食欲不振、乏力困倦、皮肤如鱼鳞状减轻，大便日 1 次，且随气而下。上方大黄减至 3g，辨证加减治疗 3 个月，患者初诊症状、体征基本消失。复查肝功能大致正常，影像学检查未提示肝硬化改变。

按：本案治疗的核心在于把握"久病多虚，久病多瘀"的病理本质，以动态平衡、标本缓急为指导思想，在虚、瘀、实交织的复杂病机中找到精准的干预节点。

患者乙肝肝硬化迁延 5 载，病程已入五劳虚极之境。气虚则乏力困倦、运化失司（纳差），此为本虚；瘀血内停则肝区疼痛、面色黧黑、肌肤甲错、闭经，此为标实；腑气不通（大便干结）又成新的病理产物，与瘀、虚形成恶性循环。治疗若纯攻则更伤正气，徒补则助瘀留邪，故确立"攻不伤正、补不滞瘀"的原则。

初期以"通腑逐瘀为先，益气固本为基"双向发力。瘀血与腑实相结，必借腑气下行之势导瘀外出，故用大黄䗪虫丸通腑破瘀，但通过配伍地黄、甘草顾护阴血，避免逐瘀过猛；同时以补中益气汤培补脾气，既解乏力纳差之苦，更借"气行则血行"之力助瘀血消散。此阶段不急于求成，而是通过10剂药先通腑气，为瘀血排出开辟通道；再用10剂强化攻补，使瘀散气复（肝区不适减轻、大便正常），体现"缓消渐散"的慢性病治疗特色。

后期转入"减攻存补，固本善后"。当瘀实大减，即减大黄用量，侧重补中益气汤健脾益气，借脾胃生化之力濡养肌肤（鱼鳞状改善）、充养血脉（经通、爪甲荣），使正气渐复而瘀血自化。3个月的调治过程，始终围绕"虚、瘀、实"的动态变化调整攻补比例，既不墨守"肝硬化不可逆转"的成说，也不追求速效，而是以"恢复气血周流，重建脏腑平衡"为目标，最终实现症状与理化指标的同步改善，彰显中医"整体调治，守正缓图"的智慧。

八、茵陈蒿汤

1. 出处
《伤寒论·辨阳明病脉证治》第 260 条：伤寒七八日，身黄如橘子色，小便不利，腹微满者，茵陈蒿汤主之。

2. 药物组成
茵陈 30g，栀子 15g，大黄 6g。

3. 功效
清热利湿退黄。

4. 方解
茵陈蒿汤的配伍特点可简单概括为湿热蕴积，肝失疏泄，胆汁不能运行于常道，外溢于肌肤。方中茵陈为君药，苦泄下降，善清热利湿，为治疗黄疸之要药；臣以栀子清热泻火，通利三焦，助茵陈引湿热从小便而去；佐以大黄泄热逐瘀，通利大便，导瘀热从大便而下。三药合用，利湿与泄热并进，通利二便，前后分消，湿邪得祛，瘀热得除，黄疸自退。

5. 病机

湿热蕴结，熏蒸肝胆。

6. 方证

面目一身俱黄，黄色鲜明，发热，无汗或但头汗出，口渴欲饮，恶心呕吐，腹微满，小便短赤，大便不爽或秘结，舌红苔黄腻，脉沉数或滑数有力。

7. 加减应用

湿重于热者，加五苓散（《伤寒论》）以利水渗湿；肝胆湿热，口苦甚者，合龙胆泻肝汤（《医方集解》）以增清热利湿之功；胁痛明显者，加金铃子散（《太平圣惠方》）以疏肝泄热止痛；恶心呕吐者，合黄连温胆汤（《六因条辨》）以清热化痰，和胃利胆。

8. 治验

杨某，男，56岁，农民。乙型肝炎病史13年，曾就诊于多家中西医医院，并予核苷类似物抗病毒治疗。患者8天前因劳累后突感上腹胀闷不舒，饮食减少，未予重视，直至3天后其家人发现其面色发黄，于2017年5月12日来我门诊就诊。症见面目一身俱黄，小便颜色似浓茶，脘腹胀闷，不思饮食，但头汗出，口渴欲饮，胆怯易惊，恶心欲吐，心烦不寐，大便5日未解。舌质红，苔黄腻，脉弦滑。查肝功能示黄疸型肝炎改变，乙肝病毒标志物示乙肝表面抗原（HBsAg）、乙肝e抗原（HBeAg）、乙肝核心抗体（抗HBC）三项阳性。

中医诊断：湿热黄疸（阳黄，热重于湿证）。

西医诊断：病毒性肝炎（乙型，慢性重度）。

治疗：予茵陈蒿汤（大黄8g）合温胆汤（继服恩替卡韦片），7剂。服药后，目黄、身黄、小便黄较前减轻，大便2~3日一行，随气而下。又服药7剂后，黄疸持续减轻，胆怯易惊、恶心欲吐、心烦不寐等症皆有缓解，余症皆有改善，大便日1~2次。上方大黄量减至3g，10剂。药后周身黄疸尽退，余症亦消失。查肝功能大致正常，乙肝病毒标志物转阴。

按：本病例为湿热蕴结于中焦脾胃，使肝木失泄，土壅木郁，胆气不畅，枢机不利，胆汁不循常道，泛溢于肌肤，下注于大肠，故出现面目一身俱黄，小便黄。患者5日大便未行，对黄疸患者而言，必须保持其大便通畅，以阻断内毒素的肠肝循环，用大黄是取"以泻代清"之法通调大便，可谓事半功倍。

清代王子接《绛雪园古方选注》载："茵陈散肌表之湿，得大黄兼泻中焦之郁热；栀子逐肉里之湿，得大黄则兼泻上焦热；茵陈、栀子其性轻浮，与大黄共入气分，泄热利小便，建退黄之功。"可见此时大黄以泄热为主，作用不可小觑。温胆汤理气化痰除烦，利胆和胃止呕。

九、温脾汤

1. 出处

《备急千金要方》：治腹痛，脐下绞结，绕脐不止。

2. 药物组成

大黄 6g，当归 20g，干姜 10g，芒硝 5g，甘草 10g，人参（党参代）15g，炮附子（黑顺片）10g。

3. 功效

攻下冷积，温补脾阳。

4. 方解

温脾汤的配伍特点可简单概括为温里祛寒与泻下相结合，大黄虽苦寒，但与附子、干姜合用，去性存用，温通、泻下、补益三法兼备，体现温阳以散寒，攻下不伤正。方中附子配大黄为君，用附子大辛大热温壮脾阳，解散寒凝，配大黄以峻下冷积；芒硝润肠软坚，助大黄泻下攻积，干姜温中助阳，助附子温中散寒，均为臣药；人参、当归益气养血，使攻下而不伤正，为佐药；甘草既助人参益气，又可调和诸药，为使药。诸药配伍使寒邪去、积滞行、脾阳复。

5. 病机

素体阳虚，寒积中阻。

6. 方证

腹痛便秘，脐下绞结，绕脐不止，手足不温，苔白不渴，脉沉弦而迟。

7. 加减应用

腹中胀痛者，合用厚朴温中汤（《内外伤辨惑论》）以行气止痛；腹中冷痛、头痛呃逆者，合用吴茱萸汤（《伤寒论》）以温中祛寒。

8. 治验

王某，女，43 岁，农民。2016 年 7 月初诊。间断性腹痛 3 年，既往糜烂性胃炎病史2年，子宫肌瘤术后1年。3年前，患者因劳作过度导致腹痛，因经济原因未予重视及治疗，直至去年子宫肌瘤术后，腹痛日渐加重，每每腹痛自觉遍及周身，无所适从，后经邻居介绍来我工作室就诊。症见腹痛绕脐不止，畏寒肢冷，易生闷气，胸闷气短，善太息，两胁肋胀痛，纳差，眠差，小便可，大便干结，3～5日一行。舌淡苔白，脉沉弦。

中医诊断： 腹痛，便秘（阳虚寒凝兼气滞证）。

西医诊断： 糜烂性胃炎，便秘。

治疗： 予温脾汤（大黄8g，芒硝3g，黑顺片10g）合柴胡疏肝汤，7剂，日2～3次口服。服药后腹痛略减，四肢稍温，余症同前。继服7剂，大便成形，2日一行，腹痛及气郁症状改善。后辨证加减，处方7剂，大黄减至3g，腹痛症状基本消失，诸症明显缓解。嘱其必要时口服逍遥丸以调畅情志。

按： 患者腹痛绕脐不止，伴畏寒肢冷，舌淡苔白，脉沉，此为阳虚寒凝之象。寒邪凝滞中焦，脾胃运化失常，腑气不通，故见大便干结；阳虚失于温煦，肢体失养，则畏寒肢冷。同时，患者易生闷气、胸闷气短、善太息、两胁肋胀痛，脉弦，提示肝气郁滞。肝失疏泄，横逆犯脾，进一步加重脾胃功能失调，导致纳差、眠差等症。

基于上述病机，治疗选用温脾汤合柴胡疏肝汤。温脾汤中，黑顺片大辛大热，温阳散寒，为君药；大黄苦寒，荡涤肠胃，通腑导滞，与黑顺片配伍，取"温阳不伤阴，攻下不伤正"之意，且大黄用量初为8g，旨在通腑散寒，后期减至3g，避免过用苦寒损伤阳气；芒硝咸寒，软坚润燥，助大黄通腑。三药合用，共奏温阳散寒、通腑止痛之效，针对阳虚寒凝之本。柴胡疏肝汤疏肝解郁、行气止痛，契合肝气郁滞之标，缓解胸闷、胁痛等气郁症状。

首服7剂后，腹痛略减，四肢稍温，表明温阳散寒之力已显，但余症未除，提示病程迁延，须持续用药。继服7剂，大便成形、腹痛及气郁症状改善，说明腑气渐通，阳气渐复，气机渐畅。后续辨证加减时，减小大黄用量，是因腑气已通，重在温阳调理，避免过泻伤阳。

整个治疗过程，始终围绕"阳虚寒凝兼气滞"的核心病机，以温阳散寒、疏肝理气为法，根据病情变化调整用药剂量，体现了辨证施治、随证加减的原则。最后嘱其必要时服用逍遥丸，意在调畅情志，巩固疗效，防止肝气郁滞再次引发病情反复，兼顾了"治未病"的思想。

十、大承气汤

1. 出处

《伤寒论·辨阳明病脉证并治法》第 208 条：阳明病，脉迟，虽汗出不恶寒者，其身必重，短气，腹满而喘。有潮热者，此外欲解，可攻里也。手足濈然汗出者，此大便已硬也，大承气汤主之。

2. 药物组成

大黄 6g，厚朴 15g，枳实 15g，芒硝 5g。

3. 功效

峻下热结。

4. 方解

大承气汤的配伍特点可简单概括为热与燥屎相结于胃肠而致的阳明腑实证，所形成的痞、满、燥、实、坚。方中大黄苦寒通降，泄热通便，荡涤胃肠实热积滞，是为君药；芒硝咸寒润降，泄热通便，软坚润燥，以除燥坚。硝黄配合，相须为用，泄下热结之功增强，为臣药；厚朴以下气除满，枳实行气消痞，为佐使之药，枳实与厚朴既能消痞除满，又能使胃肠气机通降下行以助泻下通便。四药合用，共奏峻下热结之功。

5. 病机

阳明腑实。

6. 方证

大便不通，频转矢气，脘腹痞满，腹部拒按，按之则硬，甚或潮热谵语，手足濈然汗出，舌苔黄燥起刺，或焦黑燥裂，脉沉实。

7. 加减应用

兼气虚者，加党参、黄芪、白术之品以补气健脾；兼血虚者，合用当归补血汤（《内外伤辨惑论》）以补气生血；兼阴津不足者，合增液汤（《温病条辨》）以滋阴润燥。

8. 治验

王某，女，61 岁，农民。2017 年 8 月 12 日初诊。乙肝病史 12 年，患者因丧偶后致情绪低落，易生闷气，后腹胀甚。症见大便干燥，7日一行，腹胀腹痛拒按，恶热，手足濈然汗出，胸闷气短，善太息，口臭，纳差，眠差，小便黄。舌红苔黄，焦有芒刺，脉沉实。乙肝标志物：乙肝表面抗原（HBsAg）、乙肝e抗体（抗–HBe）、乙肝核心抗体（抗–HBc）均为阳性，乙肝e抗原（HBeAg）阴性；肝功能指标呈中度改变。

中医诊断：便秘（阳明腑实气滞证）。

西医诊断：病毒性肝炎（乙型，慢性中度）。

治疗：予大承气汤（大黄10g，芒硝5g）合柴胡疏肝汤，据大便情况日2～3次口服，6剂，核苷类抗病毒药常规口服。服药期间大便3日1次，大便后，患者腹痛、腹胀减轻。大黄减至6g，继服7剂，胸闷气短，善太息减轻，大便通畅，2日1次。大黄减至3g，再予7剂，大便日1～2次，复查肝功能基本恢复正常。嘱患者调畅情志，必要时复诊。

按：本病例为阳明实热与燥屎蕴结于肠中，患者素体为肝郁体质，易生闷气，气有余便是火，火蕴结于肠胃，久而久之，与燥屎相结，而致腑气不通。本为肝病患者，必须保持大便通畅，更应保持情志舒畅，否则腑气不通，则脾胃之气呆滞，肝气郁滞，故本病例中应用大承气汤合柴胡疏肝汤以行气通腑泄浊。

处方中大黄和芒硝是经典对药，大黄气味重浊，直降下行，正如《素问·阴阳应象大论》言："味厚则泄。"大黄走而不守，攻积导滞，逐瘀通经，畅通道路；芒硝味苦、咸，性寒，功能泻下、软坚、清热。《素问·至真要大论》曰："火淫于内，治以咸冷。""热淫于内，治以咸寒。"两药相伍，共奏苦寒泄热、咸寒软坚之功，达到攻积导滞、泻下通便的目的。

阳明主里，统属胃肠，胃肠的主要功能是受纳与消化水谷，吸收精华，排泄糟粕。正如《素问·六节藏象论》所云："脾、胃、大肠、小肠、三焦、膀胱者，仓廪之本，营之居也。名曰器，能化糟粕，转味而入出者也。"《素问·五脏别论》亦云："夫胃、大肠、小肠、三焦、膀胱，此五者，天气之所生也，其气象天。故泻而不藏，此受五脏浊气，名曰传化之腑，此不能久留输泻者也。"又云："六腑者，传化物而不藏，故实而不能满也。"故有"六腑以通为用"之论。

十一、黄龙汤

1. 出处

《伤寒六书》：治有患心下硬痛，下利纯清水，谵语，口渴，身热……此因热邪传里，胃中燥屎结实……宜急下之，名曰结热利证。身有热者，宜用此汤。

2. 药物组成

大黄 6g，芒硝 5g，枳实 15g，厚朴 15g，当归 20g，桔梗 15g，大枣 15g，生姜 10g，炙甘草 10g，人参（党参代）15g。

3. 功效

攻下通便，补气养血。

4. 方解

黄龙汤的配伍特点可简单概括为补气养血，泻下通便，攻补兼施，以大承气汤为方中的主体。方中大黄、芒硝泻下通便，攻下热结，为君药；人参、当归益气养血，为臣药；厚朴行气除满，枳实行气消痞，与桔梗相配开宣肺气通腑气，桔梗开宣肺气，生姜、大枣调和气血，为佐药；甘草还可以调和诸药，为使药。

5. 病机

肠胃燥结，气血不足。

6. 方证

自利清水，色纯青，或大便秘结，脘腹胀满，腹痛拒按，身热口渴，神疲少气，谵语，甚则循衣摸床，撮空理线，神昏肢厥，舌苔焦黄或焦黑，脉虚。

7. 加减应用

老年气血虚者，去芒硝，以减缓泻下之力；或适当增加方中参、归用量，或加服大剂量黄芪以增强补虚扶正之功；腑实甚者，增加大黄的用量。

8. 治验

姜某，男，75 岁，农民。2017 年 5 月 14 日初诊。既往有慢性胃炎病史，患者平素体弱，纳差。半个月前因过食油炸糕，食后即感胃脘部不适，继而出现脘腹胀满，未予重视，自行口服大山楂丸，稍有缓解，1 天前突发呕吐症状，遂至我工作室就诊。症见呕吐未消化食物，其味酸腐恶臭，脘腹胀痛，拒按，神疲乏力，口干舌燥，纳差，眠差，小便黄，大便5日未行。舌苔焦黄，脉虚。

中医诊断：呕吐，便秘（阳明腑实，气血不足之食积证）。

西医诊断：功能性消化不良，便秘。

治疗：予黄龙汤（大黄8g）合保和丸，5剂，据大便情况日2～3次口服。服药后大便次数增加，呕吐减轻，腹部胀满稍有缓解。效不更方，继服5剂，大便渐至2日一行，臭气熏人，余症稍减。在此基础上辨证加减，大黄减至5g，10剂，诸症悉愈。

按：结合患者病史及临床表现，辨证为阳明腑实、气血不足之食积证，治以黄龙汤合保和丸，收效显著，充分体现了中医辨证论治的精准性与方剂应用的灵活性。

从辨证角度来看，患者过食油炸糕后出现胃脘不适、脘腹胀满，继而呕吐未消化食物，味酸腐恶臭，大便5日未行，此为饮食积滞，胃肠壅塞，腑气不通，符合阳明腑实之象；同时患者平素体弱，神疲乏力，脉虚，提示气血不足，故为本虚标实之证。

方剂选择上，黄龙汤具有攻下热结、益气养血之功，方中大黄攻下通便，针对阳明腑实之标，又辅以益气养血之品，兼顾气血不足之本，与本病病机高度契合。保和丸（山楂、六神曲、半夏、茯苓、陈皮、连翘）则能消食和胃，化解食积，助黄龙汤清除胃肠积滞。二者合用，攻补兼施，标本同治，体现了方证应用的准确性。

治疗过程中，根据患者病情变化调整用药，初始以黄龙汤合保和丸5剂，大便次数增加，呕吐减轻，说明攻伐之力已显；效不更方，继服5剂，腑实渐去，但仍有臭气熏人，提示食积未净；随后辨证加减，大黄用量减至5g，兼顾扶正，最终诸症悉愈。这种根据病情进退调整方剂及药量的做法，体现了"急则治其标，缓则治其本"的治疗思维，以及"效不更方，随证加减"的灵活思路，确保了治疗的连贯性与有效性，彰显了中医个体化诊疗的优势。

十二、新加黄龙汤

1. 出处

《温病条辨》：应下失下，正虚不能运药，不运药者死，新加黄龙汤主之。

2. 药物组成

大黄 6g，芒硝 5g，炙甘草 15g，生地黄 30g，生姜 10g，玄参 30g，麦冬 30g，当归 20g，海参 1 条，人参（党参代）15g。

3. 功效

益气养阴，泄热通便。

4. 方解

新加黄龙汤的配伍特点可简单概括为泄下热结与益气养阴相结合。本方由黄龙汤加减而成，应下失下而致阳明腑实伤阴耗气过甚，故泄下热结与益气养阴相结合，以调味承气汤为基础方，即大黄、芒硝和甘草，加上养阴清热的增液汤（生地黄、玄参、麦冬），虽然也有人参，这与黄龙汤相似，但更侧重于滋阴养液，滋阴清热，增液汤配海参养阴力强，海参新鲜的时候体积很大，晒干以后体积则非常小，所以吴鞠通说"其液数备于其身"，认为它非常滋润，养阴的力量很强。姜汁有两个作用：一是振奋胃气，二是是反佐之意。阳明腑实应下失下以后气阴两伤，往往会伴有胃气上逆之症状，用药容易药病隔拒，用姜汁可以和胃降逆，并可以防止药病隔拒。方中大黄、芒硝泻下通便，攻下热结为君；海参滋阴养液，生地黄、玄参、麦冬养阴清热为臣；人参、当归益气养血，生姜降逆止呕为佐；甘草调和诸药为使。

5. 病机

胃热肠燥，气阴两虚。

6. 方证

大便秘结，腹中胀满而硬，神倦少气，口干咽燥，唇裂舌焦，苔焦黄或焦黑燥裂。

7. 加减应用

腹胀满甚者，加枳实、厚朴以行气通便；气虚甚者，合用升陷汤（《医学衷中参西录》）以益气升陷；口干渴，心烦者，合竹叶石膏汤（《伤寒论》）以清热生津除烦。

8. 治验

陈某，男，66岁，社区保安。既往慢性乙型肝炎病史12年，乙肝肝硬化病史5年。3个月前因肝硬化腹水就诊于某三甲医院，其间经护肝降酶利胆、利尿剂及补充人血白蛋白治疗后，症状缓解不明显，其腹水时多时少，反复出现。于2017年4月22日前来我院治疗。症见腹部膨胀如鼓，面色晦暗无光，形体消瘦，双下肢凹陷性浮肿，神疲乏力，夜寐不宁，多梦，手足心热，口咽干燥，小便量少（日均800mL），大便3～7日一行。舌体瘦小色绛，舌下静脉怒张，脉细数。理化检查呈肝炎肝硬化失代偿期改变。

中医诊断： 臌胀，便秘（气阴两虚，湿热瘀滞腑实证）。

西医诊断： 肝炎肝硬化（乙型，失代偿期），腹腔积液（中量），脾功能亢进，低蛋白血症，电解质紊乱（低钾低钠低氯血症），便秘。

治疗： 住院期间行核苷类似物药抗病毒、护肝降酶利胆、抗肝纤维化、纠正低蛋白血症及电解质紊乱、利尿消肿、配合中药塌渍等基础治疗。中药予新加黄龙汤（大黄8g），加自拟方七消饮（黄芪100g，泽泻20g，白茅根30g，猪苓20g，芦根30g，土茯苓30g，大腹皮20g），服7剂后，腹部胀满稍缓解，神疲乏力减轻，小便量增加（日排出1100mL），大便通，2～3日1次。患者腹水量减少，大便顺畅，上方减生地黄、玄参、麦冬，7剂。查彩超示少量腹水，故准予出院。出院后，门诊在上方基础上辨证加减治疗2个多月，腹部外形如常人，面色渐见光泽，叩诊无移动性浊音，双下肢浮肿按之凹陷浅显，余症明显缓解。查肝功能基本正常，腹部彩超未见腹水。

按： 细究病机，患者有12年慢性乙型肝炎、5年肝硬化病史，久病必耗气伤阴，故见神疲乏力、手足心热、口咽干燥、舌绛、脉细数等气阴两虚之象；肝硬化致肝失疏泄，气滞血瘀，加之湿热内蕴，水湿停聚，形成腹部膨胀如鼓、双下肢浮肿、舌下静脉怒张等湿热瘀滞、水停腹中之征；腑气不通则大便不畅，水湿不得宣泄故小便量少，此为虚实夹杂、多邪交织之复杂病证。

新加黄龙汤既能攻下腑实，又可滋阴益气，方中大黄通腑泄热，兼顾湿热瘀滞腑实之标，配伍滋阴益气之品，契合气阴两虚之本。自拟七消饮中，黄芪益气利水，泽泻、白茅根等清热利湿、利水消肿，直击水湿停聚之患。二者合用，攻补兼施，清热利湿与滋阴益气并行，使攻邪不伤正、扶正不助邪。

治疗过程中，紧扣病情变化调整用药。初服两方 7 剂，腹胀缓解，二便改善，示方药中病；继而减生地黄、玄参、麦冬，因气阴渐复，恐滋阴之品碍湿；后期门诊辨证加减治疗 2 个多月，诸症悉愈。此过程遵循"急则治标，缓则治本，标本兼顾"的原则，根据正邪消长调整方药，既守病机核心，又随症灵活变化，彰显中医治疗复杂慢性病证时的整体观念与动态调整智慧，为肝硬化失代偿期的中医诊疗提供了清晰思路。

第三节　小结

缘于大黄，且属偶然，亦为必然，忆于跟师之日，如昨日之景。初与大黄结缘，溯至而立之年某日，我随导师任继学教授查房，一耄耋男性患者因中风卧于病榻，昏迷数日，声高气粗，喉中痰鸣，舌体瘦小，质暗红，苔黄燥起刺，燥裂，脉沉实。尽予中西医治疗，未见良效，家属几近放弃，导师细究病史，察色按脉，予大承气汤保留灌肠。翌日，便始下，3 日后，患者意识似有恢复，目睛似有神气，视其状，继予王永炎院士之星蒌承气汤，灌肠 1 周，患者可简诉其言，余症皆减。后我求教于任老何故，师曰："该患为痰热腑实之证，六腑以通为用，腑气以降为顺。只有腑气得通，浊邪下行，则无上逆扰闭清窍之虑。"我谨遵任老之教诲，并牢记心中。临床数十年，每遇肝病患者大便不畅，黄疸、积聚、腹胀等症状及体征，巧妙运用任老之"下法"，通腑气，调气机，截湿热，祛瘀血，化痰浊，使肝病患者腑气得通，气机得畅，病得速愈，事半功倍，且创立了"中医下法与肠肝循环的关系及其在肝病治疗中的应用"之说，受到同行充分认可和高度评价。

下法是通过荡涤肠胃，使停留于肠胃的有害物质从下窍而出，以祛除病邪的一种治疗方法。《素问·五脏别论》云："六腑者，传化物而不藏也，故实而不能满。"六腑皆为中空之脏器，满则壅塞不通，阻塞全身之气机，故"六腑以通为用"，方可通脏腑之气，调畅周身气机。

下法为逐邪的基本大法，亦是调畅气机的重要途径，大黄是下法之首药，然在临床应用的过程中，非必见大便干燥才用之，正如吴又可在《温疫论》

中所言"逐邪勿拘结粪"，而是机体若有实邪，如热、湿、瘀、痰饮等皆可用之，意在通六腑、调气机，使五脏六腑气机畅和，身体康健。

　　现代研究发现肠源性内毒素血症，内毒素经肝脏作用后进入循环，损伤肺脏、肠道等脏器。而大黄则可阻止肺组织的肠源性内毒素含量和中性粒细胞数量的增加，减轻肺损伤。此即大黄降六腑之气而达安五脏之机的妙用，可见大黄及下法在诊治疾病中有不可或缺的作用。

/ 第六章 /

附子类方

第一节　概述

附子，为毛茛科植物乌头，肥大侧根（子根）的加工品，其主根加工品称川乌或草乌。首载于《神农本草经》，四川所产川附子，品质最优。张景岳于《景岳全书》中尊其为"药中四维"之一（人参、熟地黄、附子、大黄），独秉"天地之阳气"，性辛甘大热，有毒，归心肾脾经，被奉为"回阳救逆第一品药"。其功效峻猛，《本草汇言》称其"回阳气，散阴寒"，擅疗心阳衰微之厥逆、脾肾阳虚之泄泻水肿、肾阳不足之痿冷及寒湿痹痛等"沉寒痼冷之疾"。

附子在经典方剂中地位卓著，《伤寒论》载 21 方，《金匮要略》载 23 方（含乌头），《肘后备急方》更高达 60 方。在经典方中附子雄踞温里诸药之首，被尊为"回阳救逆第一品"，其核心功效涵盖四大领域：首重回阳救逆，于亡阳危候、四肢厥逆之际力挽狂澜，四逆汤即为典范；次为补火助阳，峻补心、脾、肾三脏衰微之阳，如肾气丸固先天命火，附子理中汤温后天中土；再则散寒止痛，善除寒湿痹阻之骨节冷痛、寒疝攻冲之腹痛及胸阳不振之痹痛，甘草附子汤、大黄附子汤、薏苡附子散皆属其治；终以温阳化气、利水除湿见长，疗愈少阴阳虚、水泛为肿之证，真武汤乃其圭臬。此四者，共铸附子"扶阳散寒，起死克痹"之卓然地位，使其成为救治沉寒痼冷、阳虚阴盛诸疾不可替代的峻猛之将。

然附子功著而毒显，其应用极具挑战：推崇者视其为"百药之长"，主张重用起沉疴；畏之者则"视附子为蛇蝎"，恪守"附子大毒，非用必小"。恽铁樵有"最有用而最难用者为附子"之叹，深刻道出其应用之难，关键在于其峻烈药性、显著毒性要求必须精研炮制、深谙配伍、明辨阴阳、严控剂量与煎法。

第二节　类方举要

一、再造散

1. 出处

《伤寒六书》：再造散，患头痛发热，项脊强，恶寒无汗，用发汗药二三剂，汗不出者。

2. 药物组成

黄芪 50g，桂枝 30g，羌活 15g，炙甘草 15g，川芎 20g，白芍 20g，防风 20g，炮附子（黑顺片）10g，细辛 5g，干姜 10g，大枣 15g，人参（党参代）15g。

3. 功效

助阳益气，扶正解表。

4. 方解

本方是益气助阳解表的代表方剂。方中附子、桂枝、细辛辛温，能温补一身阳气，助阳发汗以散寒解表，为君药；黄芪既能补气又有固表止汗之功，党参补脾益肺，益气养血，生津止渴，此二药既能使汗出有源，助君药鼓邪外出，又可防止阳随汗脱。羌活、防风、川芎，性皆辛温走窜，有祛风止痛之功，羌活、防风功擅解表散寒，胜湿止痛，川芎为血中之气药，可活血行气止痛，三药合用共奏解表散寒止痛之功，以上共为臣药；佐以白芍、炙甘草，酸甘化阴，敛阴和营，祛邪而不伤正，且白芍与桂枝相合能调和营卫；姜、枣共为佐使之药，合以升腾脾胃生发之气，调和营卫而助汗出邪退。

5. 方证

恶寒发热，热轻寒重，无汗，肢冷，倦怠嗜卧，面色苍白，语声低微。本方证为阳虚，治以助阳，使汗液再出，故名再造散。

6. 病机

阳气虚弱，外感风寒。

7. 加减应用

恶寒嗜卧甚者，合麻黄，即麻黄细辛附子汤（《伤寒论》）以助阳散寒解表。

8. 治验

刘某，女，65 岁，退休职员。有多年乙肝肝硬化病史，平素易感冒，恶风，2016 年 3 月以感寒发热 3 天为主诉就诊。症见无汗畏寒，体温 39.0℃，头身酸楚疼痛，寒重热轻，四肢不温，神疲倦怠嗜卧，舌淡苔白，脉沉而弱，其间自行口服解热镇痛药对乙酰氨基酚，服药后汗出热可暂退，而 2 小时后复发热。问诊过程中，患者气短懒言，多由其家属代述病情。

中医诊断：感冒（阳虚气弱，外感风寒证）。

西医诊断：感冒，肝炎肝硬化（乙型，代偿期）。

治疗：嘱患者停服对乙酰氨基酚，避免药物性肝损伤。予再造散加麻黄 5g 以助阳益气解表，3 剂，日 3 次口服。3 日后复诊，患者自述汗出后体温下降，恶寒减轻，精神好转，四肢渐温。上方减麻黄，5 剂，日 2 次口服。7 日后复诊，患者自述未再发热，精神佳，四肢温，语声清晰，余症皆愈。

按：患者为乙肝肝硬化代偿期，素体阳气亏虚，卫外不固，复感风寒后出现高热、无汗、畏寒、四肢不温、神疲倦怠，舌淡苔白、脉沉弱，显系阳虚气弱、风寒直中之证。其发热特点为汗出热暂退、旋即复热，提示表邪未解而阳气无力驱邪外出，若单纯发汗或苦寒退热，必更伤阳气，形成"虚虚实实"之弊。

予患者再造散，功在助阳益气、扶正解表，针对阳虚外感风寒之证，可温里阳、固卫气、散表寒。加小剂量麻黄（5g）者，取麻黄细辛附子汤温阳发汗之意，借麻黄辛温开腠、附子温肾助阳，使阳气振奋、腠理得开，微微汗出而邪随汗解。3 剂后汗出热退、恶寒减，即减麻黄以防过汗伤正，体现"中病即止，顾护阳气"之要。

肝硬化患者阳气本虚，若单用辛温发汗，易致大汗亡阳。再造散以参芪、附子为君，先固根本，再借麻黄、桂枝、羌活等轻宣表邪，标本兼顾。肝硬化肝血不足，过汗可耗津伤血，故麻黄仅用 5g，且热退即撤，避免加重肝脏负担。临床治疗遇到肝硬化合并阳虚外感，当以温阳扶正为基，解表发汗为佐，方能既祛邪又不伤正，为慢性肝病合并外感的治疗提供了一条安全有效的思路。

二、乌梅丸

1. 出处

《伤寒论·辨厥阴病脉证并治》第326条：厥阴之为病，消渴，气上撞心，心中疼热，饥而不欲食，食则吐蛔，下之利不止。蛔厥者，乌梅丸主之。又主久利。

2. 药物组成

乌梅15g，细辛5g，干姜10g，黄柏15g，炮附子（黑顺片）10g，黄连10g，当归20g，花椒10g，桂枝30g，人参（党参代）15g。

3. 功效

调和阴阳，安蛔止利。

4. 方解

乌梅丸证中有下利、消渴等症状，可见中焦脾胃之阳气受损较重，须得附子、干姜、细辛、桂枝等辛热；邪热更伤及阴液，故知邪气伤人之深，须得黄连、黄柏之苦燥。

乌梅为本方之君药，《神农本草经》记载，乌梅有"下气，除热烦满，安心，止肢体痛"之效；细辛、花椒辛温，可祛寒、温通阳气，共为臣药；附子为大辛大热之品，温补元阳以振奋脾胃之阳气，干姜、桂枝亦为辛温之药；三药合用，通行一身之阳气，又能助花椒温脏祛寒，使阳得生、气得行，脾胃之中枢功能得以恢复。黄连、黄柏苦寒，苦能燥湿，寒能泄热，功在燥湿止利，泄热除烦；党参健脾胃，合桂枝以养血通脉，合当归以补气生血，脾胃为气血生化之源，脾土得运，则气、血、津液均得以生成。诸药合用，使中焦脾胃阳气恢复，下元虚寒得解，阴阳之气得顺，湿热之邪得除，诸症自愈。

5. 方证

手足厥冷，心烦，恶心呕吐，小腹冷痛，久利，消渴，或饥而不欲食。

6. 病机

中脏虚寒兼郁热（即寒热错杂之厥阴证）。

7. 加减应用

胁痛肠鸣者，合四逆散（《伤寒论》）以疏肝理脾；头痛，呕吐甚者，合吴茱萸汤（《伤寒论》）以温中止呕。

8.治验

张某，女，45岁，商人。2017年4月以排黏液样便5年为主诉初诊。曾就诊于多家医院，诊断为溃疡性结肠炎，尽服中西药疗效皆不佳。患者自述因长期腹泻，生活及工作严重受到影响，常悲伤欲哭，遂至我门诊就诊，迫切寻求帮助。症见排黏液样便，日行5～6次，甚则昼夜下利10余次，持续5年，腹胀，肠鸣，心烦，手足凉，形体极度消瘦，饥不欲食，乏力倦怠。舌红少苔，脉弦。

中医诊断：泄泻（寒热错杂证）。

西医诊断：溃疡性结肠炎。

治疗：予乌梅丸合四逆散以平调寒热，疏肝理脾。服7剂后大便日行4～5次，黏液样便等症状皆有缓解。但仍感乏力倦怠，遂予上方加黄芪50g，以增升举阳气之力，继服10剂，乏力倦怠明显缓解，大便日行4次，便中黏液减少。

按：患者溃疡性结肠炎迁延5年，黏液脓血便、腹胀肠鸣、手足凉与舌红少苔、心烦并见，显属寒热错杂、肝脾失调之证。久泻伤正，脾阳不足则乏力消瘦、饥不欲食；肝郁化火则心烦、舌红；寒热胶结于肠，故黏液脓血反复、肛周灼热。病机关键为上热下寒、肝郁脾陷，治当平调寒热、疏肝理脾。

予患者乌梅丸，其中黄连、黄柏清郁热，附子、干姜温脾阳，乌梅酸收固脱，人参、当归扶正。可实现酸苦辛甘并用，温清同调，针对寒热错杂久痢，可敛肠止泻、清上温下。合用四逆散，柴胡疏肝解郁，枳实破气消胀，白芍柔肝止痛，甘草调和诸药。针对肝郁气滞、腹胀肠鸣，可升清降浊、调和气机。两方合用，既平调寒热又疏肝理脾，故7剂即见黏液减少；加黄芪升阳举陷，10剂后乏力、大便次数进一步改善。

本例溃疡性结肠炎属寒热错杂、肝脾失调之顽疾，以乌梅丸合四逆散平调寒热、疏肝理脾，辅以黄芪升阳，苦参、秦皮清热，动态调方，终使5年顽疾缓解，生活质量显著提高。提示临床对久泻久痢，须重视寒热虚实错杂之病机，方证对应，守方应变，并强调饮食调护，方能长治久安。

三、温脾汤

1. 出处

《备急千金要方》：温脾汤，治腹痛，脐下绞结，绕脐不止方。

2. 药物组成

大黄 3g，芒硝 5g，当归 20g，干姜 10g，炙甘草 10g，人参（党参代）10g，炮附子（黑顺片）10g。

3. 功效

攻下寒积，温补脾阳。

4. 方解

本方为攻下治法的代表方剂，由四逆汤合调胃承气汤加党参、当归组成。四逆汤方中含附子、干姜、甘草，附子合干姜温中散寒，温补脾阳，二药合甘草辛甘化阳；调胃承气汤中有大黄、芒硝、甘草，大黄通腑泻下、推陈致新，芒硝软坚润肠，助大黄泻下攻积；党参可健脾胃，合当归益气养血。四逆汤性属温热，可制约硝、黄之苦寒，共奏温补脾阳、攻下冷积之功。两方中都有甘草，不仅能调和诸药，还能缓急止痛。其中附子配大黄为君药，有大黄附子汤之意，温阳气与下寒积兼顾；干姜、芒硝共为臣药，以助大黄、附子之功效；人参临证多以党参代替，配当归祛邪而不伤正，共为佐药；甘草为使药。

5. 方证

腹痛便秘，脐下绞结，绕脐不止，手足不温，饮食减少，少气懒言。

6. 病机

中阳虚寒，寒积腑实。

7. 加减应用

腹中冷痛、胸胁胀闷者，加良附丸（《良方集腋》）温中理气。

8. 治验

张某，女，62岁，工人，2016年9月7日初诊。症见面色㿠白而憔悴，神疲乏力，精神萎靡，蜷卧，腹部冷痛拒按，其痛绕脐不止，手足逆冷，喜温，喜热饮，不思饮食，大便干结，4～5日一行，甚则八九日难解1次，临厕努挣。舌淡暗，苔白，脉弦。

中医诊断：便秘（中阳虚寒，寒积腑实证）。

西医诊断：顽固性便秘。

治疗：予温脾汤合补中益气汤温阳健脾，攻下寒积腑实，7剂，视大便情况日2～3次口服。服药毕，上述症状明显好转，大便3～5日一行。继服上方7剂，大便1～2日一行。后继服四逆汤合补中益气汤10剂，以固其效。

按：患者年逾六旬，面色㿠白，神疲蜷卧，手足逆冷，喜温喜热，显系中焦阳气虚衰，阴寒内盛。然又见绕脐冷痛拒按、大便干结数日难下，乃寒凝气滞、积滞内停之寒积腑实证。舌淡暗、苔白、脉弦，正合阳虚寒凝、腑气不通之候。若单用温阳则积滞难除，单用攻下又恐伤正，故须温阳与通腑并举。

予患者温脾汤合补中益气汤，温阳攻积，扶正祛邪，其中温脾汤中，附子、干姜温补脾阳，散寒凝，大黄攻下寒积，推陈致新，人参、甘草益气护正，防攻伐伤阳。此方专为阳虚寒积而设，温通并用，使寒散积消而不伤正气。合用补中益气汤，其中黄芪、党参、白术健脾益气，升阳举陷。升麻、柴胡升提清阳，助脾运。当归养血润燥，防温燥伤阴。二方协同，先以温脾汤温通寒积，继以补中益气汤固护脾阳，7剂即见大便转畅，腹痛减轻。

本例顽固性便秘属阳虚寒积之顽疾，以温脾汤合补中益气汤温通并举、攻补兼施，分阶段调治，终使数年顽疾得解。提示临床对老年阳虚便秘，须把握"温阳为基，通腑为标，扶正为要"的原则。

四、黄土汤

1. 出处

《金匮要略·惊悸吐衄下血胸满瘀血病脉证并治》：下血，先便后血，此远血也，黄土汤主之。

2. 药物组成

灶心土（赤石脂代）10g，黄芩15g，生地黄15g，炮附子（黑顺片）10g，阿胶10g，炙甘草10g，白术15g。

3. 功效

温阳健脾，养血止血。

4.方解

灶心土辛温而涩，能温中止血，今多用赤石脂代替，为君药；附子大辛大热，温壮脾肾之阳气，白术健脾胃，助附子恢复正气，使气能摄血而达到止血的目的，共为臣药；君臣相配，恢复脾统血之功能，生地黄、阿胶滋阴养血止血，出血则血不养神而出现心烦，黄芩苦寒，既可制约上药温燥之性，又可除烦，均为佐药；炙甘草调和诸药为使。本方标本兼治，为温中健脾、养血止血之良剂，全方标本兼顾，温阳不伤阴，滋阴不碍阳。吴塘称本方为"甘苦合用，刚柔并济法"。

5.方证

泻利无度，滑脱不禁，大便下血，先便后血，四肢不温，面色萎黄或苍白。

6.病机

脾肾阳虚，统摄无权。

7.加减应用

气虚甚者，可加服大剂量黄芪或合四君子汤（《太平惠民和剂局方》）以益气健脾摄血；排便滑脱不禁者，可合真人养脏汤（《太平惠民和剂局方》）以温补脾肾，涩肠固脱；胃纳较差者，可合枳术丸（《内外伤辨惑论》）以健胃消食；脾胃虚寒较甚，脘腹喜温喜按者，合黄芪建中汤（《金匮要略》）以温中补虚，缓急止痛。

8.治验

王某，47岁，女，环卫工人。间断泄泻5年，2017年4月初诊。症见腹痛便血，先便后血，日5～6次，甚则10余次，自觉肛门下坠感，神疲乏力，身凉，平素畏寒，手足湿冷。近10日，大便常带血自下，无法控制，小便频数，面色苍白。舌淡苔白，脉沉细弱。患者心境低落，有厌世自杀心理。

中医诊断：泄泻（脾肾阳虚，统摄无权证）。

西医诊断：溃疡性结肠炎（出血性）。

治疗：予黄土汤合真人养脏汤以温补脾肾，固肠摄血，固脱止泻。服10剂后，滑脱不禁及便血改善，手足渐温。继服上方15剂后，乏力及肛门下坠感明显缓解，畏寒减轻，低落的心境明显改善。再予黄土汤合补中益气汤，补益中气以统血，升提下陷止滑脱，服15剂，以增其效。

按: 患者泄泻便血 5 年,日达 10 余次,血色暗红,先便后血,伴肛门下坠,畏寒肢冷,神疲乏力,小便频数,舌淡苔白,脉沉细弱,一派脾肾阳虚、气不摄血之候。肾阳衰微则身凉肢冷、固摄无权;脾阳不足则统血失职、滑脱不禁;长期失血更致气血两虚,面色苍白,心境低落,甚至萌生厌世之念。病机核心为脾肾阳虚、气陷血脱,治当急温脾肾、固肠摄血、升阳举陷。

予患者黄土汤合真人养脏汤,温肾健脾,固脱止血。黄土汤中的灶心黄土温中止血,附子温肾助阳,白术健脾燥湿,阿胶、地黄养血止血,黄芩反佐,防温燥太过。可治因脾肾阳虚、血失统摄之便血,温阳止血而不留瘀。合用真人养脏汤,其中人参、白术、肉桂温补脾肾,肉豆蔻、诃子、罂粟壳涩肠固脱,当归、白芍养血和营,木香调气止痛。专治久泻滑脱、肛门下坠,与黄土汤合用,共奏温补脾肾、固肠摄血之功。

该溃疡性结肠炎出血属脾肾阳虚、气陷血脱之顽疾,以黄土汤合真人养脏汤温涩并举、固脱止血,再转补中益气汤升阳善后,终使患者 5 年顽疾缓解、心境转佳。提示临床对久泻便血伴情志障碍者,须温阳固脱、升阳举陷、身心同治三管齐下,病情控制效果佳。

五、真武汤

1. 出处

《伤寒论·辨太阳病脉证并治》第 82 条:太阳病发汗,汗出不解,其人仍发热,心下悸、头眩、身瞤动,振振欲擗地者,真武汤主之。

《伤寒论·辨少阴病脉证并治》第 316 条:少阴病,二三日不已,至四五日,腹痛、小便不利、四肢沉重疼痛、自下利者,此为有水气。其人或咳,或小便利,或下利,或呕者,真武汤主之。

2. 药物组成

炮附子(黑顺片)10g,茯苓 20g,白芍 20g,白术 20g,生姜 15g。

3. 功效

温阳利水。

4. 方解

真武汤温阳解表,利水逐湿。本方以附子为君药,本品辛甘性热,用之温肾助阳,以化气行水,兼暖脾土,以温运水湿;臣以茯苓利水渗湿,使水邪从小便去，白术健脾燥湿；佐以生姜之温散，既助附子温阳散寒，又合苓、术宣散水湿。《医学启源》云："附子以白术为佐，乃除寒湿之圣药。"白芍亦为佐药，利小便以行水气，柔肝缓急以止腹痛。诸药合用，共奏温补脾肾、解表利水之功。

5. 方证

精神萎靡，倦卧欲寐，四肢冷痛困重，下半身为甚，眩晕，甚则站立不稳，肌肉跳动，腹胀痛，全身浮肿，下半身明显，或见心悸，气短，咳嗽，气喘，痰多，小便不利，泄泻。

6. 病机

肾阳虚衰，水邪泛溢。

7. 加减应用

咳者，可合苓甘五味姜辛汤（《金匮要略》）以温肺化饮，敛肺止咳；下利甚或滑脱不禁者，可合真人养脏汤（《太平惠民和剂局方》）以温补脾肾，温肠固脱；呕甚者，可合吴茱萸汤（《伤寒论》）以温中补虚，降逆止呕。

8. 治验

王某，男，58岁，农民。既往有10年乙肝肝硬化病史，反复出现腹水，2016年5月入住我病区。症见腹部胀满痛，双下肢浮肿，肢凉，倦怠嗜卧，眩晕耳鸣，盗汗，面色晦暗，腰膝酸软，睏惕不安，小便不利，大便不成形。舌质淡暗，苔白滑，脉沉缓无力。

中医诊断：臌胀（脾肾阳虚，水湿泛溢证）。

西医诊断：肝炎肝硬化（乙型，失代偿期），腹腔积液（中等量），脾功能亢进，低白蛋白血症，电解质紊乱（低钾、低钠、低氯血症）。

治疗：住院期间，予基础治疗（核苷类抗病毒药、护肝降酶利疸、补充人血白蛋白、调节电解质紊乱、利尿剂等），配合利水消肿中药塌渍外敷腹部。

中药予真武汤合六味地黄丸以温补脾肾，消肿利水。服10剂后腹部胀满痛及双下肢浮肿、睏惕不安程度减轻，小便自利，患者精神状态好转，与医护人员亲密握手致谢意。嘱患者继服上方10剂，上症明显缓解，肢体转温。为善其后，又予金匮肾气丸汤剂10剂，补肾气、祛水湿，以固其效。经治疗后，查肝功能基本恢复正常，影像学检查显示腹水消退。

按：患者乙肝肝硬化失代偿期 10 年，腹水反复发作，现腹胀痛，肢凉浮肿，倦怠嗜卧，腰膝酸软，眩晕耳鸣，盗汗眴惕，舌淡暗苔白滑，脉沉缓无力，一派脾肾阳虚、水湿泛滥兼真阴亏虚之象。阳虚则气化无权，水湿停聚为臌胀；阴虚则盗汗耳鸣、面色晦暗；阴阳两虚，故肢凉与盗汗并见。病机核心为阳虚水泛、阴精亦亏，治当温阳化气、利水消肿，同时顾护阴精，防利水伤正。

予患者真武汤温阳利水，六味地黄丸滋阴固本，真武汤主攻阳虚水泛，六味地黄丸滋养阴精，二者合用体现"善补阳者，必于阴中求阳"，使阳气化生有源，利水而不耗阴，配合六味地黄丸，其中熟地黄、山茱萸、山药滋肾填精，泽泻、茯苓、牡丹皮利湿泄浊。与真武汤合用，既助阳化气，又滋养阴精，契合"阴中求阳"理念，利水而不伤正，10 剂后浮肿、眴惕减轻，小便自利，提示阳气得振、水湿渐化；继服 10 剂，肢体转温，再予金匮肾气丸（阴中求阳之代表方）固效，终使腹水消退，肝功能恢复。

本例肝硬化腹水属阳虚水泛、阴阳俱损之顽疾，提示临床对顽固性腹水伴阴阳两虚者，须温阳化气、滋阴利水、阴中求阳三法并用，方能扶正祛邪。

六、实脾散

1. 出处
《严氏济生方》：实脾饮，阴水发肿，用此先实脾土。

2. 药物组成
干姜 7.5g，厚朴 20g，白术 20g，木香 10g，木瓜 15g，生姜 10g，草果仁 15g，槟榔 15g，茯苓 30g，炙甘草 10g，大枣 15g，炮附子（黑顺片）10g。

3. 功效
温阳健脾，行气利水。

4. 方解
实脾散中含四逆汤，附子、干姜合甘草，辛甘化阳，温补一身阳气。本方中附子温肾助阳，干姜振奋脾阳，气化行水，共为君药；茯苓、白术又能健脾渗湿，使水湿从小便去，是为臣药；木瓜醒脾、除湿、和中；厚朴、木香、槟榔、草果行气导滞，气行则水行，气化则湿化，气顺则胀消，草果、厚朴又能燥湿，槟榔亦能行水，共奏行气利水之功，共为佐药；生姜、大枣合甘草温中养脾胃，生姜亦能温散水气；使以甘草调和诸药。全方注重温补脾肾阳气，化气行水除胀。

5. 方证

肢体浮肿，身半以下肿甚，胸腹胀满，口中不渴，不思饮食，大便溏薄，四肢不温。

6. 病机

脾肾阳虚，气滞水停。

7. 加减应用

气短乏力，汗出恶风者，合防己黄芪汤（《金匮要略》）以补气行水；一身悉肿，肢体沉重者，合越婢加术汤（《金匮要略》）以利水消肿。

8. 治验

刘某，女，70 岁，农民。既往乙肝肝硬化病史 30 年，原发性肝癌病史 1 年，其间行介入治疗 2 次。2016 年 6 月入住我病区。症见身黄、目黄、小便黄，其色晦暗，腹部胀满不舒，不可转侧，只能平卧，一身悉肿，下半身为重，双下肢凹陷性水肿，四肢不温，肢节疼痛，汗出恶风，胁肋胀满，食欲不振，恶心，大便溏。舌质紫暗，苔白厚腻，脉沉弦而迟。生活难以自理。

中医诊断：臌胀（脾肾阳虚，水湿内停证）。

西医诊断：原发性肝癌，肝炎肝硬化（乙型，失代偿期），腹腔积液（大量），脾功能亢进，低白蛋白血症，电解质紊乱（低钾、低钠、低氯血症）。

治疗：住院期间，予基础治疗（核苷类抗病毒药、抗肿瘤、护肝降酶利疸、补充人血白蛋白、调节电解质紊乱、利尿剂，行腹腔穿刺术以排腹水），配合活血化瘀、消癥散积中药塌渍肝区外敷。

中药予实脾散合茵陈术附汤以温肾健脾，行气利水，利湿退黄。服 10 剂后，腹胀及腹水缓解，小便量增加。因患者久病，一身阳气俱虚，病情易反复，故在实脾散合茵陈术附汤的基础上，加黄芪 50g，防己 15g，10 剂，取《金匮要略》防己黄芪汤益气除湿、健脾利水之意，以增强温阳健脾、利湿退黄之功效。尽服后，黄疸有所消退，腹胀满减轻，双下肢浮肿按之凹陷浅显，余症皆减轻。查超声示少量腹水，查肝功能相关指标明显好转，故准予出院。

出院后，门诊在上方基础上辨证加减治疗月余，诸症明显好转，生活可自理。腹部外形如常人，面色渐见光泽，叩诊无移动性浊音，双下肢浮肿按之凹陷浅显。查肝功能基本正常，消化系统彩超示未见腹水。

终末期肝病，迁延日久，其本已虚，邪实互结，呈本虚标实之象，病情复杂。张仲景有"见肝之病，知肝传脾，当先实脾"之说，朱丹溪有"若遍身肿，不烦渴，大便溏，小便少，不赤涩，此属阴水"之言。故予实脾散，重在温阳健脾，行气利水。

按：患者乙型肝炎肝硬化病史30年，肝癌介入手术后，全身晦暗黄疸，大量腹水，下肢凹陷性水肿，四肢不温，胁肋胀满，舌紫暗，苔白厚腻，脉沉弦迟，一派脾肾阳虚、水湿内停、瘀毒互结之危候。肾阳衰微则气化无权，水湿泛滥；脾阳亏虚则运化失司，湿浊内生；久病入络，瘀血与癌毒胶着，故腹胀不可转侧、身黄晦暗。病机核心为本虚标实、阳虚水瘀毒互结，治当温阳健脾、化湿利水、兼祛瘀毒。

予患者实脾散合茵陈术附汤，温阳利水退黄，实脾散针对阳虚水泛之臌胀，可振奋阳气、行气利水，为温阳化湿之主方。合用茵陈术附汤，茵陈利湿退黄，术、附、姜温阳化湿，甘草调和，与实脾散合用，强化温阳退黄之效，针对阴黄晦暗尤为适宜。两方合用，10剂后尿量增、腹胀减；加黄芪50g，防己15g，10剂后黄疸渐退、浮肿减轻。

本例终末期肝病属阳虚水瘀毒胶结之危证，以实脾散合茵陈术附汤温阳利水退黄，加黄芪、防己益气除湿，终使大量腹水消退、黄疸减轻、生活自理。提示临床对肝癌合并顽固性腹水、阴黄者，须温阳益气、利水退黄、内外合治三法并用，方能扶正祛邪，改善生存质量。

第三节 小结

纵观古今名家用药，皆遵从"有是证，用是方；有是证，用是药"的原则。附子的应用，贯穿了疾病发展的各个阶段，凡见有阳气虚弱、功能减退之象，皆有用附子的道理。《内经》有云"善诊者，察色按脉，先别阴阳""阴阳者，天地之道也，万物之纲纪，变化之父母，生杀之本始，神明之府也，治病必求于本"。本于阴阳，其中陷于阴证者，必加附子。

有人言"体内自有大药"。"大药"者，即人体之正气也，而此大药作用的发挥，也需要"催化剂"的帮助。附子功专补火助阳，回阳救逆，即挽救机体之正气，使"正气存内，邪不可干"，体现"治病必求于本"之理，而本阳虚，必加附子以振奋机体之阳气，抗邪外出。若阳虚气弱，则须以补益正气为主，兼顾祛邪，可辨证予再造散，以助阳解表散寒；若随疾病进展，邪气进一步伤及脾胃之阳气，则辨证论治，予温脾汤；若脾阳虚累及肾阳，脾肾阳虚，水湿内停，辨证加减予真武汤、实脾散。

附子为大辛大热之品，可治一切沉寒痼冷之疾，适用于各种疾病属"阴证"范畴者，当为首屈一指之选。掌握应用时机，明了应用禁忌，临证时便能炉火纯青，药到病除。

/ 第七章 /

半夏类方

第一节　概述

半夏一名地文，一名水玉，为治痰止呕之要药。通过对半夏及半夏类方的深入研究，我们逐渐发现半夏类方之间变化的规律，并形成了一个与痰邪密切相关的疾病体系。该体系以痰邪停留位置为串联点，因其留滞位置不一，而产生千变万化的临床症状。只有深入了解其变化规律，掌握应用时机，临证用药时才能得心应手，如探囊取物，药到病除。

古人将夏至分为三候：一候鹿角解，二候蝉始鸣，三候半夏生。半夏到了夏天的一半才开始生长，因半夏性喜阴，夏至一阴生，阴气开始发动，天地之间不再是纯阳用事，故仲夏时节，半夏这种喜阴的植物才在沼泽地或水田中生长，半夏因此得名。

《神农本草经》谓半夏主"伤寒，寒热心下坚，下气，咽喉肿痛，头眩胸张，咳逆肠鸣，止汗"。《伤寒论》中含半夏的方剂有 18 首，《金匮要略》中有 36 首。清代沈金鳌在《杂病源流犀烛》中指出："痰之为物，流动不测，故其为害，上至颠顶，下至涌泉，随气升降，周身内外皆到，五脏六腑具有。"痰邪乃水谷精气久聚不散所变，同类相求，两者虽形态各异，但本质相同，故痰邪可杂于水谷精气之间，游行于脏腑经脉之中，若留滞于某处则并发诸症。隋代巢元方《诸病源候论》指出痰病"其候非一"的特点，虽然痰邪致病所表现的临床症状各不相同，但其本质均为痰邪所害，故临证之时当以治痰为首要，若兼见他症，再分而治之。

现代临床更见其化裁之妙，揭示"以痰邪为纲，以病位为目"的诊疗真谛。执半夏通降之能，破痰浊互结之势，使气机得畅，阴阳自和，诚如古人"如探囊取物"之喻。唯有深谙痰邪流动之变与类方转化之机，方能在肺病、脾胃病、郁病等纷繁证候中，执简驭繁，药到病除。

第二节　类方举要

一、半夏厚朴汤

1. 出处

《金匮要略·妇人杂病脉证并治》：妇人咽中如有炙脔，半夏厚朴汤主之。

2. 药物组成

姜半夏 10g，生姜 10g，紫苏叶 20g，茯苓 20g，厚朴 15g。

3. 功效

行气散结，降逆化痰。

4. 方解

本方证多因痰气郁结于咽喉所致。情志不遂，肝气郁结，肺胃失于宣降，津液不布，聚而为痰，痰气相搏，结于咽喉。故见咽中如有物阻，咯吐不出，吞咽不下；肺胃失于宣降，还可致胸中气机不畅，而见胸胁满闷，或咳嗽喘急，或恶心呕吐等。气不行则郁不解，痰不化则结难散，故宜行气散结、化痰降逆之法。方中半夏辛温，入肺胃经，化痰散结，降逆和胃，为君药；厚朴苦辛性温，下气除满，助半夏散结降逆，为臣药；茯苓甘淡，渗湿健脾，助半夏化痰，生姜辛温散结，和胃止呕，且制半夏之毒，苏叶芳香行气，理肺疏肝，助厚朴行气宽胸，宣通郁结之气，共为佐药。全方辛苦合用，辛以行气散结，苦以燥湿降逆，使郁气得疏，痰涎得化，则痰气郁结之梅核气自除。

5. 方证

咽中如有物梗阻，咯吐不出，吞咽不下，胸闷气塞感，咳嗽气喘，腹胀，或咳或呕，食欲不振，舌苔白润或白滑，脉弦缓或弦滑。

6. 病机

痰气互结，逆于咽喉。

7. 加减应用

胁肋疼痛者，合金铃子散（《太平圣惠方》）以疏肝理气止痛；气郁较甚者，合越鞠丸（《丹溪心法》）以行气解郁。

8. 治验

李某，女，57岁，教师。2017年5月15日初诊。咽部不适3个多月，患者自述半年前其挚友不幸检出食管癌，后逐渐饮食难进，日渐消瘦，辗转于卧榻之上痛苦呻吟，后久治不愈而辞世。此后，患者难忍丧友之痛，终日忧心忡忡，郁郁寡欢，自感食道梗塞有物，食不下咽，每况愈下，恐步挚友后尘，故行喉镜检查，未见肿物阻塞。后虽到多处诊治，但一直未愈，经神经精神科（心理科）诊断为抑郁症。症见咽痒，自觉咽部有异物感，咯之不出，咽之不下，咳吐白痰，口干苦，两胁肋胀痛，胃脘部胀满，偶有恶心，嗳腐吞酸，每于生气后加重，纳差，眠差，小便可，大便时干时稀，2日一行。舌质淡，苔白厚腻，脉弦滑。自带三甲医院胃镜提示慢性非萎缩性胃炎伴糜烂。

中医诊断： 梅核气，痞满，郁证（痰气郁结证）。

西医诊断： 慢性非萎缩性胃炎伴糜烂，抑郁症。

治疗： 予半夏厚朴汤合越鞠丸，加大黄3g，5剂。服药后咳吐白痰、口干苦等症状逐渐缓解，咽痒、胸闷明显改善。效不更方，继服7剂，咽部异物感明显减轻，胃脘胀满基本消失，大便成形，日行1次，余症明显缓解。上方去大黄，再予10剂，诸症尽退。复查胃镜示胃部糜烂消失。

按： 患者因挚友罹患食管癌辞世，长期沉浸在悲痛、恐惧与焦虑之中，情志不畅，肝气郁结，气机升降失调，痰浊随之而生，出现咽痒、异物感、咯之不出、咽之不下等典型梅核气症状；肝气横逆犯胃，胃失和降，则见胃脘胀满、嗳腐吞酸、纳差、大便不调；肝郁化火，痰热互结，故口干苦、苔白厚腻、脉弦滑。胃镜提示慢性非萎缩性胃炎伴糜烂，提示胃络受损。

予患者半夏厚朴汤行气化痰、降逆和胃，合越鞠丸疏肝解郁、清热除烦，佐大黄通腑泄浊。半夏厚朴汤针对咽部异物感、咯痰、胃脘胀满、嗳腐之痰气郁结、胃失和降，可化痰降逆、行气开郁。越鞠丸中香附、川芎疏肝解郁、活血行气，苍术、神曲健脾消食，栀子清热除烦。佐大黄3g，通腑泄浊，使痰热下行，改善大便不调、腹胀嗳腐。5剂后咳痰、口干苦减轻，咽痒、胸闷改善；7 剂后咽部异物感明显减轻，胃脘胀满基本消失，大便成形；去大黄再服 10 剂，诸症尽退，胃镜复查糜烂消失。

本例梅核气伴慢性胃炎、抑郁症属痰气郁结、肝胃不和之证，以半夏厚朴汤合越鞠丸佐大黄治疗。提示临床对情志因素明显的梅核气、慢性胃炎患者，须行气化痰、疏肝解郁、通腑泄浊三法并用，并辅以心理疏导，方能标本兼治、身心同调。

二、半夏白术天麻汤

1. 出处

《医学心悟》：有湿痰壅遏者，书云头旋眼花，非天麻、半夏不除是也，半夏白术天麻汤主之。

2. 药物组成

姜半夏 10g，天麻 15g，茯苓 20g，橘红 15g，炙甘草 10g，生姜 10g，大枣 10g，白术 20g。

3. 功效

化痰息风，健脾祛湿。

4. 方解

本方证因脾湿生痰，湿痰壅遏，引动肝风，风痰上扰清窍所致。风痰上扰，蒙蔽清阳，故眩晕、头痛；痰阻气滞，升降失司，故胸膈痞闷、恶心呕吐；内有痰浊，则舌苔白腻；脉来弦滑，主风主痰。治当化痰息风，健脾祛湿。方中半夏燥湿化痰，降逆止呕；天麻平肝息风，而止头眩，两者合用，为治风痰眩晕头痛之要药。李东垣在《脾胃论》中说："足太阴痰厥头痛，非半夏不能疗；眼黑头眩，风虚内作，非天麻不能除。"故以两味为君药；以白术、茯苓为臣，健脾祛湿，能治生痰之源；佐以橘红理气化痰，气顺则痰消；使以甘草和中调药；加姜、枣调和脾胃，生姜兼制半夏之毒。综观全方，风痰并治，标本兼顾，但以化痰息风治标为主，健脾祛湿治本为辅。

5. 方证

头痛眩晕，头重如裹，身重如山，胸膈痞闷，恶心呕吐，大便时溏，舌苔白腻，脉弦滑。

6. 病机

脾虚湿盛，风痰上扰。

7. 加减应用

眩晕，耳鸣甚者，合益气聪明汤（《东垣试效方》）以补中气，升清阳；呕吐痰涎者，合旋覆代赭汤（《伤寒论》）以降逆止呕；气虚，中焦虚寒较重者，合黄芪建中汤（《金匮要略》）以温中散寒。

8. 治验

季某，男，45岁，职员。2017年6月23日以头晕为主诉来我门诊就诊。患者自述出生于北方，后至中年，因工作迁居南地，住宿简陋，阴暗潮湿，不适南方水土，饮食稍有不慎，则大便稀溏，终日身体困重，无精打采。不久前外出淋雨后，自觉头晕目眩，身体不适，未曾重视，但近日加重，故趁归家探亲之际，特来诊治。症见头晕，呈天旋地转感，头身困重，偶恶心呕吐，呕吐物为胃内容物，精神倦怠，食欲不振，眠差，大便黏腻不爽，日行1～2次，小便色黄。舌质红，苔白腻微黄，脉弦滑。

中医诊断：眩晕（风痰上扰证）。

西医诊断：眩晕病。

治疗：予半夏白术天麻汤合三仁汤，5剂。服药后头晕症状稍减轻，头身困重明显改善，余症明显缓解。继服7剂，再诊时患者头晕减轻，仍觉恶心，偶有呕吐，上方加旋覆花15g，代赭石15g，再予7剂。头晕症状基本消失，食欲好转，无恶心呕吐，大便调，告愈。继服半夏白术天麻汤7剂，以固其效。

按：患者久居潮湿之地，脾胃受困，湿邪内蕴，聚湿生痰；复因淋雨感风，外风引动内痰，风痰上扰清窍，发为眩晕、天旋地转、恶心呕吐；湿浊阻滞中焦，阳气不展，故头身困重、精神倦怠、食欲不振、大便黏腻；舌红苔白腻微黄、脉弦滑，为风痰上扰、湿浊中阻、气机不畅之典型征象。

予患者半夏白术天麻汤化痰息风、健脾祛湿，合三仁汤宣畅气机、清利湿热。半夏白术天麻汤针对头晕目眩、恶心呕吐、头身困重的症状。三仁汤中杏仁宣上焦，白蔻仁畅中焦，薏苡仁渗下焦，半夏、厚朴行气化湿，滑石、通草、竹叶清热利湿。5剂后头晕稍减，头身困重明显改善；加旋覆花、代赭石，再服7剂，头晕基本消失，食欲恢复，无恶心呕吐。继服半夏白术天麻汤 7 剂巩固，诸症告愈。

本例眩晕病属风痰上扰、湿浊中阻之证，以半夏白术天麻汤合三仁汤治疗。提示临床对湿浊偏重、风痰上扰之眩晕，须化痰息风、宣畅气机、健脾祛湿三法并用。

三、苏子降气汤

1. 出处

《太平惠民和剂局方》：治男女虚阳上攻，气不升降，上盛下虚，膈壅痰多，咽喉不利，咳嗽，虚烦引饮，头目昏眩，腰痛脚弱，肢体倦怠。

2. 药物组成

紫苏子 20g，姜半夏 10g，前胡 20g，厚朴 15g，当归 20g，肉桂 30g，炙甘草 15g，生姜 10g，紫苏叶 20g，大枣 10g，陈皮 20g。

3. 功效

降气平喘，祛痰止咳。

4. 方解

本方证由痰涎壅肺、肾阳不足所致，其病机特点是上实下虚。上实是指痰涎上壅于肺，使肺气不得宣畅，而见胸膈满闷，喘咳痰多；下虚是指肾阳虚衰于下，一见腰痛脚弱，二见肾不纳气，呼多吸少，喘逆短气，三见水不化气而致水泛为痰，外溢为肿等。本方证虽属上实下虚，但以上实为主。治以降气平喘、祛痰止咳为重，兼顾下元。方中紫苏子降气平喘，祛痰止咳，为君药；半夏燥湿化痰降逆，厚朴下气宽胸除满，前胡下气祛痰止咳，三药助紫苏子降气祛痰平喘之功，共为臣药，君臣相配，以治上实；肉桂温补下元，纳气平喘，以治下虚，当归既治咳逆上气，又养血补肝润燥，同肉桂以增温补下虚之效。加生姜、苏叶以散寒宣肺，共为佐药；甘草、大枣和中调药，是为使药。诸药合用，标本兼顾，上下并治，而以治上为主，使气降痰消，则喘咳自平。

5. 方证

咳喘痰多，胸膈满闷，短气，呼多吸少，或腰痛脚弱，肢体倦怠，或肢体浮肿，舌苔白滑或白腻，脉弦滑。

6. 病机

痰涎壅肺，肾阳不足。

7. 加减应用

喘咳气逆难卧者，合四磨汤（《严氏济生方》）以加强降气平喘之功；兼表实证者，合麻黄汤（《伤寒论》）以宣肺平喘，疏散外邪；兼气虚恶风者，合玉屏风散（《究原方》录自《医方类聚》）以益气固表。

8. 治验

董某，女，53 岁，职员。2017 年 4 月 5 日初诊。自述有慢性阻塞性肺疾病病史，因感受风寒后出现咳喘，经中西医尽治数十日未愈，已严重影响正常工作。症见气喘，咳嗽，呼多吸少，痰涎壅盛，胸膈满闷，倚息难卧，腰腿酸痛，胃不思纳，最怕冷空气刺激，二便尚调。舌苔白润，脉滑。

中医诊断： 喘证（上实下虚证）。

西医诊断： 阻塞性肺气肿（急性发作）。

治疗： 予苏子降气汤合三拗汤，7 剂。药后能睡卧，咳喘稍减。效不更方，继服上方 7 剂。服药后，虽有咳嗽，而气喘渐平，痰壅胸满之感已显松舒，腰腿酸痛好转。辨证加减上方 10 剂后，病情平稳，可恢复正常工作。

按： 患者有长期慢性阻塞性肺疾病病史，本次因风寒诱发急性发作，出现咳喘、痰涎壅盛、胸膈满闷、倚息难卧、腰腿酸痛、畏寒怕风、舌苔白润、脉滑等典型上实下虚的证候。痰浊壅肺（上实）导致咳喘、胸闷、痰多；肾不纳气（下虚）则呼多吸少、腰腿酸软；寒邪束表则畏寒怕风、症状遇冷加重。

予患者苏子降气汤化痰降逆、温肾纳气，合三拗汤宣肺散寒、止咳平喘。苏子降气汤针对痰涎壅盛、胸膈满闷、呼多吸少之上实下虚之证。三拗汤中麻黄宣肺散寒，杏仁降气止咳，甘草调和诸药。7 剂后能卧、咳喘稍减；再服 7 剂气喘渐平，10 剂后病情平稳，恢复工作。

本例慢性阻塞性肺疾病急性发作为上实下虚兼寒邪束表之证，以苏子降气汤合三拗汤治疗。提示临床对痰浊壅肺、肾不纳气兼寒邪诱发之喘证，须化痰降逆、温肾纳气、宣肺散寒三法并用，方能标本兼顾，咳平喘安。

四、清气化痰丸

1. 出处

《医方考》：此痰火通用之方也。气之不清，痰之故也。能治其痰，则气清矣。

2. 药物组成

陈皮 15g，枳实 15g，黄芩 15g，瓜蒌 30g，茯苓 20g，胆南星 8g，姜半夏 10g，生姜 10g，炒苦杏仁 10g。

3. 功效

清热化痰，理气止咳。

4. 方解

本方证因痰阻气滞、气郁化火、痰热互结所致。痰热为患，壅肺则肺失清肃，故见咳嗽气喘，咳痰黄稠；阻碍气机，则胸膈痞闷，甚则气逆于上，发为气急呕恶；痰热扰乱心神，可见烦躁不宁。治宜清热化痰，理气止咳。方中胆南星苦凉，瓜蒌仁甘寒，均长于清热化痰，瓜蒌尚能导痰热从大便而下，二者共为君药；姜半夏化痰散结，黄芩清热降火，共为臣药；治痰者当须降其火，治火者必顺其气，故佐以杏仁降利肺气以宣上，陈皮理气化痰以畅中，枳实破气化痰以宽胸，并佐茯苓健脾渗湿以杜生痰之源；使以姜汁为丸，用为开痰之先导。诸药合用，化痰、清热、理气并进，气顺则火降，火清则痰消，痰消则火无所附，诸症悉除。

5. 方证

咳嗽，咳痰黄稠，气喘，胸膈痞闷，恶心，呕吐，烦躁不宁，舌红，苔黄腻，脉滑数。

6. 病机

痰阻气滞，气郁化火，痰热互结。

7. 加减应用

痰多气急者，合泻白散（《小儿药证直诀》）以清化痰热，宣肺平喘；呃逆，呕吐明显者，合橘皮竹茹汤（《金匮要略》）以降逆止呕；烦躁不眠，胸中懊憹者，合栀子豉汤（《伤寒论》）以清热除烦。

8. 治验

王某，男，51 岁，农民。2016 年 3 月 25 日初诊。既往有慢性支气管炎病史 10 年。患者自述素有咳嗽咳痰旧疾，20 天前与朋友饮酒后，夜间回家途中，感伤风寒，后出现胸中壅滞不适，如巨石负于胸上，继而重咳，出痰如卵，色质黄稠，骤然间胸中畅快，但转瞬胸闷如前，经久未愈，痰出日渐困难，时有咽痛，多方求治无效。症见咳嗽，咳吐黄痰，喉中痰鸣，气促，咽喉干燥疼痛，咳痰不爽，涩而难出，大便不畅，3 日一行，小便色黄。舌红苔黄，脉数。患者形体肥胖，平素性情急躁，嗜烟酒。

中医诊断：咳嗽（痰热互结证）。

西医诊断：慢性支气管炎（急性发作期）。

治疗：予清气化痰丸合贝母瓜蒌散、小承气汤，7 剂。服药期间咳嗽症状减轻，咳痰明显改善，大便顺畅，日一行。又服 7 剂，咽喉干燥疼痛及气促基本消失，余症明显缓解。再予 7 剂，诸症尽退。

按：患者长期吸烟饮酒，素体痰热内蕴，复因酒后感寒，外邪引动内痰，痰热互结，壅塞胸膈，出现胸中壅滞如巨石、咳吐黄稠痰、气促、咽喉干燥疼痛、大便不畅等典型痰热壅肺兼肺津灼伤、腑气不通的证候。舌红苔黄、脉数，提示痰热炽盛，肺失宣降，大肠传导受阻。

予患者清气化痰丸清热化痰，合贝母瓜蒌散润肺理气，小承气汤通腑泄热。清气化痰丸针对黄稠痰、气促、胸闷之痰热壅肺症状。贝母瓜蒌散中贝母、瓜蒌、天花粉润肺化痰、生津润燥，橘红、茯苓理气健脾，桔梗宣肺利咽。7 剂后咳嗽减轻、咳痰改善、大便顺畅；再服 7 剂咽喉干燥、气促基本消失；续 7 剂诸症尽退。

本例慢性支气管炎急性发作属痰热壅肺、灼伤津液、腑气不通之证，以清气化痰丸合贝母瓜蒌散、小承气汤治疗。提示临床对痰热壅肺兼肺津灼伤、腑气不通者，须清热化痰、润肺生津、通腑降气之法。

五、温胆汤

1. 出处

《三因极一病证方论》：治大病后虚烦不得眠，此胆寒故也，此药主之，又治惊悸。治心胆虚怯，触事易惊，或梦寐不祥，或异象惑，遂致心惊胆慑，气郁生涎，涎与气搏，变生诸证，或短气悸乏，或复自汗，四肢浮肿，饮食无味，心虚烦闷，坐卧不安。

2. 药物组成

竹茹 20g，枳实 15g，姜半夏 10g，陈皮 15g，生姜 10g，茯苓 20g，大枣 10g，炙甘草 15g。

3. 功效

理气化痰，和胃利胆。

4. 方解

本方证多因素体胆气不足，复由情志不遂，胆失疏泄，气郁生痰，痰浊内扰，胆胃不和所致。胆为清净之府，性喜宁谧而恶烦扰。若胆为邪扰，失其宁谧，则胆怯易惊，心烦不眠，夜多异梦，惊悸不安；胆胃不和，胃失和降，则呕吐痰涎或呃逆、心悸；痰蒙清窍，则可发为眩晕，甚至癫痫。治宜理气化痰，和胃利胆。方中半夏辛温，燥湿化痰，和胃止呕，为君药；臣以竹茹，取其甘而微寒，清热化痰，除烦止呕，半夏与竹茹相伍，一温一凉，化痰和胃，止呕除烦之功备；陈皮辛苦温，理气行滞，燥湿化痰，枳实辛苦微寒，降气导滞，消痰除痞。陈皮与枳实相合，亦为一温一凉，而理气化痰之力增；佐以茯苓，健脾渗湿，以杜生痰之源；加生姜、大枣调和脾胃，且生姜兼制半夏毒性。以甘草为使，调和诸药。综合全方，半夏、陈皮、生姜偏温，竹茹、枳实偏凉，温凉并进，令全方不寒不燥，理气化痰以和胃，胃气和降则胆郁得舒，痰浊得去则胆无邪扰，如是则复其宁谧，诸症自愈。

5. 方证

胆怯易惊，呕恶呃逆，心悸，心烦不眠，夜多异梦，眩晕，苔白腻，脉弦滑。

6. 病机

胆郁痰扰，胆气上逆，胆胃不和。

7. 加减应用

兼见心下痞，烦躁，失眠，面红，舌红，苔黄腻者，加黄连，即黄连温胆汤（《六因条辨》）以清热燥湿，理气化痰，和胃利胆；兼见胸胁苦满，默默不欲饮食者，合小柴胡汤（《伤寒论》）以和解少阳。

8. 治验

刘某，女，36 岁，公务员。2017 年 4 月 3 日初诊。患者自述 2 年前因工作任务艰巨，常加班至凌晨 2～3 点，且日日提心吊胆，唯恐因工作不力而被降职，夜夜辗转反侧，难以入睡，任务结束后仍失眠，故四处求治，然几经易医，仍未得愈，经神经精神科（心理科）诊断为抑郁症。症见夜间入睡困难，入睡后易惊醒，胆小怕事，心悸，心烦喜呕，乏力困倦，口干口苦，头汗出，往来寒热，食冷饮后自觉胃中不适，腹胀，纳差，小便正常，大便不成形，日行 1 次，舌红，苔白腻，脉滑。

中医诊断：不寐，郁证（胆郁痰扰证）。

西医诊断：神经性失眠，抑郁症。

治疗：予温胆汤合柴胡桂枝干姜汤，7 剂。服药期间睡眠有所改善，头眩、心悸症状减轻，仍感乏力，上方加黄芪 50g，继服 7 剂。情绪较稳定，在此方药基础上辨证加减月余，睡眠质量有所提高，诸症明显改善。

按：患者长期熬夜，精神紧张，导致胆气郁结，痰浊内生，出现入睡困难、易惊醒、心悸、心烦喜呕、口干口苦、头汗出、往来寒热等典型胆郁痰扰的症状。同时，长期焦虑，饮食生冷又伤及中焦阳气，表现为乏力困倦、腹胀纳差、大便不成形、舌红苔白腻等中焦虚寒之象。

予患者温胆汤理气化痰、清胆和胃，合柴胡桂枝干姜汤疏解少阳、温化寒湿。温胆汤针对入睡困难、心悸、心烦喜呕、口干口苦等胆郁痰扰之症状。柴胡桂枝干姜汤中柴胡、黄芩疏解少阳枢机，桂枝、干姜温化寒湿，牡蛎、天花粉安神生津，甘草调和诸药。7 剂后睡眠改善、头眩心悸减轻；加黄芪 50g，续服 7 剂，情绪稳定。

本例神经性失眠、抑郁症属胆郁痰扰、少阳枢机不利、中焦虚寒之证，以温胆汤合柴胡桂枝干姜汤治疗后诸症改善。提示临床对该类精神症状，须理气化痰、疏解少阳、温化寒湿三法并用，并辅以心理疏导，方能标本兼治，恢复患者身心健康。

六、旋覆代赭汤

1. 出处

《伤寒论·辨太阳病脉证并治》第 161 条：伤寒发汗、若吐、若下，解后，心下痞硬，噫气不除者，旋覆代赭汤主之。

2. 药物组成

旋覆花 20g，代赭石 30g，党参（人参代）15g，姜半夏 10g，大枣 10g，生姜 10g，炙甘草 15g。

3. 功效

降逆化痰，益气和胃。

4. 方解

本方证因胃气虚弱，痰浊内阻，导致胃脘痞闷胀满，频频嗳气，甚至呕吐、呃逆等症。原书用于治疗"伤寒发汗，若吐若下，解后，心下痞硬，噫气不除者"。乃外邪虽经汗、吐、下而解，但治不得法，中气已伤，痰涎内生，胃失和降，痰气上逆之故。而胃虚当补，痰浊当化，气逆当降，所以拟化痰降逆、益气补虚之法。方中旋覆花性温而能下气消痰，降逆止嗳，是为君药；代赭石质重而沉降，善镇冲逆，但味苦气寒，故用量稍小，为臣药；生姜于本方用量独重，寓意有三：一为和胃降逆以增止呕之效，二为宣散水气以助祛痰之功，三可制约代赭石的寒凉之性，使其镇降气逆而不伐胃；半夏辛温，祛痰散结，降逆和胃，亦为臣药；人参、炙甘草、大枣益脾胃，补气虚，扶助已伤之中气，为佐使之用。诸药配合，共成降逆化痰、益气和胃之剂，使痰涎得消，逆气得平，中虚得复，则心下之痞硬除而嗳气、呕呃可止。

5. 方证

呃逆，呕吐痰涎，胃脘痞闷或胀满，按之不痛，频频嗳气，纳差，舌苔白腻，脉缓或滑。

6. 病机

胃气虚弱，痰阻气逆。

7. 加减应用

痰多者，加二陈汤（《太平惠民和剂局方》）以化痰和胃；胃气虚寒，呃逆较重者，加丁香柿蒂汤（《症因脉治》）以降逆下气。

8. 治验

齐某，女，35 岁，无业，2017 年 8 月 6 日初诊。患者自述自 3 年前产后于家中带子，未外出工作，与人交流甚少，平素情绪较为低落，终日黯然神伤，愁眉不展。1 个月前，与丈夫发生争吵后，情绪久久难以平复，而后胃脘部痞塞不舒，每于情绪激动后加重，经多方求治未效。症见胃脘部痞闷胀满，按之不痛，频繁嗳气，口吐痰涎，喉中痰鸣，精神抑郁，神情淡漠，恶心呕吐，纳差，眠差，小便黄，下利，大便日行2～3次。舌苔腻而微黄，脉滑。自带三甲医院相关检查提示慢性糜烂性胃炎、抑郁症。

中医诊断：痞满，郁证（痰湿中阻证）。

西医诊断：慢性糜烂性胃炎，抑郁症。

治疗：予旋覆代赭汤合导痰汤、半夏泻心汤，7剂。服药后胃脘部胀满不舒感明显减轻，嗳气症状明显改善，仍感恶心，偶呕吐，余症缓解；再予上方辨证加减7剂，患者胃脘部痞闷胀满、嗳气、恶心、呕吐基本消失，精神状态明显好转，大便成形，日行1次，余症尽退。上方减半夏泻心汤，继服10剂，以固其效。

按：患者产后长期居家，情绪抑郁，肝气郁结，脾失健运，痰湿内生，阻滞中焦，出现胃脘痞闷胀满、嗳气、口吐痰涎、喉中痰鸣、恶心、呕吐、下利等典型痰湿中阻证。痰浊上蒙心窍，导致精神抑郁、神情淡漠、眠差、纳差等情志障碍，舌苔腻而微黄、脉滑，提示痰湿化热。

予患者旋覆代赭汤重镇降逆、和胃化痰，导痰汤化痰顺气、解郁安神，合半夏泻心汤辛开苦降、调和阴阳。旋覆代赭汤针对胃脘痞满、嗳气、呕吐之胃气上逆、痰湿中阻的征象。导痰汤中半夏、陈皮、茯苓、生姜化痰和胃，天南星、枳实豁痰顺气，甘草调和诸药。合半夏泻心汤针对痞满、恶心、呕吐、下利之症。7剂后胃脘胀满、嗳气、恶心明显减轻，7剂后痞满、呕吐基本消失，10剂后精神状态明显好转，大便成形，诸症尽退。

本案为痰湿中阻、痰迷心窍、气机升降失调所致的痞满、郁证，以旋覆代赭汤、导痰汤、半夏泻心汤三方合用，可起到重镇降逆、化痰顺气、辛开苦降的作用，故能标本兼治。

七、温经汤

1. 出处

《金匮要略·妇人杂病脉证并治》：妇人年五十所，病下利数十日不止。暮即发热，少腹里急，腹满，手掌烦热，唇口干燥，何也？师曰：此病属带下，何以故？曾经半产，瘀血在少腹不去。何以知之？其证唇口干燥，故知之，当以温经汤主之。亦主妇人少腹寒，久不受胎，兼取崩中去血，或月水来过多，及至期不来。

2. 药物组成

吴茱萸 10g，桂枝 30g，牡丹皮 30g，当归 20g，白芍 20g，炙甘草 10g，川芎 20g，阿胶 10g，麦冬 20g，人参（党参代）15g，姜半夏 10g，生姜 10g。

3. 功效

温经散寒，养血祛瘀。

4. 方解

本方证因冲任虚寒、瘀血阻滞所致。冲为血海，任主胞胎，二脉皆起于胞宫，循行于少腹，与经、产关系密切。冲任虚寒，血凝气滞，故少腹里急、腹满、月经不调，甚至久不受孕；若瘀血阻滞，血不循经，加之冲任不固，则月经先期或一个月内行 2 次，甚至崩中漏下；若寒凝血瘀，经脉不畅，则致痛经；瘀血不去，新血不生，不能濡润，故唇口干燥；至于傍晚发热、手心烦热，为阴血耗损、虚热内生之象。本方证虽属瘀、寒、虚、热错杂，然以冲任虚寒、瘀血阻滞为主，治当温经散寒，祛瘀养血，兼清虚热之法。方中吴茱萸、桂枝温经散寒，通利血脉，其中吴茱萸功擅散寒止痛，桂枝长于温通血脉，共为君药。当归、川芎活血祛瘀，养血调经；牡丹皮既助诸药活血散瘀，又能清血分虚热，共为臣药。阿胶甘平，养血止血，滋阴润燥；白芍酸苦微寒，养血敛阴，柔肝止痛；麦冬甘苦微寒，养阴清热。三药合用，养血调肝，滋阴润燥，且清虚热，并制吴茱萸、桂枝之温燥。人参、甘草益气健脾，以资生化之源，阳生阴长，气旺血充；半夏、生姜辛开散结，通降胃气，以助祛瘀调经；其中生姜又温胃气以助生化，且助吴茱萸、桂枝以温经散寒，以上均为佐药。甘草尚能调和诸药，兼为使药。诸药合用，共奏温经散寒、养血祛瘀之功。

5. 方证

少腹里急，腹满，痛经，月经不调，甚或久不受孕，或月经先期，或一月再行，甚或崩中漏下，唇口干燥，傍晚发热，手心烦热，舌质暗红，脉细而涩。

6. 病机

冲任虚寒，痰瘀阻滞。

7. 加减应用

小腹冷痛，月经量少而血色暗淡者，合少腹逐瘀汤（《医林改错》）以增强散寒止痛之力；寒凝而气滞者，合良附丸（《良方集腋》）以理气止痛；气虚恶风者，合玉屏风散（《究原方》录自《医方类聚》）以益气健脾。

8. 治验

王某，女，42岁，农民。2017年7月15日初诊。患者婚配之时，年龄尚小，初为人妻，性素喜洁恶陋，后产子之时，恰逢酷暑，汗出湿衣，身热难耐，不顾新产体虚，每以冷水擦身，月经至时，突发疼痛，经多年救治未愈。症见每值经汛，少腹疼痛，血色暗而有块，淋沥不畅，手心烦热，口唇干燥，皮肤干燥皲裂，下肢浮肿伴疼痛麻木，乏力倦怠，汗出，头晕，心悸。舌质暗，舌苔白腻，脉沉弦滑。查妇科彩超未见明显异常。

中医诊断： 痛经（冲任虚寒，痰瘀阻滞证）。

西医诊断： 继发性痛经。

治疗： 予温经汤加黄芪50g，10剂。服药后经期少腹疼痛缓解，手心烦热、口唇干燥症状明显减轻，余症亦缓解，仍觉乏力，故黄芪加至100g，继服15剂。经期少腹疼痛明显改善，经色正常，手心烦热、口唇干燥已无，乏力倦怠好转，下肢无浮肿。患者于8月下旬复诊时，自述行经时基本已无疼痛。再予辨证加减10剂，以固疗效。

按： 患者产后受寒，冲任受损，寒凝血瘀，久则痰瘀互结，形成冲任虚寒、痰瘀阻滞之证。经期少腹疼痛、血色暗块、淋沥不畅、手心烦热、口唇干燥、皮肤干燥皲裂、下肢浮肿伴疼痛麻木、乏力汗出、头晕心悸，均为冲任虚寒、痰瘀阻滞、气血失调的表现。舌质暗、舌苔白腻、脉沉弦滑，提示寒凝血瘀、痰瘀互结、气血不畅。

予患者温经汤温经散寒、活血调经，合黄芪补气升阳、固表利水。温经汤针对经前少腹疼痛、血色暗块、淋沥不畅、手心烦热、口唇干燥之冲任虚寒、痰瘀阻滞之象。黄芪（50～100g）补气升阳，固表利水。10剂后疼痛减轻，手足热减，乏力仍存；15剂后疼痛明显减轻，经色正常，乏力好转；再服10剂巩固。

本例痛经属冲任虚寒、痰瘀阻滞之证，以温经汤加黄芪温经散寒、活血调经、补气升阳，患者治疗后经期基本无痛。提示临床对病程较长、气血失调的痛经患者，应以温经散寒、活血调经、补气升阳为基本治疗大法，并注重长期调养。

第三节 小结

根据痰邪停留位置的不同，选方亦不同。痰气互结，逆于咽喉，予半夏厚朴汤以行气散结，降逆化痰；脾虚湿盛，风痰上扰清窍，予半夏白术天麻汤以化痰息风，健脾祛湿；痰涎壅肺，肾阳不足，予苏子降气汤以降气平喘，祛痰止咳；痰阻气滞，气郁化火，痰热互结于肺，予清气化痰丸以清肺化痰；胆郁痰扰，胆气上逆，胆胃不和，予温胆汤以理气化痰，和胃利胆；胃气虚弱，痰阻气逆，予旋覆代赭汤以降逆化痰，益气和胃；冲任虚寒，痰瘀阻滞胞宫，予温经汤以温经散寒，养血祛瘀。

根据痰邪停留位置的不同，选用合适的半夏类方，不仅能使辨证治疗更具有针对性，还可以抓住半夏及其类方的应用时机，使临床疗效更显著。

/第八章/
党参类方

第一节 概述

党参作为常用的补益药之一，在临床上广泛应用。2015版《中华人民共和国药典》载党参为桔梗科党参的干燥根。然其渊源曾饱受争议，古见之党参并非今用之党参。现代中药学专家确定：明代以前，党参为五加科上党人参；明清时期，党参为五加科上党人参或桔梗科党参；民国至今，党参为桔梗科党参。《医学衷中参西录》曰："古之人参，即今之党参，故以党参补气健脾。"道出其历史渊源。

党参与人参功效有别：党参甘平，补中益气，止渴生津，邪实者忌；人参味甘，大补元气，止渴生津，调荣养卫。集党参之优势，探党参之类方，归纳出补中益气汤、参苓白术散、八珍汤、枳实消痞丸及健脾丸等一组以四君子汤为基础的方证治疗群；分析所治证型有脾虚气陷证、脾虚湿盛证、心脾两虚证、气血两虚证、脾虚气滞证及脾虚食积证等，可总结一组以脾气虚证为基础的脾虚证候群。该气虚证多由饮食所伤、脾失健运，或因禀赋素虚、久病耗伤、劳倦过度损伤所致，以脾胃功能减退为主，临床见倦怠乏力、精神萎靡、声音低微、动则气喘、食欲不振、大便溏泄等。治则遵循虚则补之，治法重在健脾益气。

李东垣云："元气之充足，皆由脾胃之气无所伤，而后能滋养元气……脾胃之气既伤，而元气亦不能充，而诸病之所由生也。"又云："脾胃虚弱，阳气不能生长，是春夏之令不行，五脏之气不生。"古人既有言，可见脾胃虚弱，日久变生诸病，因此执方依证须临证细参。该类方证主为脾胃虚弱而设，言主气弱而病，审其因，查其源，辨其证，健脾益气，助春夏生长之气，诸病尽除。通过健脾益气，助春夏生长之气，使诸病得除。

党参，味甘平，归脾肺经，为桔梗科植物党参的干燥根部，药材特征常具"狮子盘头"（《本草从新》），主产于山西、陕西等地。其功效为补益脾肺、生津补血，《本草正义》评曰："补脾养胃，润肺生津，健运中气，本与人参不甚相远。"现代药理学研究亦证实党参具有提高造血功能、增强免疫力、缓解身体疲劳、修复与保护胃黏膜及调节胃肠道运动等多种功效，为其临床应用提供了科学依据。

第二节　类方举要

一、四君子汤

1. 出处

《太平惠民和剂局方》：荣卫气虚，脏腑怯弱。心腹胀满，全不思食，肠鸣泄泻，呕哕吐逆。

2. 药物组成

党参 20g，白术 20g，茯苓 20g，炙甘草 10g。

3. 功效

益气健脾。

4. 方解

"脾欲缓，急以甘缓之，用苦泄之，甘补之。"方中党参为君药，性味甘平，健脾益气以养脾胃；白术为臣药，苦温燥湿，与党参配伍，增加健脾益气之能；佐以茯苓，甘淡渗湿健脾，与白术相配增健脾除湿之效；炙甘草为佐使，可益气和中补土，调和诸药。四药同用，益气健脾，运化恢复正常，五脏受荫，色润身强。该方诸药均为平和之品，其性中正，不燥不峻，不偏不倚，如君子之德，故名"四君子汤"，是治疗脾胃气虚证的基础方。

《脾胃论》曰："脾胃一伤，五乱互作……肢体沉重，四肢不收，怠惰嗜卧。"《普济方》云："足太阴与太阳经俱虚……少气不足以息。"四君子汤证的病机关键是中焦脾胃气虚。脾胃为后天之本，气血生化之源，若生化乏源，头面失于濡养，则见面色苍白；脾主肌肉四肢，脾胃虚弱，肌肉失于濡养，肺为脾之子，母病及子，则见乏力气短，言语轻微，四肢倦怠；运化及收纳无力，则见纳差、便溏；舌淡苔白、脉虚弱为气虚之象。脾土为万物之母，"脾胃虚弱则百病生，调理中州，其首务也"，四君子汤功在健脾益气，补养脾胃，中土得养则五脏受泽，百病无所由生。

5. 方证

面色苍白，乏力气短，言语轻微，纳差便溏，舌淡苔白，脉虚弱。

6. 病机

中焦脾胃气虚。

7. 加减应用

见食少纳差、胸痞闷胀等气滞证者，合陈皮及姜枣，即为异功散（《小儿药证直诀》）以健脾益气，行气化滞；见便溏、恶心、呃逆等痰湿证者，合陈皮、半夏，即为六君子汤（《医学正传》）以益气健脾，燥湿化痰；见纳差、呕吐、胸脘胀闷不舒、气虚肿满等痰阻气滞证者，合陈皮、半夏、木香、砂仁，即为香砂六君子汤（《古今名医方论》）以益气健脾，行气化痰；久嗽脾虚、中气怯弱、面白唇白者，合麦冬、五味子，即为人参五味子汤（《幼幼集成》）以益气健脾。

8. 治验

张某，男，28岁，2017年4月24日以胃胀为主诉初诊。自述由于工作原因（建筑工人），饮食起居毫无规律，时而风餐露宿，和衣而睡，时而暴饮暴食，饱食而眠。于1个月前暴饮暴食后出现胃胀，食欲减退，日渐加重。症见胃胀，乏力气短甚，食后加重，嗳腐吞酸，纳谷不香，小便可，大便2～3日一行。舌淡苔白腻，脉滑。查血尿淀粉酶正常，胃镜（2017年4月18日）示慢性浅表性胃炎伴糜烂。

中医诊断：痞满（脾虚食积证）。

西医诊断：慢性浅表性胃炎伴糜烂。

治疗：予四君子汤合保和丸，加大黄3g，5剂。胃胀、乏力气短、嗳腐吞酸、纳谷不香等症状明显减轻，大便1～2日一行；继服5剂，以固其效。

按：患者长期饮食无规律，暴饮暴食，脾胃受损，中焦气虚，食积内停，出现胃胀、乏力气短、食后加重、嗳腐吞酸、纳谷不香、大便2～3日一行等典型脾虚食积证的表现。舌淡苔白腻、脉滑，提示脾胃虚弱、食积停滞。胃镜示慢性浅表性胃炎伴糜烂，提示胃黏膜受损。

予患者四君子汤益气健脾，合保和丸消食导滞，大黄通腑泄浊。四君子汤针对乏力气短、食后加重、舌淡苔白腻之脾虚气弱症状。保和丸中山楂、神曲、莱菔子消食导滞，半夏、陈皮、茯苓和胃化湿，连翘清热散结。大黄3g通腑泄浊，使食积湿浊随大便而下，改善大便不畅。5剂后胃胀、乏力、嗳腐吞酸、纳谷不香明显减轻，大便1～2日一行；再服5剂巩固疗效。

本例慢性浅表性胃炎伴糜烂属中焦气虚、食积内停之证，以四君子汤合保和丸治疗，加小剂量大黄通腑泄浊，终使胃胀、乏力、嗳腐吞酸等症状明显减轻，大便转畅。提示临床对脾虚食积型胃炎，须行益气健脾、消食导滞、通腑泄浊之法，体现了"六腑以通为用，腑气以降为顺"的理念。

二、补中益气汤

1. 出处

《内外伤辨惑论》：气高而喘，身热而烦，其脉洪大而头痛，或渴不止，其皮肤不任风寒而生寒热。

2. 药物组成

黄芪50g，党参20g，白术20g，炙甘草10g，柴胡15g，当归20g，陈皮15g，升麻15g。

3. 功效

补中益气，升阳举陷。

4. 方解

《得配本草》言："肌表之气，补宜黄芪。"方中重用味甘微温的黄芪为君药，具补中益气，升阳举陷，固表止汗之功；臣药为党参、炙甘草、白术，健脾益气，共同增强黄芪益气健脾的功效；佐药以当归补血行血，陈皮理气健脾，使诸药补而不滞；佐使药以柴胡引少阳清气、升麻引阳明清气，振奋阳气，举其下陷之能；甘草调和诸药，为使药。《内外伤辨惑论》谓："胃中清气在下，必加升麻、柴胡以引之，引黄芪、党参、甘草之气味上升。"本方补气药、升提药、行气药同用，意在补中有升，补而不滞，为李东垣甘温除热法的代表方剂。《审视瑶函》曰："土者，万物之母。若饥困劳倦，伤其脾胃，则众体无以滋气而生。"本证多由先天不足或后天失养，饮食失节，脾胃损伤引起的脾胃气虚，清阳不升反降所致。脾胃为营卫气血生化之源，气血生化功能减弱，可见少气懒言。《素问·太阴阳明论》曰："今脾病不能为胃行其津液，四肢不得禀水谷之气，气日以衰，脉道不利，筋骨肌肉，皆无气以生，故不用焉。"脾胃虚弱，营卫不和，四肢肌肉失于濡养，则见体倦乏力，劳则更甚；清气不升，清阳郁于下焦，久则发热，气虚失于固摄，故见汗出；脾虚运化失常，故见便溏纳差；脾气虚则清阳不升，中气下陷，故见脏器脱垂、久泻；舌淡胖，苔薄白，脉无力均为气虚的表现。"中气者，脾胃之气也。五脏六腑、百骸九窍，皆受气于脾胃而后治。"补中益气汤功在补中益气，升阳举陷，甘温除热。补中益气汤证属于四君子汤证的一个进展型证候，脏器功能位置异常及发热是该证一大特点。脾气虚弱进一步发展，气虚更甚而清阳不升，脏器功能位置难以维持正常，清阳不升郁久化热则生本证。

5. 方证

以四君子汤证为基础，兼见发热汗出，劳则更甚，或脏器脱垂，久泻，舌淡胖，苔薄白，脉无力。

6. 病机

脾胃气虚，清气下陷，气虚发热。

7. 加减应用

自汗者，合牡蛎散（《太平惠民和剂局方》）以固表敛汗；盗汗者，合当归六黄汤（《兰室秘藏》）以滋阴泻火，固表止汗；手足厥逆，脉细欲绝者，合当归四逆汤（《伤寒论》）以温经散寒，养血通脉。

8. 治验

张某，男，45岁，2017年1月初诊。患者自述发热1个多月，体温38.5～39.9℃，其间常有抽搐，时有晕厥，各地奔走就医，治疗后热退稍许，旋即复热，抽搐，其妻子终日以泪洗面，苦不堪言。症见体温38.8℃，神疲乏力，抽搐，纳差，眠可，小便黄，大便干，2～3日1次，时便后晕厥。舌淡苔白，脉虚数无力。自备头部、腹部CT及相关检查均未见明显异常。

中医诊断：发热（气虚发热证），厥证（气虚腑实证）。

西医诊断：发热原因待查，便秘。

治疗： 予补中益气汤合小承气汤，服用1剂后，体温降至37℃，抽搐不显，5剂后体温正常，无抽搐，乏力消失，大便日1～2次，诸症尽去。

按： 患者长期高热（38.5～39.9℃），伴神疲乏力、抽搐、纳差、大便干结、舌淡苔白、脉虚数无力，属典型的气虚发热与气虚腑实并见的虚中夹实证。久病气虚，中气下陷，气机升降失常，浊气不降，腑实不泄，浊热上扰，遂见高热、抽搐、晕厥。虽经多方检查未见器质性病变，但虚中夹实的病机已明，气虚为本，腑实为标。

予患者补中益气汤补中益气、甘温除热，合小承气汤泻下通腑、泄浊清热。补中益气汤针对神疲乏力、舌淡苔白、脉虚数之气虚发热症状。小承气汤中的大黄泄热通便，厚朴、枳实行气导滞。1剂后体温降至37℃，抽搐不显；5剂后体温正常，无抽搐，乏力消失，大便日1～2次。

本例为气虚发热、气虚腑实之证，以补中益气汤合小承汤治疗。提示临床对长期发热、虚中夹实者，可以按照补中益气、泻下通腑、扶正祛邪的思路灵活组合方剂。

三、参苓白术散

1.出处

《太平惠民和剂局方》：治脾胃虚弱，饮食不进，多困少力，中满痞噎，心忪气喘，呕吐泄泻。

2.药物组成

党参20g，茯苓20g，炙甘草10g，砂仁5g，大枣10g，莲子肉15g，炒白扁豆15g，桔梗15g，山药30g，炒薏苡仁10g，炒白术20g。

3.功效

益气健脾，渗湿止泻。

4.方解

方中党参补气健脾，擅补脾胃之气，白术健脾益气燥湿，茯苓甘淡，淡渗利湿健脾，为君药，甘草补中，四者合为四君子汤，共奏健脾益气之效；白扁豆化湿和中，薏苡仁健脾渗湿，山药平补脾胃，莲子清心补脾，为臣药，助白术、茯苓健脾渗湿；砂仁为佐药，辛温芳香，醒脾化湿；《医方集解》云"桔梗苦甘入肺，能载诸药上浮，又能通天气于地道，使气得升降而益和"。

桔梗载药上行，宣通肺气，通利水道，大枣补益脾胃，甘草益气和中，调和诸药，均为佐使药。诸药同用，合健脾益气之效，助渗湿止泻之功，脾气健旺而湿邪乃除。本方用药平和，不寒不热，补而不腻，利而不伤，久服可健脾养身，为培土生金法的常用方剂之一。脾虚与湿邪常相互影响，湿邪日久损伤脾气，脾虚日久更生水湿。本方重在健脾益气，渗湿止泻。在四君子汤的基础上增加薏苡仁、砂仁、桔梗等药物，增利水渗湿之效，可治疗脾虚湿盛证。

5. 方证

在四君子汤证的基础上兼见腹泻肠鸣，脘腹痞闷，四肢困重，舌苔白腻，脉虚缓。

6. 病机

脾胃气虚，健运失职，湿浊内盛。

7. 加减应用

兼胸闷作呕、食欲不振等症状，加陈皮、山楂、麦芽等药物，即资生丸（《证治准绳》）以健脾开胃，消食止泻；兼呕吐、口渴等阴虚内热证，加藿香、葛根、木香等药，即七味白术散（《小儿药证直诀》）以健脾和胃，益气生津。

8. 治验

李某，女，20岁，2017年3月以腹泻半年余为主诉就诊。自述平素体弱，在艺校学习，须保持身材，受体重约束，常控制饮食，甚至节食，日久渐至食欲全无，于半年前开始腹泻，食已即泻，反复发作，日渐加重，无法专心学业，不得已休学求医。症见腹泻，肠鸣，腹痛，痛不可耐，略食油腻则腹泻更甚，神疲乏力，四肢沉重，纳差，睡眠尚可，平素心情抑郁，小便正常，大便日3～7次。舌胖大，有齿痕，苔白腻，脉弦缓。自备三甲医院肠镜（2017年2月26日）示慢性结肠炎。

中医诊断：泄泻（脾虚湿盛证）。

西医诊断：慢性结肠炎。

治疗：予参苓白术散合痛泻要方，加荆芥炭20g。服5剂后，痛泻止，仍有轻微肠鸣腹痛，大便不成形，日2～3次，余症明显减轻。又服7剂后无腹泻肠鸣，故减痛泻要方，予参苓白术散10剂，服药后大便成形，日2次。

偶有乏力、倦怠、纳差，嘱患者自购参苓白术散中成药，以善其后。

按： 患者长期节食致脾胃虚弱，运化失司，湿浊内生，复因情志不畅，肝气横逆乘脾，遂成脾虚湿盛、肝脾不和之泄泻。症见腹泻肠鸣，腹痛拒按，食油腻加重，舌胖齿痕苔白腻，脉弦缓，皆提示脾虚失运，湿浊阻滞，肝气横逆。

予患者参苓白术散健脾渗湿，合痛泻要方柔肝实脾，荆芥炭祛风胜湿。参苓白术散针对神疲乏力、舌胖齿痕之脾虚湿盛证。痛泻要方中白术健脾，白芍柔肝缓急，陈皮理气，防风祛风胜湿，荆芥炭可固涩止泻，兼风胜湿之效。5剂后痛泻止，7剂后肠鸣消，大便成形。

本例为脾虚湿盛、肝木乘土之泄泻，以参苓白术散合痛泻要方，加荆芥炭治疗后诸症尽去。提示临床对慢性泄泻伴情志不畅者，治疗以健脾祛湿、柔肝止泻、祛风固涩为基本思路。

四、八珍汤

1. 出处

《太平惠民和剂局方》：脐腹疼痛，全不思食，脏腑怯弱，泄泻，小腹坚痛，时作寒热。

2. 药物组成

党参20g，熟地黄15g，白术20g，茯苓20g，白芍20g，川芎20g，炙甘草15g，当归20g。

3. 功效

益气补血。

4. 方解

《医方考》曰："气旺则百骸资之以生，血旺则百骸资之以养。"方中君药为党参、熟地黄，二者相配，益气养血并重；白术、茯苓健脾渗湿，当归、白芍养血和营，四者为臣药，共助党参、熟地黄益气养血，使气血生化有源，相辅相成；佐以川芎活血行气，使诸药补而不滞，滋而不腻；炙甘草调和诸药，与姜枣和中益气，为使药。本方由四君子汤和四物汤加味而成，以四君子汤使气旺而血生，以四物汤使血足则气长，为气血双补的名方。《古方汇精》云："治气血两虚……病后失调，饮食不香，兼治妇人经水不调、赤带等症。"本方证为气血两虚证，病在心、脾、肝三脏。心主血脉，心血化生心气，心气推动血液运行，心血不足，则可见心悸失眠；肝藏血，为经血之源，有"血海"之称，又主疏泄，调畅全身气机，肝血不足，可见头晕目眩；脾胃为气血生化之源，脾又主统血，可控制血液在脉中运行，防止血液溢出脉外，故脾脏虚弱，可见倦怠、乏力、纳差；三脏气血不足，头面失于濡养，则见面色萎黄或苍白；舌淡苔白，脉细弱或虚大无力，均为气血两虚的表现。《仁术便览》言八珍汤"补脾阴不足，和血气，理脾胃"。《景岳全书》曰："八珍汤治气血两虚，调和阴阳。即前四君子、四物汤相合也。"该方由补气基本方四君子汤和补血基本方四物汤组合而成，益气与养血并行，气血双补，方证病变部位在心、肝、脾。

5. 方证

心悸失眠，头晕目眩，倦怠乏力，纳差，面色萎黄或苍白，舌淡苔白，脉细弱或虚大无力。

6. 病机

气血两虚，多由久病失治误治，病后、产后调理不当或大量失血等多种原因而引起心、肝、脾三脏气血耗伤过多所致。

7. 加减应用

偏虚寒者，可加黄芪、肉桂，即十全大补汤（《太平惠民和剂局方》）以温补气血；见惊悸健忘，汗多，纳差，身倦肌瘦等脾肺气虚、营血不足证者，可减川芎，加远志、陈皮、五味子，即人参养荣汤（《三因极一病证方论》）以补养气血。

8. 治验

周某，女，40岁，2017年11月以头晕3个月为主诉就诊。自述平素体弱，工作压力较大，结婚10余年未孕，四处求医用药未果，6月底查已妊娠，举家同乐，悉心照料，如视珍宝，未料8月末小产，如晴天霹雳，于家中静养，终日郁郁寡欢，不喜言语，偶言头晕，拒绝就医，近日头晕加重。症见头晕眼花，心悸乏力，面色及眼睑苍白，健忘失眠，纳差，小便可，大便尚成形，自觉排便无力，日1次。舌淡苔薄，脉细弱。查血常规示血红蛋白85g/L，红细胞计数2.9×10^{12}/L。

中医诊断：眩晕，郁证（气血两虚证）。

西医诊断：贫血（中度），抑郁症。

治疗：予八珍汤合逍遥散治疗，服用 7 剂后乏力、头晕明显改善。辨证加味继服 10 剂，头晕眼花、乏力等症状好转。随证加减又服 10 剂，无头晕眼花，偶乏力。后服 10 剂，诸症消失，面色红润。查血常规恢复正常。

按：患者小产后气血大伤，加之长期不孕、流产打击，情志郁结，形成典型的气血两虚兼肝郁证候。头晕眼花、心悸乏力、面色苍白、健忘失眠、纳差便软、舌淡脉细弱，皆提示气血亏虚不能上荣清窍。而终日郁郁寡欢，拒绝就医，则显肝郁气滞、情志不畅。

予患者八珍汤气血双补，合逍遥散疏肝健脾。八珍汤针对面色苍白、脉细弱之气血两虚症状。逍遥散中柴胡疏肝解郁，白芍柔肝养血，白术、茯苓健脾助运，薄荷、生姜散郁和中。两方合用，7 剂即显效，37 剂后血常规复常。

本例为小产后气血两虚兼肝郁之眩晕、郁证，以八珍汤合逍遥散治疗后诸症改善。李时珍谓"妇人以血为用"，逍遥散通过调和肝脾，维护女性"肝血充盈－气机条达－冲任通盛"的生理轴心，阻断"郁→瘀→虚→损"的传变链，堪称"女科枢机之剂"。形成覆盖女性全生命周期的治疗网络，提示临床遇妇科疾病应灵活应用该方。

五、枳实消痞丸

1. 出处

《兰室秘藏》：心下虚痞，恶食懒倦，开胃进饮食。

2. 药物组成

枳实 15g，厚朴 15g，干姜 10g，麦芽曲 20g，白茯苓 20g，白术 20g，党参 20g，黄连 10g，炙甘草 15g，半夏曲 10g。

3. 功效

消痞除满，健脾和胃。

4. 方解

方中枳实苦辛微寒，行气消痞，为君药；厚朴味苦辛温，行气除满，可助枳实消除痞满，为臣药；黄连清热燥湿，半夏辛温散结，干姜辛热温中；三者同用，可辛开苦降，寒热平调。麦芽消食和胃，党参益气健脾，白术健脾燥湿，茯苓健脾渗湿，均助枳实及厚朴行气消痞除满之功，共为佐药；甘草健脾和中，调和诸药，为佐使药。本方含有枳术丸及四君子汤，全方涉及湿、热、积、虚、寒，诸药同用可寒热平调，消补兼施。

5. 方证

心下痞满，不欲饮食，倦怠乏力，大便失调，舌苔腻而微黄，脉弦。

6. 病机

脾虚气滞，升降失常。

7. 加减应用

胸腹胁痛，口苦者，合金铃子散（《太平圣惠方》）以疏肝泄热，活血止痛；胁痛反酸者，合左金丸（《丹溪心法》）以疏肝和胃，泻火止痛；胃寒而胀痛者，合良附丸（《良方集腋》）以温中散寒，理气止痛。

8. 治验

陈某，女，50岁，农民。2017年7月初以胃胀3个月为主诉就诊。自述3个月前无明显诱因出现胃胀，于当地医院行胃镜检查，诊断为慢性萎缩性胃炎，因忙于农活未予治疗，近日逐渐加重。症见胃脘部满闷不舒，自觉堵塞感，情绪波动后加重，平素喜热饮，倦怠乏力，小便黄，大便黏腻不爽，日3～4次。舌淡苔微黄，脉弦。查胃镜（2017年6月30日）示慢性萎缩性胃炎伴糜烂。

中医诊断：痞满（脾虚气滞证）。

西医诊断：慢性萎缩性胃炎伴糜烂。

治疗：予枳实消痞丸加黄芩10g，大黄3g。服7剂后，胃脘部满闷不舒及乏力明显减轻，大便不成形，日3次，略黏。效不更方，继服10剂，胃脘满闷不舒较前明显好转，余症消失，大便成形，日1次，不黏。上方去大黄，继服10剂，胃胀、乏力基本消失。再予上方辨证加减10剂，诸症告愈。查胃镜示胃糜烂已消失。

按：患者长期务农，饮食不节，脾胃渐虚，运化无力，湿浊内生，郁久化热，复因情志不畅，气机壅滞，终成脾虚气滞、寒热湿积互结之痞满。症见胃脘满闷堵塞，情绪波动加重，喜热饮，倦怠乏力，为脾虚失运、气机郁滞之象；小便黄、大便黏腻、日3～4次、舌淡苔微黄、脉弦，提示湿郁化热、寒热错杂、积滞内停。胃镜示萎缩性胃炎伴糜烂，与中医脾虚气滞、湿热瘀阻高度契合。

予患者枳实消痞丸消痞除满，合黄芩、大黄通因通用。枳实消痞丸，针对胃脘堵塞、喜热饮、倦怠之脾虚气滞、寒热错杂证。黄芩清热燥湿，大黄泄热通腑、推陈致新。针对大便黏腻不爽、苔微黄之湿热积滞，取"通因通用"之意，使湿热积滞随大便而出，不闭门留寇。7剂即满闷减轻，10剂后大便成形，去大黄续服10剂，糜烂消失。

本例为脾虚气滞、寒热湿积互结之痞满，以枳实消痞丸合黄芩、大黄治疗。提示临床对萎缩性胃炎伴糜烂者，应以斡旋气机为要，消补寒温并行，通因通用为巧，方可标本兼治，避免虚不受补、实不任攻之弊。

六、健脾丸

1. 出处

《证治准绳》：治一应脾胃不和，饮食劳倦。

2. 药物组成

白术20g，木香5g，黄连10g，炙甘草15g，神曲20g，陈皮20g，砂仁5g，党参20g，山楂15g，山药30g，肉豆蔻10g，麦芽20g，茯苓20g。

3. 功效

健脾和胃，消食止泻。

4. 方解

方中白术、茯苓健脾渗湿止泻，二者共为君药；党参、山药益气健脾，山楂、神曲、麦芽消食化积，均为臣药；木香健脾消食，砂仁醒脾和胃，陈皮燥湿健脾，肉豆蔻涩肠止泻，黄连清热燥湿，同为佐药；甘草调和诸药，为佐使药。诸药合用，补而不滞，消不伤正，健脾以止泻，消食而和胃，为消补兼施之品。《医方论》云："此乃补中用消之法，正其善于用补也。否则滞浊之气不清，纵有补剂必且格而不入矣。"《景岳全书》谓："凡失饥伤饱，损及脾胃，多令人胸膈痞闷，不能消化……神体困倦。"本证为脾虚食积证，脾胃为仓廪之官，脾虚运化功能减弱，食积内停，可见脘腹胀满，食少难消；积滞内停，阻碍中焦气机，气化不利，湿邪内生，可见便溏；郁久化热可见苔腻微黄，脉虚弱为虚证的表现。《成方切用》云："夫脾胃受伤，则须补益。饮食难化，则宜消导。"治疗以消食和胃，健脾止泻为法，消补同用，补重于消，脾强则健运，食消则脾健。该方证以脾胃虚弱，摄纳功能减弱，健运乏力为基础，可在脾气虚证的基础上，见食少难消、苔腻微黄等食积化热的表现。健脾丸证与枳实消痞丸证均可由四君子汤证发展而来，然病机不同，健脾丸证为脾胃食积化热，枳实消痞丸证为脾虚气滞，寒热错杂，两方虽同为消补兼施之剂，然健脾丸重于补，枳实消痞丸重于消，健脾丸证以正虚为主，枳实消痞丸以实邪为主。

5. 方证

脘腹胀满，食少难消，便溏，舌苔腻微黄，脉虚弱。

6. 病机

脾胃虚弱，食积内停，郁而化热。

7. 加减应用

颜面眼睑色白，乏力神疲者，合当归补血汤（《内外伤辨惑论》）以补气生血；妇人月经不调，色淡量少者，合四物汤（《仙授理伤续断秘方》）以补血和血，调经化瘀；乏力汗出，恶风，易感冒者，合玉屏风散（《医方类聚》）以固表敛汗。

8. 治验

王某，女，14 岁。2016 年 11 月以厌食、消瘦半年为主诉初诊。母亲陈述患者自幼体弱多病，任性挑食，于半年前出现食欲减退，发育缓慢，身体逐渐消瘦，病情日渐加重。症见厌食，身体消瘦，精神萎靡，面色萎黄，发黄干枯，腹胀，便溏甚，小便黄。舌淡苔黄腻，脉弱。查血常规示红细胞 2.8×10^{12}/L，血红蛋白 86g/L。

中医诊断：厌食（脾虚食积证）。

西医诊断：轻度营养不良，中度贫血。

治疗：予健脾丸，配合中成药养血饮口服液常规口服。服 7 剂后，厌食好转，腹胀、便溏改善。继服 10 剂，厌食进一步改善，腹胀较前好转，便溏明显减轻。以上方辨证加减 1 个多月，患者体重增加，面色红润，毛发有光泽，大便成形，日 1～2 次。查血常规恢复正常。

按：患者自幼体弱多病，脾胃本虚，加之任性挑食，饮食失节，致运化无力，食积内停，郁久化热，形成脾虚食积、虚实夹杂之厌食。症见厌食消瘦、精神萎靡、面色萎黄、发黄干枯，为气血生化乏源之象；腹胀便溏、小便黄、舌淡苔黄腻、脉弱，提示脾虚湿滞、食积化热。血常规示中度贫血，与中医脾虚失运、气血两亏高度契合。

予患者健脾丸健脾消食，合养血饮补气养血。健脾丸针对"厌食腹胀、便溏苔黄腻"之脾虚食积。养血饮口服液中黄芪补气升阳，当归、阿胶、鹿角胶养血填精。7剂后厌食改善，10剂后便溏减轻，1个月后体重增加，血常规复常，体现健脾消食、补气养血之效。

本例为脾虚食积、气血两亏之厌食，以健脾丸合养血饮口服液治疗。提示临床对于治疗厌食须辨虚实，身心同治是关键，避免过度关注饮食，减轻心理压力，配合中药调理，方能事半功倍。

七、丁香柿蒂汤

1. 出处

《症因脉治》：治胃寒呃逆脉迟者。

2. 药物组成

丁香 10g，柿蒂 10g，党参 15g，生姜 10g。

3. 功效

温中益气，降逆止呃。

4. 方证

呃逆，呃声沉缓有力，遇寒则重，喜温喜按，胸痞脘闷，舌淡苔白，脉虚迟。

5. 病机

胃气虚寒，气逆于上。

八、橘皮竹茹汤

1. 出处

《金匮要略·呕吐哕下利病脉证治》：哕逆者，橘皮竹茹汤主之。

2. 药物组成

橘皮 15g，竹茹 15g，生姜 9g，大枣 10g，炙甘草 10g，党参 15g。

3. 功效

降逆止呃，益气清热。

4.方证

呃逆，呃声低缓，少气无力，虚热心烦，口干，舌红嫩，脉虚数。

5.病机

胃虚有热，气逆不降。

九、旋覆代赭汤

1.出处

《伤寒论·辨太阳病脉证并治》第 161 条：伤寒发汗，若吐若下，解后心下痞硬，噫气不除者，旋覆代赭汤主之。

2.药物组成

旋覆花 30g，党参 15g，生姜 10g，代赭石 30g，炙甘草 10g，姜半夏 10g，大枣 10g。

3.功效

降逆化痰，益气和胃。

4.方证

呃逆，呃呃连声，胃脘痞满闷胀，按之不痛，或嗳气，恶心，或形胖痰多，舌白苔腻，脉滑或缓。

5.病机

胃气虚弱，痰浊内阻。

6.治验

吕某，男，34 岁，职员。2017 年 12 月 11 日初诊。患者自述于 10 天前因进食火锅后喝冰镇啤酒 4 瓶，后出现打嗝、反酸症状，未予重视，自服奥美拉唑肠溶胶囊（具体药量不详），此后症状时好时坏，2 天前因纳凉后上症发作加剧，遂来就诊。症见呃逆频发，呃呃连声，胃寒，喜暖喜按，反酸，烧心，口渴，心下痞硬，恶心吐涎，纳差不欲食，眠差，小便短赤，大便溏，日 1 ～ 3 次。舌红苔黄白腻，脉弦滑。查胃镜示浅表性胃炎。

中医诊断：呃逆（胃虚痰阻，寒热错杂证）。

西医诊断：浅表性胃炎，膈肌痉挛。

治疗：予丁香柿蒂汤、橘皮竹茹汤、旋覆代赭汤治疗。服 7 剂后，呃逆有所缓解，心下痞硬、反酸烧心较前减轻，夜能入寐，小便正常，余症皆有所改善。再服 7 剂，偶有呃逆，心下痞硬、恶心吐涎消失，仍偶有反酸烧心，余症亦瘥。上方减旋覆代赭汤，又服 7 剂，诸症尽退。

按：患者饮食不节，损伤胃气，复加纳凉诱发，致中焦气机逆乱，形成胃虚痰阻、寒热错杂之呃逆。症见呃逆频发、胃寒喜暖、反酸烧心、口渴溲赤、心下痞硬、舌红苔黄白腻、脉弦滑。

予患者丁香柿蒂汤合橘皮竹茹汤合旋覆代赭汤。其中丁香柿蒂汤中丁香温胃散寒，柿蒂降逆止呃，人参补益胃气，生姜温中止呕；针对胃寒呃逆、喜暖喜按之虚寒呃逆。橘皮竹茹汤中橘皮理气和胃，竹茹清热化痰，人参、甘草、大枣益气和中，针对反酸烧心、口渴舌红之痰热上扰。旋覆代赭汤中旋覆花消痰下气，代赭石重镇降逆，半夏化痰散结，人参、甘草、大枣补虚和胃。三方合用，7 剂后呃逆减轻，14 剂后痞硬消失，21 剂诸症尽退。

本例为胃虚痰阻、寒热错杂之呃逆，以丁香柿蒂汤、橘皮竹茹汤、旋覆代赭汤寒温并用、升降同调、身心同治，患者症状改善。提示临床对顽固性呃逆伴寒热错杂者，须辨虚实寒热，重镇药须佐以补益，身心同治是增效关键。功能性呃逆常与焦虑有关，治疗须结合心理干预，避免患者因过度关注症状加重呃逆，体现"形神合一"的中医整体观。

十、四磨汤

1. 出处

《严氏济生方》：治七情伤感，上气喘息，妨闷不食。

2. 药物组成

党参 15g，槟榔 15g，沉香 5g，乌药 10g。

3. 功效

破滞行气，降逆止呕，宽胸散结。

4. 方证

呃逆，声音洪亮，喘急上气，胸膈烦闷，心下痞硬，纳差，苔白，脉弦。

5. 病机

七情所伤，肝气郁结。

6. 治验

王某，男，43 岁。2017 年 4 月中旬以呃逆 2 个月为主诉初诊。自述平素性格刚直，急躁易怒，于2017年3月与同事发生口角后辞职待业，后常觉胸闷，偶呃逆，未予重视，近日逐渐加重，遂来就诊。症见呃逆，声音响亮，胸闷，牵及后背痛，烦躁不安，气急，欲呼之喊之则快，纳少，眠一般，小便黄，大便秘结，3日一行。舌略暗苔白腻，脉弦。

中医诊断：呃逆（气郁腑实证）。

西医诊断：膈肌痉挛。

治疗：予四磨汤、柴胡疏肝汤合小承气汤。服5剂后，呃逆减轻，胸胀缓解，气息平稳，大便1～2日一行。再服7剂，偶有呃逆，胸胀、易怒消失，余症稍缓解。又服7剂，以固其效。

按：患者性格刚直，因职场冲突致情志郁结，肝气横逆犯胃，胃气不降反升，形成"气郁腑实"之顽固性呃逆。症见呃逆响亮、胸闷牵背、烦躁气急、大便秘结、小便黄、舌暗苔白腻、脉弦。

予患者四磨汤合柴胡疏肝汤合小承气汤，其中四磨汤针对"呃逆响亮、气急欲喊"之气逆动膈，可破滞降逆，补气扶正。柴胡疏肝汤中柴胡、香附疏肝解郁，川芎、枳壳行气活血，白芍柔肝缓急，针对胸闷牵背、烦躁易怒之肝气郁结，可条达气机，缓解情志症状。小承气汤中大黄泄热通便，厚朴、枳实破气消痞。针对大便秘结、小便黄之气郁腑实，可通腑泄热，引气下行，三方合用，5剂呃逆减轻，14剂胸胀易怒消失，21剂诸症尽退，体现"疏肝、降逆、通腑"三位一体之效。

本例为气郁腑实之顽固性呃逆，以柴胡疏肝汤、四磨汤、小承气汤三方合用。提示临床对情志诱发、腑实内结之呃逆，应调气机、通腑实、治身心三法并举，方可标本兼顾，疗效持久。

第三节　小结

《灵枢·本神》云："脾愁忧而不解……四肢不举，毛悴色夭，死于春。"李东垣谓："内伤脾胃，百病由生。"张子和言："中州食杂，而多酒疸、食痨、中满、留饮、吐酸、腹胀之病。盖中州之地，土之象也，故脾胃之病最多。"脾胃为万物生长之母，血为其浓厚而生，气为其轻清而化。饮食不节，起居失宜，情志失调，伤于脾胃，损及源泉，气血生化乏源，气虚难于固摄温煦，血虚失于营养濡润，气血虚损则为病，其根在于脾胃虚弱。甘味入脾，脾气虚食甘味以补之，党参甘平，为临床治疗脾气虚证的常用药。

根据脾气虚兼证的不同，在四君子汤的基础上加减应用。中焦脾胃气虚，予四君子汤以补气健脾；脾胃气虚，清气下陷，气虚发热，予补中益气汤以补中益气，升阳举陷，甘温除热；脾胃气虚，健运失职，湿浊内盛，予参苓白术散以益气健脾，渗湿止泻；气血两虚，予八珍汤以益气养血；脾虚气滞，升降失常，予枳实消痞丸以行气消痞，健脾和胃；脾胃虚弱，食积内停，郁而化热，予健脾丸以健脾和胃，消食止泻。

脾胃病常见呃逆的发生，以气逆上冲作响，难以自制为主要表现。呃逆，古称之为"哕"，俗称打嗝，由饮食、情志、外邪等原因导致胃失和降、胃气上逆动膈引起，病位在膈。《丹溪心法》云："古谓之哕，近谓之呃，乃胃寒所生，寒气自逆而呃上。亦有热呃，亦有其他病发呃者。"《景岳全书》曰：呃逆之大要亦（橘皮竹茹汤，丁香柿蒂汤）均含有党参，且治疗为三者而已，一曰寒呃，二曰热呃，三曰虚脱之呃。

如下四方（橘皮竹茹汤、丁香柿蒂汤、旋覆代赭汤、四磨汤）治疗呃逆疗效俱佳，其中党参既可健脾补中，益气扶正，又可防止余药降逆行气而耗气伤正。《证治准绳》云："伤寒及滞下后，老人、虚人、妇人产后，多有呃逆症者，皆病深之候也。"呃逆可由外邪、饮食、情志等诸多因素引起，但其根本病机为胃失和降、胃气上逆动膈所致，故运用祛除病邪、扶正补虚、调畅情志的方法，最终达到理气和胃、降逆止呃的目的。

/ 第九章 /

黄芪类方

第一节　概述

何谓经典？常念为经，常数为典。经典就是经得起重复，常被人想起，不会忘记。何谓王道？《尚书·洪范》曰："无偏无党，王道荡荡。"是指以仁义治天下，以德服天下的方法。在《中药大辞典》5767味中药中可以称为"经典王道之药"的当属黄芪。黄芪的药用历史已有2000多年，始见于马王堆汉墓出土的"五十二病方"。《神农本草经》列其为上品。《本草纲目》中释其名曰："耆，长也。黄耆色黄，为补药之长，故名。"今俗称黄芪。

正气在发病中起主导作用，而黄芪为补正气之首选药物。正气存内，邪不可干，邪之所凑，其气必虚。若正气不足，其气必虚，虚则易感邪而发病。黄芪具有三大功效：一是益气，即固表敛汗固脱，补肺脾之气，治疗气虚、气陷、气脱，便血崩漏；二是利水消肿，可治疗水肿；三是托疮生肌，可治疗痈疽难溃，久溃不敛。生用偏于走表，炙用偏于走里。

根据对我国古代名中医学术经验调查统计显示，黄芪是我国名中医最擅长使用的药物。如张仲景运用黄芪桂枝五物汤治疗血痹，肌肤麻木不仁，用黄芪建中汤治疗虚劳里急腹痛；孙思邈用内补黄芪汤治痈疽溃后气血两虚证；《太平惠民和剂局方》载有牡蛎散治疗体虚自汗盗汗证；李东垣运用补中益气汤治疗多种气虚证，用当归六黄汤治疗潮热盗汗；薛己运用归脾汤治疗心悸失眠、便血或崩漏证；王清任运用补阳还五汤治疗中风后半身不遂；张锡纯运用黄芪膏、清金益气汤治疗虚劳，用固冲汤治疗血崩、月经过多证。历代医家处方无不以黄芪为主药，黄芪特有的功效被医学界推崇并在临床广泛运用。

在黄芪用量上，诸多医家主张大剂量重用，国医大师邓铁涛重用黄芪

120g 治疗重症肌无力；国医大师张志远制益气消脂饮，方中重用黄芪 180g 治疗单纯性肥胖，他认为黄芪用量应以 150 ～ 250g 为宜，若少于 60g 则益气、消水、消脂作用较差；国医大师朱良春用黄芪 30 ～ 60g 与地龙 10 ～ 15g 配伍，治疗慢性肾炎久病损耗精血、脉络瘀滞的患者；陕西中医药大学附属医院雷根平教授用黄芪 100 ～ 150g 与益母草 90 ～ 120g 配伍，治疗特发性水肿，他认为利水是黄芪最突出的功效，适用于肾性水肿、心源性水肿、肝源性水肿、甲状腺功能低下之水肿、中风之病侧水肿。因黄芪作用较为缓和，且副作用少，可以长期大剂量服用，所以被称为"王道之药"。

第二节　类方举要

一、补中益气汤

1. 古方论选

《内外伤辨惑论》：气高而喘，身热而烦，其脉洪大而头痛，或渴不止，其皮肤不任风寒而生寒热。

《医方考》：劳倦伤脾，中气不足，懒于言语，恶食溏泄，日渐瘦弱者，此方主之。饥困劳倦，中气虚弱者，此方主之。

2. 药物组成

黄芪 50g，党参 10g，炒白术 10g，当归 20g，柴胡 10g，炙甘草 10g，陈皮 10g，升麻 10g。

3. 功效

补中益气，升阳举陷。

4. 方解

本方重用黄芪，味甘、微温，入脾肺经，既能补脾益气，托清阳上行而举陷，又能益气养肺，充皮毛而固表实卫，通达内外，为君药；人参、白术甘温益气，补益脾胃促运化，为臣药，与黄芪合用，以增强补益中气之功；当归养血和营，气血同源，养血以助益气；陈皮理气和胃，既调畅中焦气机，以助升阳之效，又于补气之中佐以理气，使补而不滞，共为佐药；小剂量柴胡、升麻升举下陷之清阳，协助君药以升提下陷之中气，为使药，《本草纲目》谓："升麻引阳明清气上升，柴胡引少阳清气上行，此乃禀赋虚弱，元气虚馁，及劳役饥饱，生冷内伤，脾胃引经最要药也。"炙甘草调和诸药，亦为使药。诸药合用，使气虚得补，气陷得升，则诸症自愈，气虚发热者，亦借甘温益气而除之。

5. 方证

饮食无味，少气懒言，体倦乏力，面色萎黄，动则气促，大便溏薄，小便不利，舌淡苔白，脉虚软无力；或气虚发热，气高而喘，身热而烦，渴喜热饮；或脏器脱垂，久泻久痢，崩漏等。

6. 病机

脾胃气虚，清阳下陷。

7. 加减应用

胃气失和，痞闷不舒者，合枳术丸（《脾胃论》）以和胃理气，消食除胀；大便溏泄者，合参苓白术散（《太平惠民和剂局方》）以健脾止泻。

8. 治验

齐某，男，50 岁，农民。2016 年 3 月 25 日下午在当地医院住院期间电话求治。基本情况是患者平素身体健康，3 个月前因发热、咳嗽而现晕厥，曾于当地、沈阳、北京等多家中西医医院奔波求治无效，病情反复，晕厥不省人事，每次可持续数分钟或近半个小时，家人已准备后事。症见咳嗽，发热，体温 38.5℃，每咳而极度乏力现晕厥，呼吸气微，呼之不应，渐醒后周身瘫软如泥，不能自主，小便频少，大便溏薄，日 2～3 次。因电话沟通无法望舌切脉。

中医诊断：厥证（气虚厥逆证）。

西医诊断：咳嗽晕厥综合征。

治疗：通话后，以手机短信形式发送补中益气汤合止嗽散处方 3 剂。当晚服药 2 小时后，热退大半，咳嗽减轻，夜半继服 1 次，热退咳止，无晕厥症状。晨起电话告知，神清语明，体力可支，并自行出院。日后来我科门诊以补中益气汤为基础方加减治疗月余，再未复发。治疗 3 个月后，状如常人，寿服及灵堂用品尽燃。

按： 西医学认为咳嗽晕厥综合征（CSS）的发病机制可能是：①脑循环障碍导致脑缺血学说：咳嗽期间胸腹压升高导致静脉回流障碍，脑血循环不足，或胸腹压升高造成脑脊液压力升高，压迫颅内血管，造成脑缺血。②反射学说：咳嗽时来自喉或颈动脉窦的迷走神经冲动抑制心脏，使心动过缓、血压下降，造成脑缺血而发生晕厥。③脑震荡学说：咳嗽使脑脊液压力升高，使大脑受压产生震荡样作用。对 CSS 的治疗主要是应用抗炎、镇咳、祛痰、活血药物，当合并出现心脑血管疾病时，安装心脏起搏器及行血管搭桥手术等治疗，效果尚不理想。

而中医学认为咳嗽晕厥综合征归属厥证"气虚厥"的范畴，是由于气机逆乱，升降失常，阴阳气不相顺接，而致手足厥冷（热），突然昏倒而能复苏为主要表现的一种病证。《类经·厥逆》曰："厥者，逆也，气逆则乱，故忽为眩仆脱绝，是为厥……轻者渐醒，重者即死，最为急候。"《史记·扁鹊仓公列传》中详细记载了"扁鹊治虢太子暴疾尸厥之病"，扁鹊认为虢太子之病是阴阳交通出了问题，是尸厥、假死之疾，因此他运用针刺、推拿导引等法，使虢太子体内的阴阳交通恢复正常，之后又运用中药使虢太子的气血畅通，令太子"但服汤二旬而复故"。

本病例中，患者为中年男性，久咳耗伤肺气，肺气亏虚，升降失常，不能助心行血，心血不能上荣于脑，而发为晕厥。子盗母气，脾虚清阳陷于下焦，郁遏不达而发热。方用补中益气汤既可升阳举陷，甘温益气而除大热，又可补脾益气，恢复气血生化之源；合用止嗽散急则治其标。两方相合，脾肺双补，脾气得升，肺气得降，则咳止晕停。

二、防己黄芪汤

1. 出处

《金匮要略·痓湿暍病脉证治》：风湿，脉浮身重，汗出恶风者，防己黄芪汤主之。

《金匮要略·水气病脉证治》：风水，脉浮身重，汗出恶风者，防己黄芪汤主之。

2. 药物组成

防己 15g，黄芪 50g，炙甘草 10g，白术 20g，生姜 10g，大枣 10g。

3. 功效

益气固表，健脾利湿。

4. 方解

本方所治风水或风湿，乃因表虚卫气不固，风湿之邪伤于肌表，水湿郁于肌腠所致。风性开泄，表虚不固，营阴外泄则汗出，卫外不密故恶风；湿性重浊，水湿郁于肌腠，则身体重着，或微有浮肿；内湿郁于肌肉、筋骨，则肢节疼痛；舌淡苔白、脉浮为风邪在表之象。风湿在表，当从汗解，表气不足，则又不可单行解表除湿，只宜益气固表与祛风行水并施。

方中防己辛苦，辛能散，功可祛风，苦能泻，利水消肿，合黄芪益气固表兼可利水，共为君药，两者相合，一祛风，一利水，一补正，一祛邪，使祛风除湿而不伤正，益气固表而不留邪，令风湿可去，表虚得固；白术补气健脾祛湿，助防己祛风行水之功，增黄芪益气固表补虚之力，为臣药；生姜、大枣调和营卫，甘草和中，调和诸药，为佐使药。

5. 方证

汗出恶风，劳倦乏力，身重微肿，或肢节疼痛，小便不利，舌淡苔白，脉浮。

6. 病机

表虚不固，水湿内停。

7. 加减应用

水湿偏盛，手足厥寒，腰以下肿者，合真武汤（《伤寒论》）以温阳利水；一身悉肿者，合越婢加术汤（《伤寒论》）以发汗利水。

8. 治验

李某，女，58 岁，2017 年 2 月 25 日以腹胀 1 个月为主诉来诊。患者平素体倦乏力，既往有乙型肝炎病史 30 余年，乙肝肝硬化病史 8 年，规律口服抗病毒药物 2 年，病情控制尚可。1 个月前因感寒后出现腹胀伴腰以下肿，自行口服利尿药后，症状虽缓解但时有反复，为系统治疗来诊。症见腹胀，乏力气短，恶风，腰以下肿，畏寒肢厥，心下悸动不宁，筋肉瞤惕，纳少，眠可，小便黄，量少，24 小时尿量约 800mL，大便稀，日 2 ～ 3 次。舌淡，苔薄白，脉沉细。乙肝病毒标志物阳性，肝功能呈中度改变。查消化系统彩超示肝硬化，腹腔积液（中等量）。

中医诊断：臌胀（表虚不固，阳虚水泛证）。

西医诊断：肝炎肝硬化（乙型，失代偿期），腹腔积液，低蛋白血症，电解质代谢紊乱（低钾、低钠、低氯血症）。

治疗：在基础治疗（规范口服核苷类抗病毒药、利尿药，保肝降酶，补充白蛋白，纠正电解质紊乱等）前提下，予防己黄芪汤合真武汤。服用10剂后，患者腹胀、腰以下肿逐渐减轻，余症有所缓解，24小时尿量约1600mL。复查腹部彩超示腹部可见液性暗区，最大深径2.5cm，为少量腹水。上方辨证加减10剂，腰以下轻度浮肿，偶有腹胀，乏力气短、手足厥寒等症状较前明显好转，大便成形，日2次。复查肝功能大致正常，腹部彩超未见液性暗区。继服防己黄芪汤原方7剂，以固其效。

按：患者乙型肝炎病史30年，肝硬化失代偿期8年，长期抗病毒治疗虽控制病毒复制，但正气已虚，脾肾阳虚，气化无权，水湿内停。1个月前外感寒邪，进一步损伤卫阳，致表虚不固，水湿泛滥，形成阳虚水泛、表虚不固之臌胀。症见腹胀、腰以下肿、畏寒肢厥、心下悸动、筋肉眴惕、小便短少、大便稀溏、舌淡苔薄白、脉沉细。

予患者防己黄芪汤固表利水，合真武汤温阳化气。防己黄芪汤，针对恶风、乏力、腰以下肿之表虚水泛，可益气固表、利水消肿，改善低蛋白血症、电解质紊乱。真武汤中附子温肾助阳，白术、茯苓健脾利水，白芍敛阴和营，生姜温散水气，针对畏寒肢厥、小便短少、脉沉细之脾肾阳虚，可温阳化气、利水消肿，促进腹水消退、改善肝功能。两方合用，10剂后尿量增至1600mL/24h，腹水减少；20剂后腹水消失，肝功能正常。

本例为阳虚水泛、表虚不固之肝硬化腹水，以防己黄芪汤合真武汤治疗。提示临床对肝硬化腹水伴阳虚表虚者，应温阳为基、固表为枢、利水为标、身心同调，也要规范抗病毒、利尿、补充白蛋白、纠正电解质，与中药协同，体现"中西医结合，优势互补"的现代治疗理念。

三、黄芪桂枝五物汤

1. 出处

《金匮要略·血痹虚劳病脉证并治》：血痹，阴阳俱微，寸口关上微，尺中小紧，外证身体不仁，如风痹状，黄芪桂枝五物汤主之。

2. 药物组成

黄芪 50g，桂枝 30g，白芍 20g，生姜 10g，大枣 10g。

3. 功效

益气温阳，和血通痹，祛风散邪。

4. 方解

《素问·痹论》曰："营气虚，则不仁。"故以益气温经，和血通痹立法。方中黄芪为君，甘温益气，补在表之卫气；桂枝散风寒而温经通痹，与黄芪配伍，益气温阳，和血通经，桂枝得黄芪益气而振奋卫阳，黄芪得桂枝固表而不致留邪，芍药养血和营而通血痹，与桂枝合用，调营卫而和表里，两药为臣；生姜辛温，疏散风邪，以助桂枝之力；大枣甘温，养血益气，以资黄芪、芍药之功，与生姜为伍，又能和营卫，调诸药，以为佐使。方药五味，配伍精当，共奏益气温经、和血通痹之效。

5. 方证

肢体无力，酸痛，活动不灵，肌肤麻木不仁，自汗，恶风，身重微肿，小便不利，舌质暗淡，脉微涩。

6. 病机

气虚血滞，外感风寒。

7. 加减应用

气虚甚者，合四君子汤（《太平惠民和剂局方》）加强益气之功；血虚甚者，合四物汤（《仙授理伤续断秘方》）以养血补血；兼见肌肤麻木不仁且刺痛、舌质紫暗等瘀血表现者，合桃仁、红花以活血通络；肢节麻木甚者，合止痉散（《流行性乙型脑炎中医治疗法》）以祛风通络。

8. 治验

张某，女，36 岁。2016 年 11 月 15 日以畏寒肢冷、双手指尖苍白 2 年为主诉就诊。患者自述平素体弱多病，于 2 年前因感受风寒之后出现畏寒肢冷，双手指尖苍白，遇热后可暂时缓解，未予重视及治疗，后每因遇寒上述症状反复发作，且逐渐加重，因双手指尖遇寒变白，疼痛难忍，就诊于某医院，经系统诊查诊断为雷诺综合征，予口服止痛药治疗，未见明显好转。近日因双手疼痛剧烈，影响正常生活，苦不堪言，遂来就诊。症见畏寒肢冷，神疲乏力，双手指尖肿胀苍白，麻木僵硬，刺痛难忍，纳可，夜不能寐。小便频，夜尿 3 ～ 4 次，大便略干，1 ～ 2 日一行。舌质紫暗，苔薄白，脉沉细涩。

中医诊断：痹证（气虚阴盛，瘀血阻络证）。

西医诊断：雷诺综合征。

治疗：予黄芪桂枝五物汤合补阳还五汤、四逆汤，10 剂。服上药后患者双手麻木、疼痛症状减轻，头晕症状减轻，余症均有所改善；故予上方继服 10 剂，患者双手肿胀明显好转，遇寒双手苍白、疼痛症状发作次数较前减少；后予上方辨证加减诊治 2 个多月，诸症悉除，精神倍佳。

按：患者素体虚弱，卫阳不固，2 年前外感风寒后寒邪深伏经脉，阳气被遏，气血凝滞，终成气虚阴盛、瘀血阻络之痹证。症见畏寒肢冷、神疲乏力、指尖苍白肿胀、麻木刺痛、夜尿频繁、舌紫暗脉沉涩。

予患者黄芪桂枝五物汤合补阳还五汤合四逆汤。黄芪桂枝五物汤，针对气虚畏寒、肢端麻木之营卫不和，可益气温阳，调和气血。补阳还五汤中重用黄芪补气，归尾、赤芍、川芎、桃红活血，地龙通络，针对瘀血刺痛、舌紫脉涩之脉络痹阻，可补气活血，化瘀通络。四逆汤中附子回阳救逆，干姜温中散寒，甘草调和药性。针对阴寒凝滞、肢厥苍白之寒凝血瘀，可温阳散寒，助血行瘀。三方合用，10 剂后疼痛减轻，20 剂后发作减少，2 个月后诸症悉除，体现益气温阳、活血通络之效。

本例为气虚阴盛、瘀血阻络之雷诺综合征，以黄芪桂枝五物汤、补阳还五汤、四逆汤三方合用。提示临床对寒凝血瘀型雷诺综合征，活血须以补气为先，身心同治是长效关键。

四、当归六黄汤

1. 出处

《兰室秘藏》：治盗汗之圣药也。

2. 药物组成

当归 20g，生地黄 15g，黄连 5g，黄芩 10g，黄芪 50g，熟地黄 15g，黄柏 5g。

3. 功效

滋阴泻火，固表止汗。

4.方解

当归六黄汤配伍特点为养血育阴与泻火清热并进，益气固表与育阴泻火相合。方中当归味甘、辛，性温，归肝、心、脾经，功能补血养心，合生地黄、熟地黄入肝肾经以滋阴生津，三药合用，使肾水充足，与心阴共同涵养心阳而制心火，为君药；黄连苦寒，善清中焦之火，合黄芩清上焦之火、黄柏泻下焦之火，使三焦虚火得降，阴血安宁，共为臣药；倍用黄芪以益气固表、止汗固阴，为佐药。诸药合用，共奏滋阴泻火、固表止汗之效。

5.方证

潮热盗汗，面赤心烦，口干唇燥，大便干，小便黄，舌红苔黄，脉细数。

6.病机

阴血不足，虚火内生，津液外泄。

7.加减应用

自汗甚者，合牡蛎散（《太平惠民和剂局方》）以敛阴止汗，益气固表；夜热早凉，热退无汗者，合青蒿鳖甲汤（《温病条辨》）以养阴透热。

8.治验

丁某，女，52岁，农民。2017年7月15日以烘然汗出1年余为主诉来诊。患者自述2年前绝经后间断出现腰膝酸软、乏力、易感冒等症状，因未影响正常劳动，故未予重视。近1年曾多次出现烘然汗出，稍有活动则汗出加重而汗流浃背、浸湿衣衫，且反复发作，致其心中烦闷不已、坐卧不安，久之出现手足心热、口干唇燥等症状，已影响正常劳动，遂至我工作室就诊。症见乏力，烘然汗出，动则尤甚，夜间明显，常浸湿衣被，心烦口干，腰膝酸软，纳可，眠差多梦，入睡困难、易醒，小便略黄，大便质干，2日一行。舌红，苔黄微腻，脉细数。

中医诊断：汗证（阴虚火旺证）。

西医诊断：更年期综合征。

治疗：予当归六黄汤合牡蛎散、玉屏风散，7剂。服药后汗出次数明显减少，余症均有所改善，心情随之舒畅。予上方继服7剂，汗出渐止，稍有乏力。减牡蛎散，处方7剂，余症悉除，其间未再感冒。减玉屏风散，予当归六黄汤10剂，诸症尽退。

按：患者绝经后天癸竭，肾精亏虚，水不制火，虚火内扰，形成阴虚火旺、腠理失固之汗证。症见烘然汗出，动则尤甚，夜间浸湿衣被，心烦口干，腰膝酸软，眠差多梦，舌红苔黄腻，脉细数。

予患者当归六黄汤合牡蛎散合玉屏风散。当归六黄汤针对阴虚火旺、烘汗夜甚之虚火迫津，可滋阴泻火、固表止汗。合牡蛎散，其中牡蛎潜阳敛汗，黄芪、麻黄根固表止汗，浮小麦养心除烦，针对汗出浸衣、心烦失眠之腠理失固，可加强固摄之力、安神除烦。合玉屏风散，其中黄芪补气固表，白术健脾实卫，防风走表御邪，针对易感冒、动则汗透之卫表不固，可益气固表，预防外邪。三方合用，7 剂汗减，14 剂汗止，21 剂诸症悉除，体现滋阴、固表、安神协同之效。

本例为阴虚火旺、腠理失固之更年期汗证，上述三方合用，提示临床对更年期阴虚火旺型汗证，应滋阴降火为基，固表止汗为枢，身心同调为全，特别是要注意更年期症状与焦虑互为因果，治疗须结合心理干预，配合生活方式调整。

五、益气聪明汤

1. 古方论选

《医方集解》：五脏皆禀气于脾胃，以达于九窍；烦劳伤中，使冲和之气不能上升，故目昏而耳聋也。

《东垣试效方》：凡医者，不理脾胃，及养血安神，治标不治本，是不明正理也。

2. 药物组成

黄芪 50g，蔓荆子 15g，升麻 15g，黄柏 10g，白芍 20g，炙甘草 15g，葛根 10g，人参（党参代）15g。

3. 功效

升举清阳，补中益气，泻火通窍。

4. 方解

方中黄芪、党参温补脾阳，意在治本，为君药；葛根、升麻、蔓荆子入阳明经，鼓舞胃气，上行头目，为臣药；白芍养血平肝，黄柏清热泻火，补肾生水，共为佐药；炙甘草健脾和胃，调和诸药，为使药。诸药合用，可使中气得补，清阳得升，肝肾受益，脾胃调和，耳聋目障，诸症获愈，久服可令精神过倍，元气自益，身轻体健，耳目聪明。

《医方集解》云："五脏皆禀气于脾胃，以达于九窍；烦劳伤中，使冲和之气不能上升，故目昏而耳聋也。"十二经清阳之气，皆上于头面而走空窍，因饮食劳役，脾胃受伤，心火太盛，则百脉沸腾，邪害空窍矣。参、芪甘温以补脾胃；甘草甘缓以和脾胃；干葛、升麻、蔓荆子轻扬升发，能入阳明，鼓舞胃气，上行头目。中气既足，清阳上升，则九窍通利，耳聪而目明矣；白芍敛阴和血，黄柏补肾生水。盖目为肝窍，耳为肾窍，故又用二者平肝滋肾也。

5. 方证

头晕乏力，头晕目眩，耳聋耳鸣。

6. 病机

脾胃气虚，清阳不升。

7. 加减应用

痰浊上扰清窍者，合半夏白术天麻汤（《医学心悟》）以化痰息风，健脾祛湿。

8. 治验

丁某，男，46 岁，农民。2017 年 9 月 22 日初诊。患者自述 10 天前因晨起弯腰下地穿鞋猛然起身时，突然出现头晕目眩，耳聋耳鸣，伴恶心呕吐，呕吐物为胃内容物，欲动不能，稍动即眩晕加重，经休息一段时间后上症缓解，曾于某医院诊断为"梅尼埃病"并予对症治疗。此后病情反复发作，且伴发症状逐渐加剧，遂来就诊。追问病史，患者平素饮食不节，劳作繁忙，有胃脘部疼痛病史，未予重视及治疗。症见头晕头痛，乏力，目眩，耳聋耳鸣，恶心呕吐，呕吐物为胃内容物，腹胀，纳差，眠差，小便可，大便不成形，日 2 次。舌质红，苔白腻，脉弦缓。血压 100/75mmHg，双眼球震颤。

中医诊断： 眩晕（脾失健运，风痰上扰证）。

西医诊断： 梅尼埃病。

治疗： 予益气聪明汤合半夏白术天麻汤，7 剂。服药后患者恶心、呕吐次数明显减少，余症均有缓解。继服 7 剂，头晕目眩、耳聋耳鸣、恶心呕吐等症状消失，稍感乏力、腹胀。上方辨证加减 7 剂，服毕诸症悉愈。

按： 患者长期饮食不节，劳倦过度，损伤脾胃，运化失职，湿浊内停，聚而成痰；复因体位骤变，引动肝风，风痰上扰，蒙蔽清窍，发为眩晕。症见头晕目眩、耳聋耳鸣、恶心呕吐、腹胀纳差、大便溏薄、舌红苔白腻、脉弦缓，西医梅尼埃病与中医脾失健运、风痰上扰高度契合。

予患者益气聪明汤合半夏白术天麻汤。益气聪明汤针对脾虚失运、清阳不升之本虚，可健脾益气、升清开窍，改善头晕乏力、耳鸣耳聋。半夏白术天麻汤中半夏、白术、茯苓化痰健脾，天麻息风止眩，橘红理气化痰。针对风痰上扰、浊阴不降之标实，可化痰息风、降逆止呕，缓解恶心呕吐、眼球震颤。两方合用，7剂呕止晕减，14剂眩晕耳鸣消失，21剂诸症悉愈，体现标本兼顾、升清降浊之效。

本例为脾虚失运、风痰上扰之梅尼埃病，以益气聪明汤合半夏白术天麻汤治疗。提示临床遇到梅尼埃病须辨是否为脾虚风痰，如体位性眩晕须防复发，眩晕反复发作易致焦虑，治疗须结合前庭康复、心理疏导、饮食调护，方能根治。

六、黄芪建中汤

1. 出处

《金匮要略·血痹虚劳病脉证并治》：虚劳里急，诸不足，黄芪建中汤主之。

《内外伤辨惑论》：若脉弦，气弱自汗，四肢发热，或大便泄泻，或皮毛枯槁，发脱落，从黄芪建中汤。

2. 药物组成

黄芪50g，桂枝20g，大枣10g，生姜10g，饴糖15g，白芍30g，炙甘草10g。

3. 功效

温中补虚，和里缓急。

4. 方解

《金匮要略心典》云："中气立则营卫流行而不失其和。"本方中黄芪甘温，补益健脾，饴糖甘温，益脾气、养脾阴，并能缓肝之急，温补中焦，共为君药；芍药用量倍于桂枝，意在加强养肝阴、缓肝急之效，使桂枝走里不走表，桂枝走里以温通脾阳，脾阳得通则腹痛得止，共为臣药；饴糖甘温，守而不走，起效慢，药力持久，桂枝辛温，走而不守，起效快，但不持久，桂枝与饴糖配伍，使药效快捷以止腹痛，又可令药力持久以温养中气；甘草既能助饴糖、桂枝辛甘化阳而温阳益气，又合芍药酸甘化阴以和阴缓急，生姜温中和胃、大枣补脾益气，合用可升腾中焦之气，共为佐使药。诸药合用，共奏温中补虚、缓急止痛之功。

5.方证

里急腹痛，喜温喜按，形体消瘦，面色萎黄，喘促短气，容易汗出，纳差，大便溏薄，舌质淡红或暗，脉虚无力。

6.病机

中气虚寒，阴阳气血俱虚。

7.加减应用

泛吐清水较重者，合苓桂术甘汤（《金匮要略》）以温胃化饮；兼见畏寒、手足厥冷、呕吐剧烈等阴寒内盛表现者，合附子理中汤（《三因极一病证方论》）以温中散寒；兼见脘腹胀满、肢体沉重、倦怠嗜卧等湿滞脾胃表现者，合平胃散（《太平惠民和剂局方》）以健脾祛湿；兼见腰膝酸软、头晕目眩、形寒肢冷等肾阳虚证表现者，合肾气丸（《金匮要略》）以温阳补肾。

8.治验

孙某，男，35岁，干部。2017年2月26日初诊。患者自述平素工作压力较大，业务繁忙，常饮酒应酬。近1年出现胃脘部隐痛，怕凉，倦怠乏力，口干，口臭，于当地医院行胃镜示慢性浅表性胃炎伴糜烂，经多方求治，症状虽有缓解，仍时发时止。3天前，不慎于食，又复感寒，引发痼疾。症见胃脘部疼痛，喜温喜按，倦怠乏力，反酸，烧心，口干，口臭，眠差。小便可，大便溏薄，日2～4次。舌淡苔白，舌边有齿痕，脉沉细无力。

中医诊断：胃脘痛（寒热错杂证）。

西医诊断：慢性浅表性胃炎伴糜烂。

治疗：予黄芪建中汤合泻黄散，7剂。服药后患者胃脘部疼痛减轻，反酸、烧心、口臭均有缓解，但胃脘部仍怕凉，大便溏薄，矢气频，予上方加荜茇5g，7剂，以温中下气止痢。患者胃脘部隐痛、怕凉明显好转，矢气明显减少，反酸、烧心、口臭基本消失，精神及食欲佳，大便成形，日1次。继服上方加减7剂，诸症悉退，嘱其日后规律饮食，切忌食不果腹，暴饮暴食。

按：患者长期高压工作，饮酒无度，饮食失节，脾胃先伤，气血生化不足，渐成气虚失煦、寒热错杂之胃脘痛。症见胃脘隐痛、喜温喜按、倦怠乏力、舌淡有齿痕、脉沉细，提示中焦阳气不足、温养失职；反酸烧心、口干口臭、大便溏薄，提示酒湿久郁化热、伏火内蕴；眠差、焦虑，提示胃痛反复发作导致情志失调，形成"生理－心理"恶性循环。胃镜示慢性浅表性胃炎伴糜烂，与中医气虚夹热、寒热错杂高度契合。

予患者黄芪建中汤温中补虚，合泻黄散泻脾胃伏火。黄芪建中汤，针对胃脘隐痛、喜温喜按、倦怠乏力之脾胃虚寒之象。泻黄散中石膏、栀子清泻脾胃伏火，藿香芳香化湿，防风升散郁热，甘草调和诸药。针对口干口臭、反酸烧心之湿热内蕴，可清热泻火、化湿醒脾，消除伏火根源。两方合用，7剂痛减、烧心口臭缓解；加荜茇温中下气后，14剂诸症大减，大便成形；21剂诸症悉退。

本例为脾胃气虚、寒热错杂之慢性糜烂性胃炎，以黄芪建中汤合泻黄散治疗。提示临床对寒热错杂型胃病，应以温中补虚为基、清热泻火为枢。特别强调生活方式重塑为根，要戒酒、规律三餐、忌暴饮暴食，犹如"源头截流"，杜绝湿热再生。

七、归脾汤

1. 古方论选

《正体类要》：跌仆等症，气血损伤；或思虑伤脾，血虚火动，寤而不寐；或心脾作痛，怠惰嗜卧，怔忡惊悸，自汗，大便不调；或血上下妄行。

《严氏济生方》：治思虑过度，劳伤心脾，健忘怔忡。

2. 药物组成

黄芪50g，龙眼肉10g，炒白术10g，当归20g，茯神10g，党参10g，酸枣仁10g，远志10g，木香10g，炙甘草10g，生姜10g，大枣10g。

注：薛己的归脾汤是在《严氏济生方》归脾汤的基础上加当归、远志而成，沿用至今。

3. 功效

益气补血，健脾养心。

4. 方解

本方为治疗心脾气血两虚的常用方。方中以黄芪补气健脾，龙眼肉补气健脾、养心安神，共为君药；党参、白术益气健脾，与黄芪相配，加强补脾益气之功，当归滋养营血，与龙眼肉配伍，增加补血养心之效，共为臣药；茯神、酸枣仁、远志益智宁心安神，木香理气醒脾，与益气健脾药配伍，复中焦运化之功，又能防大量益气补血药滋腻碍胃，共为佐药；炙甘草补气健脾，调和诸药；生姜、大枣调和脾胃，以资化源，共为使药。诸药合用，共奏益气补血、健脾养心之功。为治疗思虑过度、劳伤心脾、气血两虚之良方。

本方的配伍特点是心脾同治，重在补脾；气血兼顾，重在补气。补气养血方中佐以木香，使全方补而不滞。使脾气旺而血有所生、有所摄，血脉充则神有所舍、血有所归，故方以归脾汤名之。

5. 方证

四肢无力，体倦食少，面色萎黄，心悸怔忡，健忘失眠，或便血，皮下紫癜，妇女崩漏，月经提前，量多色淡，舌淡，脉细弱。

6. 病机

心脾气血两虚，脾不统血。

7. 加减应用

血虚较甚，面色无华，头晕心悸者，合熟地黄、阿胶等以加强补血之功；便血、崩漏下血偏寒者，合黄土汤（《金匮要略》）以温阳止血；便血、崩漏下血偏热者，合槐花散（《普济本事方》）以清热止血。

8. 治验

孔某，女，48岁，以失眠健忘伴心悸2年余为主诉，于2017年2月11日就诊。患者平素性格内向，多愁善感，常觉心悸胆怯，少寐，曾于当地医院诊断为"神经官能症"，经对症口服药物治疗后有所缓解。半个月前因家庭琐事难解，思虑过度，诸症加剧而来就诊，追问病史，患者近1年月经不规律。症见头晕健忘，失眠多梦，神疲乏力，怠惰嗜卧，面色少华，心悸怔忡，经期延长，经量偏多，色淡有血块，小便清长，大便不成形。舌质淡苔少，脉细弱。末次月经2017年1月19日。血常规显示呈贫血象。

中医诊断：不寐，虚劳（心脾两虚，冲脉不固证）。

西医诊断：神经官能症，更年期综合征，贫血。

治疗：予归脾汤合固冲汤，7剂。服药后患者失眠多梦改善，精神状态好转，头晕乏力逐渐减轻，余症均缓解。基于此方辨证加减治疗近3个月，患者面色红润，失眠多梦明显好转，无心悸、肢冷汗出等症状。血常规恢复正常。

按：患者48岁，正值"七七"前后，任脉虚，太冲脉衰，天癸渐竭，脾肾阳气亏虚，冲任失于固摄，形成心脾两虚、冲任不固之虚劳不寐。症见失眠健忘，心悸怔忡，头晕乏力，面色少华，月经量多色淡，便溏溲清，舌淡苔少，脉细弱。西医神经官能症、更年期综合征、贫血与中医心脾两虚、冲任不固高度契合。

予患者归脾汤心脾双补，合固冲汤固摄冲任。归脾汤针对失眠健忘、心悸乏力、面色少华之心脾两虚，可益气补血、养心安神，改善睡眠与焦虑。固冲汤中的白术、黄芪补脾摄血，山茱萸、白芍益肾敛阴，龙骨、牡蛎、海螵蛸、棕榈炭、五倍子固冲止血，茜草化瘀止血。两方合用，7剂睡眠改善，精神好转；3个月后患者面色红润，血常规复常，诸症悉愈。

本例为心脾两虚、冲任不固之更年期虚劳不寐，以归脾汤合固冲汤治疗。提示临床对更年期心脾冲任俱虚者注重身心同治，更年期症状与焦虑、贫血互为因果，治疗须结合心理干预、饮食调护、运动放松，方能根治。

第三节　小结

临床上病机变化复杂多样，气虚证可发展为气血两虚、气阴两虚、阳气虚弱，或水饮、血瘀等，当出现气虚发热、气虚血瘀、气虚下陷、气虚津失等证时，根据"治病必求于本"的整体观念，治疗上当首选补气之长——黄芪的相关类方。

气虚发热者，可选用补中益气汤以补中益气，升阳举陷，甘温除热；气虚水饮内停者，可选用防己黄芪汤以益气祛风，健脾利水；阳气虚弱者，可选用黄芪桂枝五物汤以益气温经，和血通痹；气虚津失者，可选用牡蛎散以敛阴止汗，益气固表；气阴两虚者，可选用当归六黄汤以滋阴泻火，固表止汗；气虚里寒者，可选用黄芪建中汤以温中补气，缓急止痛；心脾两虚者，可选用归脾汤以益气补血，健脾养心。

上述诸方，皆重用黄芪，以扶助正气为目的，使正气存内，邪不可干。可见经典黄芪类方在改善机体功能活动，恢复机体内在动力，调节人体阴阳平衡中起着至关重要的作用，黄芪可谓是鼓舞机体之正气、防虚邪贼风内袭的王道之药。

/ 第十章 /

麦冬类方

第一节　概述

麦冬，又名麦门冬，自古以来都是食疗的"常客"，《神农本草经》将麦冬列为养阴润肺的上品。历来含有麦冬的方剂甚多，如养阴清肺汤、百合固金汤、麦门冬汤、沙参麦冬汤、竹叶石膏汤、玉女煎、一贯煎等，麦冬在其中皆扮演着重要角色。在方证的基础上，我们发现部分麦冬类方可形成一个治疗燥证的疾病体系，根据燥邪发作阶段及进展位置的不同，可用相应的麦冬类方治疗。

燥证有内燥和外燥之分，但津液耗伤是二者共同的基本病机。《通俗伤寒论》言"秋燥一证，先伤肺津，次伤胃液，终伤肝血肾阴"。初起阶段邪在肺卫，治以辛凉甘润为先；病至中期，病邪已入气分，燥热已炽，津伤尤甚，宜清养并施，即在泻肺、清胃、通腑之时，注重养阴增液；病至后期邪热深入下焦，耗伤肝肾之阴，则须滋培真阴。

现代临床应用拓展了麦冬类方的治疗范畴，涵盖呼吸系统、消化系统、自身免疫性疾病及肿瘤相关并发症等多个领域。在呼吸系统疾病中，麦冬类方如沙参麦冬汤可治疗放射性肺纤维化，麦门冬汤能改善慢性支气管炎的气道高反应；在消化系统疾病方面，玉女煎可调节糖尿病胃轻瘫并缓解肠燥便秘；针对自身免疫性疾病如干燥综合征，养阴清肺汤有助于修复唾液腺功能，一贯煎可减轻腮腺淋巴细胞浸润；在肿瘤支持治疗中，麦冬多糖含漱液能降低放疗后口腔黏膜炎性因子水平。现代药理研究进一步揭示，麦冬皂苷 D 通过调控水通道蛋白、抑制炎症通路及促进黏蛋白合成，阐明了其"养阴润燥"作用的科学内涵。

第二节 类方举要

一、养阴清肺汤

1. 出处

《重楼玉钥》：缘此症发于肺肾，凡本质不足者，或遇燥气流行，或多食辛热之物，感触而发……经治之法，不外肺肾，总要养阴清肺，兼辛凉而散为主。

2. 药物组成

生地黄 30g，麦冬 30g，炙甘草 15g，玄参 30g，薄荷 15g，炒白芍 20g，浙贝母 30g，牡丹皮 30g。

3. 功效

养阴清肺，解毒利咽。

4. 方解

本方在增液汤的基础上加入贝母、牡丹皮、薄荷、炒白芍、炙甘草。在本方中，增液汤起滋阴清热的作用，佐以牡丹皮清热凉血、活血散结，白芍滋阴养血，贝母润肺化痰、清热散结，少量薄荷辛凉散邪，宣肺利咽，引诸药上行以达病所。甘草调和诸药，与芍药相配既能酸甘化阴，又能缓急止痛。八味药合而为方，具有养阴清肺、解毒利咽之功。

5. 方证

喉间起白如腐，不易拭去，并逐渐扩展，病变甚速，咽痛，初起或发热，或不发热，鼻干唇燥，或咳或不咳，呼吸有声，似喘非喘，脉数无力或细数。本方是为白喉一证而设，但白喉现已少见，现代常用于治疗急性扁桃体炎、急慢性咽喉炎、鼻咽癌等属于阴虚燥热者。

6. 病机

阴虚燥热，疫毒阻滞于咽喉。

7. 加减应用

阴虚甚者，合熟地黄以滋阴补肾；热毒甚者，合金银花、连翘以清热解毒；燥热甚者，加天冬、石斛以养阴润燥。

8. 治验

王某，女，30岁，职员。自述感冒后，引起扁桃体发炎化脓，时有发热，体温波动在 37.5～38.5℃。曾在某诊所注射抗生素7天，发热虽已消失，但仍咽痛，咳嗽有痰。遂于 2017 年 9 月 25 日至我院门诊就诊。症见咽痛，咳嗽有痰，色黄，口鼻干燥，喜凉饮，食欲差，小便略黄，尿道灼热，大便干结，2～3日一行。舌红少苔，脉细数。血常规未见明显异常。

中医诊断：乳蛾（阴虚燥热，热毒郁滞咽喉）。

西医诊断：扁桃体炎。

治疗：予养阴清肺汤加牛蒡子 15g，石膏 50g，竹叶 20g，大黄 3g，7剂。服药后咽痛明显减轻，咳嗽缓解，大便通下，小便热去。继服上方 5 剂，病愈。

按：患者外感疫毒后，虽经抗生素"压热"，但热毒未彻，反伤阴津，形成阴虚燥热、热毒郁滞咽喉之乳蛾。症见咽痛，咳嗽黄痰，口鼻干燥，喜凉饮，大便干结，小便灼热，舌红少苔，脉细数。西医扁桃体炎与中医阴虚燥热、热毒瘀滞高度契合。

予患者养阴清肺汤滋阴解毒，加泄热通腑药物。其中养阴清肺汤，针对阴虚咽痛、咳嗽黄痰之热毒伤咽。加味药物包括牛蒡子凉血解毒、利咽散结，增强局部解毒之力；石膏、竹叶清气分热、导热下行，缓解口鼻干燥、尿道灼热；大黄（3g）泄热通腑，使热毒从大便而出。两方合用，7 剂咽痛大减，二便通畅；12 剂病愈。

本例为阴虚燥热、热毒伤咽之乳蛾，以养阴清肺汤加味滋阴解毒、通腑泄热，配合身心同调。临床提示治疗肺胃热毒之证，通腑可引热下行，大黄轻用（3g）既泄热又不伤正，体现"上病下取"之妙。

二、百合固金汤

1. 出处

《慎斋遗书》：手太阴肺病，有因悲哀伤肺，患背心、前胸肺募间热，咳嗽咽痛，咯血，恶寒，手大拇指循白肉际间上肩背，至胸前如火烁，宜百合固金汤。

2. 药物组成

百合20g，熟地黄20g，生地黄30g，当归20g，白芍20g，玄参30g，浙贝母30g，麦冬30g，炙甘草15g，桔梗20g。

3. 功效

滋养肺肾，止咳化痰。

4. 方解

本方证由肺肾阴亏所致。肺乃肾之母，肺虚及肾，病久则肺肾阴虚，阴虚生内热，虚火上炎，肺失肃降，则咳嗽气喘；虚火煎灼津液，则咽喉燥痛，午后潮热，甚者灼伤脉络，致痰中带血。治宜滋养肺肾之阴血，兼以清热化痰止咳，以图标本兼顾。方中百合甘苦微寒，滋阴清热、润肺止咳，生地黄、熟地黄并用，滋肾壮水，其中生地黄兼能凉血止血，三药相伍，为润肺滋肾、金水并补的常用组合，共为君药；麦冬甘寒，合百合以滋阴清热、润肺止咳，玄参咸寒，助二地滋阴壮水，以清虚火，兼利咽喉，共为臣药；当归治咳逆上气，伍白芍以养血和血，贝母清热润肺、化痰止咳，俱为佐药；桔梗宣肺利咽、化痰散结，并载药上行，甘草清热泻火、调和诸药，共为佐使药。本方配伍特点有二：一为滋肾保肺，金水并调，尤以润肺止咳为主；二为滋养之中兼以凉血止血，宣肺化痰，标本兼顾，以治本为主。本方以百合润肺为主，服后可使阴血渐充，虚火自清，痰化咳止，以达顾护肺阴之目的，故名"百合固金汤"。

5. 方证

咳嗽气喘，痰中带血，咽喉燥痛，头晕目眩，午后潮热，舌红少苔，脉细数。

6. 病机

肺肾阴亏，虚火上炎。

7. 加减应用

痰多色黄者，合千金苇茎汤（《备急千金要方》）以清热化痰；肝火刑肺咳血者，合咳血方（《丹溪心法》）以清肝宁肺，凉血止血。

8. 治验

陈某，男，52岁，教师。2017年10月23日以咳嗽、痰中带血为主诉初诊。患者于1年前，因咳嗽、咳血就诊于某医院行相关检查，诊断为肺癌，并行手术治疗，身体日渐消瘦，后病情得以控制，于家中调理静养。半个月前无明显诱因咳嗽咳血加重，于我工作室就诊。症见咳嗽，痰中带血，头晕，午后潮热，胸胁作痛，心烦易怒，口干，纳少，眠差多梦，二便尚可。舌红少苔，脉弦细数。

中医诊断：咳嗽（肺肾阴虚，虚火上炎证）。

西医诊断：肺癌术后。

治疗：予百合固金汤合咳血方。服上方7剂，患者咳嗽咳痰减轻，痰中无血，口干略有好转。减咳血方，继服10剂，15天后，咳嗽咳痰明显减轻，余症皆有改善。继服7剂，以固其效。

按：患者肺癌术后1年，阴血耗伤，肺肾之阴渐亏，虚火内生，灼伤肺络，形成肺肾阴虚、虚火上炎之咳血证。症见咳嗽痰血，午后潮热，胸胁灼痛，头晕心烦，口干眠差，舌红少苔，脉弦细数。

予百合固金汤滋肾润肺，合咳血方降火宁络。其中针对肺肾阴虚、虚火灼络之本虚，可滋水涵木、润肺止咳，改善潮热、口干、咳嗽之本。咳血方中的青黛、栀子清肝泻火，瓜蒌、海浮石化痰宁络，诃子敛肺止血。针对痰中带血、胸胁灼痛之标实，可降火宁络、化痰止血，迅速控制咳血之标。两方合用，7剂血止、咳减；10剂潮热、口干好转；再服7剂巩固。

本例为肺肾阴虚、虚火上炎之肺癌术后咳血，以百合固金汤合咳血方治疗。提示临床对阴虚火旺型肿瘤术后咳血的治疗中，咳血方意义重大，可实现止血不留瘀。

三、麦门冬汤

1. 出处

《金匮要略·肺痿肺痈咳嗽上气病脉证治》：火逆上气，咽喉不利，止逆下气者，麦门冬汤主之。

2. 药物组成

麦冬30g，姜半夏10g，人参（党参代）15g，炙甘草15g，粳米10g，大枣 10g。

3. 功效

清养肺胃，降逆下气。

4. 方解

该方具有清润肺胃、降逆下气之功，为治疗虚热肺痿之主方。方中重用麦冬为君，且用量大，既养肺胃之阴，又清肺胃虚热；人参益气生津，为臣；佐以甘草、大枣、粳米，益气养胃，合人参益胃生津，胃津充足，自能上归于肺，此乃培土生金之法。肺胃阴虚，虚火上炎，不仅气机上逆，而且进一步灼津为痰，故又佐以半夏降逆下气，化其痰涎，虽属温燥之品，但用量很轻，与大剂量麦冬配伍，则其燥性减而降逆之用存，且能开胃行津以润肺，又使麦冬滋而不腻，相反相成；甘草能润肺利咽，调和诸药，兼作使药。

本方配伍特点有二：一是体现培土生金法；二是在大量甘润剂中少佐辛燥之品，主从有序，润燥相宜，滋而不腻，燥不伤津。

5. 方证

主治虚热肺痿，咳嗽气喘，咽喉不利，咳痰不爽，或咳唾涎沫，口干咽燥，手足心热，舌红少苔，脉虚数。也可用于胃阴不足，气逆呕吐者。

6. 病机

肺胃阴虚，虚火上炎。

7. 加减应用

津伤甚者，合沙参、玉竹以滋养阴液；脘腹灼热者，合石膏、知母以清热益胃；口干甚者，合天花粉、石斛以养阴生津。

8. 治验

于某，女，48 岁，环卫工人。2017 年 5 月 18 日以间断呕吐 1 个月为主诉就诊。患者自述平素喜食辛辣炙热之品，且因工作繁忙无法按时就餐，饥饱无常，1 个月前出现呕吐，多处求医病情仍未好转。症见时有火气上攻而呕吐，呕吐物为胃内容物，口、鼻、咽燥痛不利，盗汗，手足心热，纳差，眠差，小便黄，大便略干燥，日 1 次。舌质红苔少，脉虚数。查胃镜（2017 年 5 月 10 日）示慢性萎缩性胃炎。

中医诊断： 呕吐（胃阴不足，虚火上炎证）。

西医诊断： 慢性萎缩性胃炎。

治疗： 予麦门冬汤合秦艽鳖甲散，嘱患者忌辛辣。服上方7剂后患者呕吐、盗汗略减轻，食欲不佳。上方加自拟方消食方（炒麦芽20g，砂仁5g，鸡内金10g），7剂后诸症改善。上方减秦艽鳖甲散，继服10剂，以善其后。

按： 患者长期饮食辛辣，饥饱无常，胃阴被灼，津液亏耗，虚火内动，形成胃阴不足、虚火上炎之顽固性呕吐。症见火气上攻而呕，口鼻咽燥，盗汗手足心热，纳差眠差，舌红苔少，脉虚数。西医慢性萎缩性胃炎与中医胃阴不足、虚火上炎高度契合。

予患者麦门冬汤滋养胃阴、降逆止呕，合秦艽鳖甲散滋阴清热、止汗安神，合消食方和胃助运。麦门冬汤针对胃阴不足、气逆呕吐之本虚证。秦艽鳖甲散中的鳖甲、地骨皮、知母滋阴降火，秦艽、青蒿、柴胡透热外出，当归养血，乌梅敛阴。针对虚火上炎、盗汗咽燥之标实证。合自拟消食方，方中炒麦芽、鸡内金消食和胃，砂仁醒脾理气。三方合用，7剂呕减汗轻；加消食方7剂，诸症改善。

本例为胃阴不足、虚火上炎之萎缩性胃炎呕吐，治以麦门冬汤合秦艽鳖甲散配合自拟消食方，效果佳。提示临床对萎缩性胃炎呕吐须辨病因，虚火盗汗须养阴透热，秦艽鳖甲散寓有"火郁发之"之意，尤其适用于阴虚内热伴焦虑者，体现了滋阴、降火、和胃、安神协同之效。

四、沙参麦冬汤

1. 出处

《温病条辨》：燥伤肺胃阴分，或热或咳者，沙参麦冬汤主之。

2. 药物组成

沙参20g，麦冬30g，玉竹20g，天花粉10g，桑叶30g，扁豆15g，炙甘草15g。

3. 功效

滋养肺胃，兼清余热。

4. 方解

方中沙参、麦冬为君，滋阴润肺，清热生津；玉竹甘平，养阴润燥，天花粉甘寒，清热生津，两药合用，增加生津止渴之功，共为臣药；扁豆、甘草益气培中，甘缓和胃，桑叶轻宣燥热，疏达肺络，三药用为佐使。全方堪称清养肺胃、生津润燥之代表方剂。

5. 方证

咽干口渴，干咳痰少而黏，或发热，脉细数，舌红少苔者。

6. 病机

燥伤肺胃，津液亏损。

7. 加减应用

口干者，合石斛以生津止渴；痰黏难咳者，合川贝母、杏仁以养阴润燥；咳有黄痰者，加知母、黄芩以清热化痰；手足心热者，合白薇、银柴胡、百合以滋阴清热。

8. 治验

谢某，女，85 岁。2017 年 10 月 25 日以咳嗽 1 个多月就诊。家属代述患者有慢性支气管炎 15 年，慢性胃炎 20 年。每到秋冬季则病情加重。1 个月前因偶遇风寒，咳嗽、咳痰复发，经抗生素、西药止咳化痰治疗近 1 个月，病情时有好转，仍咳嗽较甚。症见干咳少痰，咳声无力，乏力，气短，口干，胃中嘈杂，隐隐作痛，纳少，眠差，小便微黄，大便不成形，日 1 次。舌红少津，脉沉细弱。查胸部 X 线示支气管炎改变，查胃肠超声示慢性胃炎。

中医诊断：咳嗽，胃痛（燥伤肺胃证）。

西医诊断：慢性支气管炎，慢性胃炎。

治疗：予沙参麦冬汤合四君子汤。服 7 剂后患者偶有干咳，仍觉乏力，上方加黄芪 80g，继服 7 剂。咳嗽、乏力均明显好转，胃中嘈杂作痛基本消失。继服 10 剂，以固其效。

按：患者 85 岁高龄，素有慢性支气管炎、慢性胃炎 20 余年，肺胃之气本已虚损。今逢秋燥之季，复感风寒，燥邪外袭，更伤肺胃阴津，形成燥伤肺胃、气阴两虚之咳嗽胃痛。症见干咳少痰，咳声无力，口干咽燥，胃中嘈杂隐痛，纳少眠差，舌红少津，脉沉细弱。

予患者沙参麦冬汤养阴润燥，合四君子汤合大剂量黄芪益气健脾。其中沙参麦冬汤针对肺胃阴虚、干咳口干之本虚，四君子汤针对气阴两虚、乏力气短之标实，两方合用，7 剂干咳减轻、乏力仍著；加黄芪 80g，续服 7 剂，咳嗽、乏力明显好转，胃中嘈杂消失；再服 10 剂巩固。

本例为燥伤肺胃、气阴两虚之老年久咳胃痛，以沙参麦冬汤合四君子汤加大剂量黄芪治疗。提示临床对老年气阴两虚型久咳，增强免疫力是基础，而大剂量黄芪补气升阳、益肺固表，兼顾久病肺虚、卫表不固，提升整体免疫力。

五、竹叶石膏汤

1. 出处

《伤寒论·辨阴阳易差后劳复病脉证并治》第 397 条：伤寒解后，虚羸少气，气逆欲吐，竹叶石膏汤主之。

2. 药物组成

竹叶 20g，石膏 50g，姜半夏 10g，人参（党参代）15g，麦冬 20g，炙甘草 15g，粳米 10g。

3. 功效

清热生津，益气和胃。

4. 方解

本方证乃热病后期，余热未清，气津两伤，胃气不和所致。热病后期，高热虽除，但余热留恋气分，故见身热有汗不解，脉数；余热内扰，故心胸烦闷；口干、舌红少苔是阴伤之兆；气短神疲、脉虚是气虚之征；胃失和降，则气逆欲呕。气分余热宜清，气津两伤宜补，治当清热生津，益气和胃。方中竹叶配石膏清透气分余热，除烦止渴为君；人参配麦冬补气养阴生津，为臣；半夏降逆和胃以止呕逆，为佐，其性虽温，但配入清热生津药中，则温燥之性去而降逆之用存，且有助于输转津液，使参、麦补而不滞，使石膏清而不寒；甘草、粳米和脾养胃，为使。全方清热与益气养阴并用，祛邪扶正兼顾，清而不寒，补而不滞，为本方的配伍特点。本方实为清补两顾之剂，使热清烦除，气津得复，诸症自愈。正如《医宗金鉴》所说："以大寒之剂，易为清补之方。"

本方由白虎汤化裁而来。白虎汤证为热盛而正不虚，本证为热势已衰，余热未尽而气津两伤。热既衰且胃气不和，故去苦寒质润的知母，加人参、麦冬益气生津，竹叶除烦，半夏和胃。

5. 方证

身热，多汗，口渴，或咳嗽，痰涎胶着难去，咽喉枯燥不适，或干呕，精神萎靡，消瘦憔悴，少气，心烦，舌红少苔，舌面干燥无津，脉虚数。

6. 病机

余热未清，气津两伤。

7. 治验

宋某，女，60岁，退休。2017年2月8日以口渴、发热1个月为主诉就诊。既往有糖尿病病史2年。自述1个月前无明显诱因出现发热，体温波动在37.1～38.5℃，口渴欲饮，出汗多，于某诊所经口服中药、输液等治疗后诸症略有减轻，现为求进一步治疗来我工作室就诊。症见口渴喜饮，干呕，发热，体温37.8℃，汗多，心烦，乏力，小便短赤，大便干结，3～5日一行。舌红少苔，脉虚数。

中医诊断：消渴，内伤发热，便秘（阴虚内热腑实证）。

西医诊断：2型糖尿病，发热，便秘。

治疗：予竹叶石膏汤合玉液汤，加大黄5g。服药7剂，患者口渴干呕明显减轻，体温恢复正常，大便日一行，余症改善。继服7剂，诸症明显减轻。继予竹叶石膏汤原方10剂，诸症消失。

按：患者60岁，糖尿病病史2年，素体阴亏，复因余热稽留，耗气伤津，形成阴虚内热、气津两伤兼腑实之复杂证候。症见口渴喜饮，干呕，低热（37.8℃），汗多心烦，乏力，小便短赤，大便3～5日一行，舌红少苔，脉虚数。西医2型糖尿病、发热、便秘与中医阴虚内热腑实证高度契合。

予患者竹叶石膏汤合玉液汤加大黄通腑泄热。竹叶石膏汤针对阴虚内热、口渴干呕、低热之本虚。玉液汤中黄芪、山药补脾益气，知母、葛根、天花粉清热生津，五味子敛阴固津，鸡内金助运消积。针对气津两伤、汗多乏力、消渴之标实，可益气养阴、固津止渴，改善汗多、乏力、口渴等症状。大黄泄热通腑，使热结从下焦而出，改善大便干结。三方合用，7剂口渴、干呕、低热减轻，大便通畅；再服7剂诸症明显减轻；后予10剂竹叶石膏汤善后，诸症消失。

本例为阴虚内热腑实证之老年糖尿病发热便秘，以竹叶石膏汤合玉液汤加大黄治疗。提示临床对阴虚内热型老年糖尿病，应以清热生津为基，益气养阴为枢，通腑泄热、身心同调为全，血糖管理为根。而此处大黄5g泄热通腑，虽为小剂量，但犹如"开闸泄洪"之效，与石膏、知母配伍，清热不伤阴，泻下不峻猛，兼顾老年患者体质虚弱。全方体现清热、生津、益气、通腑协同的治疗法则。

六、玉女煎

1. 出处

《景岳全书》：水亏火盛，六脉浮洪滑大；少阴不足，阳明有余，烦热干渴，头痛牙疼，失血等证如神。

2. 药物组成

石膏 50g，熟地黄 20g，麦冬 20g，知母 20g，牛膝 20g。

3. 功效

清胃热，滋肾阴。

4. 方解

本方主治少阴不足、阳明有余之证。阳明之脉上行头面，入上齿中，阳明气火有余，胃热循经上攻，则见头痛牙痛；热伤胃经血络，则牙龈出血；热耗少阴阴精，故见烦热干渴，舌红苔黄且干。此为火盛水亏相因为病，而以火盛为主。治以清胃热为主，兼滋肾阴。方中石膏辛甘大寒，清阳明有余之火而不损阴，故为君药；熟地黄甘而微温，以滋肾水之不足，用为臣药，君臣相伍，清火壮水，虚实兼顾；知母苦寒质润，滋清兼备，一助石膏清胃热而止烦渴，二助熟地黄滋养肾阴；麦冬微苦甘寒，助熟地黄滋肾，而润胃燥，且可清心除烦，二者共为佐药；牛膝导热，引血下行且补肝肾，为佐使药，以降上炎之火，止上溢之血。本方配伍特点是清热与滋阴共进，虚实兼治，以治实为主，使胃热得清，肾水得补，则诸症可愈。

5. 方证

头痛，牙痛，齿松牙衄，烦热干渴，舌红苔黄而干，亦治消渴、消谷善饥等。

6. 病机

少阴不足，阳明有余。

7. 加减应用

心中懊侬者，合栀子豉汤（《伤寒论》）以清热除烦；腰膝酸软者，合六味地黄丸（《小儿药证直诀》）以滋阴补肾。

8. 治验

王某，女，66 岁，会计。以反复口腔溃疡 10 年，加重 1 周为主诉于 2017 年 7 月 10 日就诊。自述近 10 年来反复口腔溃疡，伴有腰膝酸软，遍访中西医，每每用药即效，停药即发。1 周前口腔舌边满布溃疡，疼痛难忍，难以进食，心中懊恼。为求进一步治疗来我门诊。症见形体瘦削，两颧微红，口舌生疮，齿痛齿衄，牙齿松动，咽喉肿痛，口干欲饮，食欲旺盛，却因舌痛不得进食，心中懊恼，不得眠，小便黄，大便偏干。舌红，苔薄黄少津，脉弦细。

中医诊断： 口疮（胃热阴虚证）。

西医诊断： 口腔溃疡。

治疗： 予玉女煎合栀子豉汤，加大黄 3g。服 7 剂后口舌疼痛、齿痛齿衄减轻，大便通畅。继予上方辨证加减月余，口疮、齿痛齿衄消失，诸症明显改善。

按： 患者 66 岁，形体瘦削，久病反复口腔溃疡 10 年，伴腰膝酸软、齿衄齿痛、牙齿松动、口干欲饮、大便干结、舌红少津、脉弦细，提示为肾阴亏虚、胃火炽之虚实夹杂证。

予患者玉女煎滋肾清胃，合栀子豉汤泄热除烦，大黄通腑泄热。玉女煎针对肾阴亏虚、胃火炽盛之本虚标实，缓解口舌生疮、齿衄齿痛之本。栀子豉汤中的栀子清热除烦，淡豆豉宣郁透热。针对心中懊恼、不得眠之热扰心神，可泄热除烦、安神助眠，改善焦虑、失眠之标。大黄泄热通腑，使胃火从下焦而出，改善大便干结。三方合用，7 剂口疮疼痛减轻、齿衄减少、大便通畅；月余口疮、齿痛消失，诸症明显改善。

本例为胃热阴虚之复发性口腔溃疡，以玉女煎合栀子豉汤加大黄治疗。提示临床对阴虚胃火型口腔溃疡治疗时可采取小剂量大黄 3g，体现"以泻代清"，使热毒有出路。与其他药物配伍时泄热须防伤正，兼顾不同人体质。

七、一贯煎

1. 出处

《续名医类案》：统治胁痛，吞酸，吐酸，疝瘕，一切肝病。

2. 药物组成

生地黄 20g，北沙参 20g，麦冬 20g，当归 20g，川楝子 8g，枸杞子 20g。

3. 功效

滋阴疏肝。

4. 方解

肝藏血，主疏泄，体阴而用阳，喜条达而恶抑郁。肝肾阴血亏虚，肝体失养，则疏泄失常，肝气郁滞，进而横逆犯胃，故胸脘胁痛，吞酸吐苦；肝气久郁，经气不利则生疝气、瘕聚；阴虚津液不能上承，故咽干口燥，舌红少津；阴血亏虚，血脉不充，故脉细弱或虚弦。肝肾阴血亏虚而肝气不舒，治宜滋阴养血、柔肝舒郁。方中重用生地黄滋阴养血、补益肝肾为君，内寓滋水涵木之意；当归、枸杞子养血滋阴柔肝，北沙参、麦冬滋养肺胃，养阴生津，意在佐金平木，扶土制木，四药共为臣药；佐以少量川楝子，疏肝泄热、理气止痛，复肝木条达之性。该药性虽苦寒，但与大量甘寒滋阴养血药相配，则无苦燥伤阴之弊。诸药合用，使肝体得养，肝气得舒，则诸症可解。

本方配伍特点：在大队滋阴养血药中，少佐一味川楝子疏肝理气，补肝与疏肝结合，以补为主，使肝体得养，而无滋腻碍胃、遏滞气机之虞，且无伤及阴血之弊。全方组方严谨，配伍得当，符合"肝体阴而用阳"的生理特点，实为滋阴疏肝之名方。

5. 方证

胸脘胁痛，吞酸吐苦，咽干口燥，舌红少津，脉细弱或虚弦。亦治疝气瘕聚。

6. 病机

肝肾阴虚，肝气郁滞。

7. 加减应用

大便秘结，合小承气汤（《伤寒论》）以轻下热结；烦热而渴，合竹叶石膏汤（《伤寒论》）以清热生津。

8. 治验

齐某，男，62岁，工人。以腹胀 10 天为主诉于 2017 年 8 月 12 日就诊并收入院治疗。自述患乙型肝炎、肝硬化 15 年，曾反复出现腹水，近日因工作繁忙，时常熬夜而发病。症见腹部胀大如鼓，两胁肋部胀痛，口苦，咽干舌燥，神疲乏力，食欲不振，心烦失眠，小便短少，大便干，2日一行。舌红少津，脉弦细数。相关理化指标检查呈乙肝肝硬化失代偿期改变（腹水中等量）。

中医诊断：臌胀（阴虚水停证）。

西医诊断：肝炎肝硬化（乙型，失代偿期），腹水（中等量），脾功能亢进，低蛋白血症，电解质紊乱（低钾、低钠、低氯血症）。

治疗：给予基础治疗（抗病毒、抗纤维化、保肝降酶利胆、补充白蛋白、调整电解质紊乱、利尿消肿等），中药予一贯煎合六味地黄丸，加大黄3g。服7剂后腹胀稍缓解，胁痛减轻，大便日一行。继服上方10剂，胁痛消失，腹胀明显减轻。后以上方减大黄，服7剂后相关肝病症状、体征基本消失。复查腹部彩超示腹腔积液（少量）。患者出院后，再予一贯煎15剂，嘱其按医嘱小剂量口服螺内酯、呋塞米片，以防腹水复发，定期复查电解质及彩超。10天后，患者在停服利尿剂的情况下，查彩超未见腹腔积液。

按：患者62岁，乙肝肝硬化失代偿期15年，长期腹水反复，此次因劳累、熬夜诱发。症见腹大如鼓，胁肋胀痛，口苦咽干，神疲乏力，心烦失眠，小便短少，大便干结，舌红少津，脉弦细数，提示肝肾阴虚、水湿瘀滞之复杂证候。

予患者一贯煎合六味地黄丸滋肾柔肝，大黄泄浊通腑。一贯煎针对肝肾阴虚、胁肋胀痛之本虚。六味地黄丸中熟地黄、山茱萸、山药滋肾补脾，泽泻、茯苓利水渗湿，牡丹皮清泻虚火，针对阴虚水停、小便短少之标实证。大黄泄热通腑，使肠中瘀滞从大便而解，减轻腹胀。三方合用，7剂腹胀胁痛减轻、大便通畅；10剂腹水明显减少；7剂巩固后腹水消失。

本例为阴虚水停之乙肝肝硬化腹水，以一贯煎合六味地黄丸加大黄治疗。提示临床对于肝硬化腹水阴虚水停证，若单用利尿剂，易伤阴耗气；滋阴利水与通腑泄浊并举，方可标本兼顾。应用大黄时，考虑小剂量，泻下力缓，配滋阴药防伤正，兼顾老年患者虚弱体质。

第三节　小结

　　凡临床所见燥证，宜选用甘凉濡润之麦冬，《本草纲目》言该药能"美颜色，悦肌肤"。清代陈士铎在《本草新编》中曾有精辟地阐述，言"或问麦冬乃肺经之药，凡肺病固宜用之，不识于治肺之外，尚有何症宜用也？夫麦冬不只治肺也，胃火用之可降，肾水用之可生，肝木用之可养……所治之病甚多，何独于治肺耶"。言简意赅，说明药性平和柔润之麦冬用处甚多，对于此等阴虚燥热之证，非大剂难以奏效，是治疗燥证不可或缺的妙药。

　　根据燥邪伤及人体脏腑的不同及伤津耗气程度的轻重，选方亦不同。温燥伤肺，阴虚燥热较甚，外感疫毒，咽喉肿痛则用养阴清肺汤；燥邪入里，损伤肺肾阴液，致虚火上炎时则用百合固金汤；阴伤较轻，虚火上炎所致咽喉不利时应用麦门冬汤；阴伤较重，身热咳嗽时则应用沙参麦冬汤；伤寒、温病、暑病余热未清，气津两伤，胃气不和时选用竹叶石膏汤；少阴不足，阳明有余，肾阴本亏，胃火偏盛时用玉女煎；肝肾阴虚，水不涵木时选用一贯煎。

/ 第十一章 /
地黄类方

第一节　概述

地黄，雅称"地髓"，喻其凝聚大地精髓而生。其种植对地力损耗尤甚，普通田亩经 1 年栽培后土质即转苦涩，须休耕 8 年方可复种，天然稀缺性更显珍贵。本品首载于《神农本草经》，位列上品，载有"填骨髓，长肌肉，久服轻身不老"之效。明代张景岳在《景岳全书》中将其与人参、附子、大黄并尊为"药中四维"，奠定其核心地位。作为"四大怀药"之首，自周代即为贡品，唐宋时经丝路远播欧亚，郑和船队携至海外，被誉为"华药"，承载千年中医药文明。

地黄功效卓著，适应疾病较为广泛，常用于补益类、清热类等方剂配伍和中成药制剂，2005 版《中华人民共和国药典》收载的中成药共计 564 种，其中 96 种之中有地黄，所以地黄是一种大宗常用药材。现代药理研究显示地黄富含梓醇、毛蕊花糖苷等活性成分，具调节免疫、抗炎、保护胰岛细胞及延缓衰老等多重机制，推动其临床应用向纵深拓展。

因此，本章将对包含熟地黄、生地黄的临床常用方剂做具体阐述，以便对二者功效能够更加准确地把握运用，精准指导临床实践，使医者面对虚火浮越、阴血耗伤或精髓空虚之证时，能执此"药中四维"之一，遣方如矢，直中病机。

第二节 类方举要

一、六味地黄丸

1. 出处

《小儿药证直诀》：地黄丸，治肾怯失音，囟开不合，神不足，目中白睛多，面色㿠白等症。

2. 药物组成

熟地黄 20g，山萸肉 15g，干山药 20g，茯苓 20g，泽泻 20g，牡丹皮 20g。

注：六味地黄丸是北宋医家钱乙将《金匮要略》中的肾气丸去附子、桂枝，加熟地黄化裁而来。

3. 功效

滋补肝肾。

4. 方解

方中重用熟地黄，滋阴补肾、填精益髓，为君药，山萸肉补益肝肾、收涩固脱，山药补益脾阴，亦能固精，共为臣药。三药相配，滋养肝脾肾，称为"三补"，以补肾阴为主，补其不足以治本，配伍泽泻利湿泄浊，并防熟地黄之滋腻恋邪；牡丹皮清泻相火，并制山萸肉之温涩；茯苓淡渗脾湿，并助山药之健运。三药为"三泻"，渗湿浊，清虚热，平其偏胜以治标，均为佐药。六味合用，三补三泻，其中补药用量重于泻药，是以补为主。肝、脾、肾三阴并补，以补肾阴为主，这是本方的配伍特点。

5. 方证

头晕耳鸣，腰膝酸软，骨蒸潮热，盗汗遗精，消渴，舌红少苔，脉沉细数。

6. 病机

肝肾阴血不足。

7. 加减应用

见五心烦热，甚则筋骨痿软枯瘦，咽痛尿赤者，可加知母、黄柏，即知柏地黄丸（《医宗金鉴》）以滋阴补肾，清热泻火；见胁痛，畏光，两目干涩或遇风流泪，久视昏花，时有眩晕者，可加枸杞子、菊花，即杞菊地黄丸（《审视瑶函》）以滋肾养肝；见肺肾虚喘咳，甚则但坐不得卧者，可加五味子，即都气丸（《医宗己任编》）以补肾纳气；兼见口燥咽干，干咳少痰，消瘦，体倦者，可加麦冬、五味子，即麦味地黄丸（《寿世保元》）以滋肾养肺。

8. 治验

赵某，女，46岁，职员。2018年10月5日以潮热盗汗、腰膝酸软为主诉初诊。患者近1年来月经紊乱，后失眠伴有心烦，就诊于某三甲医院，理化检查均未见异常，西医诊断为更年期综合征，患者拒绝使用激素，为求中医药系统治疗，来我工作室就诊。症见潮热盗汗，腰膝酸软，手足心热，失眠多梦，头晕目眩，心烦易怒，情绪不宁，月经紊乱，神疲食少，小便调，大便稍干，日1次。舌红少苔，脉弦细数。

中医诊断：绝经前后诸证（肾精亏虚证）。

西医诊断：更年期综合征。

治疗：予六味地黄丸合丹栀逍遥散，7剂。服药后，潮热盗汗始减少，心烦易怒缓解。继服7剂，潮热盗汗、腰膝酸软有所好转，月经周期恢复正常。辨证加减后，又服10剂，诸症明显改善。嘱患者自行服用中成药六味地黄丸、丹栀逍遥丸，以固其效。

按：患者近1年月经紊乱、潮热盗汗、腰膝酸软、手足心热、头晕目眩、心烦易怒、失眠多梦、神疲食少、舌红少苔、脉弦细数，提示为肾精亏虚、阴虚内热、冲任失调之绝经前后诸证。

予患者六味地黄丸针对肾精亏虚、潮热盗汗、腰膝酸软之本虚，可滋肾填精、清热养阴。合丹栀逍遥散，其中柴胡、当归、白芍疏肝养血，白术、茯苓、甘草健脾和中，牡丹皮、栀子清热泻火，薄荷、生姜疏肝解郁。针对肝郁化火、心烦易怒、失眠多梦之标实。两方合用，7剂潮热盗汗减少、心烦缓解，7剂月经周期恢复正常，10剂诸症明显改善。

本例为肾精亏虚之更年期综合征，以六味地黄丸合丹栀逍遥散治疗。提示临床对肾精亏虚型更年期综合征治疗时要滋肾填精与疏肝清热并举，犹如金水相生、肝肾同调，使冲任得养、月经复常，改善月经紊乱、情绪不宁。同时更年期症状与焦虑、失眠互为因果，治疗须结合心理干预、饮食调护、运动放松等多种手段。

二、大补阴丸

1. 出处

《丹溪心法》：大补阴丸，降阴火，补肾水。

2. 药物组成

熟地黄 20g，龟甲 10g，黄柏 15g，知母 20g。

3. 功效

滋阴降火。

4. 方解

大补阴丸出自《丹溪心法》，被后世医家誉为"大补真水，滋阴第一神品"。阴虚不能制约阳气，形成虚火，故欲降其火，当先滋阴。该方强调泻相火而补肾阴，通过滋阴降火，最后达到养血填精之目的。方中以龟甲、熟地黄为君，养阴填髓，滋肾填精；黄柏、知母为臣，降虚火，养阴清热。四药合用，使水充而亢阳有制，火降则阴液渐复，共奏滋阴降火之功。

5. 方证

骨蒸潮热，盗汗遗精，咳嗽咳血，心烦易怒，足膝疼热，舌红少苔，尺脉数而有力。

6. 病机

肝肾亏虚，真阴不足，虚火上炎。

7. 加减应用

骨蒸甚者，合清骨散（《证治准绳》）以退热除蒸；咳血甚者，合十灰散（《十药神书》）以凉血止血；遗精甚者，合金锁固精丸（《医方集解》）以固精止遗。

8. 治验

董某，男，26岁，程序员，未婚。平素工作压力较大，经常熬夜加班，2018年4月10日以梦遗为主诉就诊。症见近半年来，每隔数日必梦遗1次，疲劳时加剧，甚至一夜2～3次，潮热盗汗，头晕耳鸣，心烦寐差，腰膝酸软，形瘦神疲，唇干红。舌质深红，舌苔薄黄，少而不润，脉弦细数。

中医诊断：遗精（阴虚火旺证）。

西医诊断：神经官能症。

治疗：予大补阴丸合金锁固精丸。服药 7 剂后，梦遗次数有所减少，心烦寐差有所改善。效不更方，继服 10 剂后，梦遗基本消失，潮热盗汗、头晕耳鸣明显减轻，余症明显改善。嘱患者自服六味地黄丸，以改善阴虚体质。

按：患者长期熬夜，高压工作，肾精暗耗，虚火内炽，终成阴虚火旺、精关失固之梦遗重症。症见梦遗频作（数日 1 次，甚则一夜 2～3 次），潮热盗汗，头晕耳鸣，心烦寐差，腰膝酸软，形瘦神疲，唇干红，舌深红少苔，脉弦细数。西医神经官能症与中医阴虚火旺证高度相似。

予患者大补阴丸，针对肾阴亏虚、相火妄动之本虚，可滋肾降火、填精制火，缓解潮热盗汗、头晕耳鸣之本。合金锁固精丸，其中沙苑子、芡实、莲须固肾摄精，龙骨、牡蛎潜阳固涩，莲子肉补脾养心。针对精关失固、梦遗频作之标实。两方合用，7 剂梦遗减少、心烦寐差改善。10 剂梦遗基本消失，潮热盗汗减轻；以六味地黄丸善后，诸症明显改善。

本例为阴虚火旺之梦遗重症，以大补阴丸合金锁固精丸治疗。提示临床对梦遗须辨虚实，梦遗伴潮热盗汗、舌红少苔，显属阴虚火旺、精关失固，若单用固涩药，易留邪助火；滋阴降火与固精止遗并举，方可标本兼顾。降火须防伤正，黄柏、知母苦寒，配熟地黄、龟甲滋阴，防苦寒伤阴，兼顾年轻患者体质虚弱。两方合用体现滋肾、降火、固精、安神协同之效。

三、桃红四物汤

1. 出处

《医宗金鉴》：血多有块，色紫黏稠，乃有瘀血，用四物汤加桃仁、红花破之，名桃红四物汤。

2. 药物组成

熟地黄 20g，当归 20g，川芎 20g，赤芍 20g，桃仁 10g，红花 15g。

3. 功效

养血活血，化瘀调经。

4. 方解

桃红四物汤方名出自《医宗金鉴》，最早以"加味四物汤"载于《医垒元戎》，转引于《玉机微义》。该方是在养血补血的四物汤（当归、白芍、熟地黄、川芎）基础上加用活血破血之桃仁、红花而成，全方配伍得当，具有补血而不滞血，活血而不伤血的特点。方中以破血之品桃仁、红花为主，力主活血化瘀；以甘温之熟地黄、当归滋阴补肝、养血调经；芍药养血和营，以增补血之力；川芎活血行气，调畅气血，以助活血之功。全方配伍得当，使瘀血祛、新血生、气机畅，化瘀生新是该方的显著特点。

5. 方证

妇女月经先期，血多有块，色紫黏稠，腹痛，兼有血虚诸症。

6. 病机

血虚兼血瘀。

7. 加减应用

兼气虚乏力甚者，合补中益气汤（《内外伤辨惑论》）以补气生血；血虚有热者，易熟地黄为生地黄，加牡丹皮、栀子以清热祛瘀。

8. 治验

张某，女，26岁，学生。2018年11月15日以痛经半年为主诉初诊。患者平素身体瘦弱，学习压力较大，情绪抑郁，每至经期疼痛难忍。症见痛经，月经先后不定期，经行量少，色暗红有血块，面色苍白，胁肋疼痛，胸闷喜叹气，心烦易怒，情绪抑郁，纳差，眠差，大便量少，1～2日1次。舌暗红苔白，脉弦涩。

中医诊断：痛经（气滞血瘀证）。

西医诊断：痛经。

治疗：予桃红四物汤合柴胡疏肝汤。服7剂后，月经来潮，疼痛缓解，经量增多，血块减少，胁肋疼痛缓解，余症改善。继服上方15剂，至下次月经来潮时，痛经明显改善，月经周期基本恢复正常，经量正常，血块明显减少，胁肋疼痛明显缓解，余症基本消失。以上方为基础辨证加减，再服10剂，以固其效。

按：患者平素瘦弱，学习压力大，情绪抑郁，经期疼痛难忍，月经先后不定期，量少色暗有血块，面色苍白，胁肋闷痛，喜叹气，心烦易怒，纳差眠差，大便量少，舌暗红苔白，脉弦涩。情志郁结导致气机失调，气滞血瘀血虚，致血行不畅，血瘀阻滞胞宫，血虚不能润养，形成经血暗、少、有血块的虚实夹杂证候。

予患者桃红四物汤针对血虚血瘀、经行量少、色暗有块之本虚，可养血活血，化瘀通经，缓解痛经，增加经量，减少血块。合柴胡疏肝汤，针对肝郁气滞、胁肋闷痛、胸闷叹气之标实。两方合用，7剂经行疼痛缓解、经量增多、胁肋疼痛减轻；15剂月经周期基本正常、痛经明显改善、情绪好转；10剂巩固疗效。

本例为气滞血瘀之痛经，以桃红四物汤合柴胡疏肝汤治疗，诸症基本消失。提示临床对气滞血瘀型痛经，需要养血活血与疏肝解郁并举，如气血同调、肝肾同调，使冲任得和、月经复常，改善痛经、月经紊乱。但疏肝须防耗气，兼顾女性体质特点。

四、阳和汤

1. 古方论选

《外科证治全生集》：鹤膝风、贴骨疽及一切阴疽。

《验方新编》：阳和汤治乳岩、失荣、石疽、恶核、痰核、瘰疬、流柱、横痃，并治一切色白平塌阴疽等症。此为阴疽圣药。

2. 药物组成

熟地黄30g，鹿角胶15g，肉桂30g，炙甘草15g，炙麻黄3g，炮姜炭5g，白芥子6g。

3. 功效

温阳补血，散寒通滞。

4. 方解

方中重用熟地黄，滋补阴血、填精益髓，配以血肉有情之鹿角胶，补肾助阳、益精养血，两者合用，温阳养血，以治其本，共为君药；少佐麻黄，宣通经络，与诸温和药配合，可以开腠理，散寒结，引阳气由里达表，通行周身；甘草为使，解毒而调诸药。综观全方，补血与温阳并用，化痰与通络并行，益精气、扶阳气、化寒凝、通经络，温阳补血以治本，化痰通络以治标。用于阴疽，犹如离照当空，阴霾自散，故以"阳和"名之。

5. 方证

阴疽，如贴骨疽、脱疽、流注、痰核、鹤膝风等，患处漫肿无头，皮色不变，酸痛无热，口中不渴，舌淡苔白，脉沉细或迟细。

6. 病机

素体阳虚，寒凝痰滞。

7. 加减应用

兼气虚不足，乏力甚者，合补中益气汤（《内外伤辨惑论》）以甘温补气；阴寒重，自觉寒冷较重者，合附子温阳散寒，肉桂亦可改为桂枝，加强温通血脉、和营通滞的作用。

8. 治验

王某，男，30 岁，职员。长期工作于阴冷潮湿之地，近年来渐感难以适应，并于半年前出现左下肢发凉，冰冷，且浑身怕冷明显，就诊于各级中西医医院，均未见明显好转，几经辗转至我工作室就诊。2018 年 12 月 15 日，以左下肢发凉、冰冷半年为主诉初诊。症见左下肢发凉，冰冷，皮肤苍白，无汗，肢体疼痛，腰痛脚软，身怕冷，少腹拘急，口淡不渴，眠差，小便不利，大便稍干，日行 1 次。舌淡苔白，脉沉细。

中医诊断：阴疽（阳虚寒凝证）。

西医诊断：下肢动脉硬化性闭塞症。

治疗：予阳和汤合金匮肾气丸，7 剂。服药后左下肢疼痛减轻，下肢发凉、冰冷缓解，余症均有好转。继服上方 7 剂后，左下肢疼痛明显减轻，余症均有明显改善。辨证加减后再服 7 剂，诸症基本消失。

按：患者 30 岁，长期暴露于阴冷潮湿环境，肾阳渐耗，寒邪深伏经脉，终成阳虚寒凝、营血不足之阴疽重症。症见左下肢冰凉、苍白、无汗、疼痛，伴腰痛脚软、身怕冷、少腹拘急、口淡不渴、眠差、小便不利、舌淡苔白、脉沉细。西医下肢动脉硬化性闭塞症与中医阳虚寒凝证相似。

予患者阳和汤，针对阳虚寒凝、血脉痹阻之本虚，可温阳补血、散寒通滞，缓解下肢冰凉、疼痛、苍白。合金匮肾气丸，其中熟地黄、山药、山茱萸滋肾填精，桂枝、附子温肾助阳，泽泻、茯苓渗湿健脾，牡丹皮清泻虚火，可治肾阳亏虚、腰膝冷痛之标实。两方合用，7 剂疼痛减轻、下肢转温；再 7 剂疼痛明显减轻、余症改善；又 7 剂诸症基本消失。

本例为阳虚寒凝之下肢动脉硬化性闭塞症，以阳和汤合金匮肾气丸治疗。提示临床对阳虚寒凝型阴疽，如阳虚寒凝，若单用活血化瘀，易耗气伤阳，须温阳补血与散寒通滞并举，方可标本兼顾。温阳同时也须防燥热，身心同调为全，注意后续康复护理。

五、地黄饮子

1. 出处
《圣济总录》：肾气虚厥，语声不出，足废不用。
《外台秘要》：又疗虚热，呕逆不下食，食则烦闷，地黄饮子方。

2. 药物组成
熟地黄 20g，山茱萸 15g，肉苁蓉 10g，巴戟天 10g，肉桂 30g，石斛 20g，麦冬 20g，五味子 15g，石菖蒲 20g，炙远志 20g，茯苓 20g，生姜 10g，大枣 15g，薄荷 10g。

3. 功效
滋肾阴，补肾阳，开窍化痰。

4. 方解
"喑痱"是由于下元虚衰，阴阳两亏，虚阳上浮，痰浊随之上泛，堵塞窍道所致。"喑"指舌强不能言语，"痱"指足废不能行走。肾藏精主骨，下元虚衰，包括肾之阴阳两虚，致筋骨失养，故见筋骨痿软无力，甚则足废不能用；足少阴肾脉夹舌本，肾虚则精气不能上承，痰浊随虚阳上泛堵塞窍道，故舌强而不能言；阴虚内热，故口干不欲饮，虚阳上浮，故面赤；肾阳亏虚，不能温煦于下，故足冷；脉沉细数是阴阳两虚之象。此类病证常见于年老及重病之后，治宜补养下元为主，摄纳浮阳，佐以开窍化痰。方用熟地黄、山茱萸滋补肾阴，肉苁蓉、巴戟天温壮肾阳，四味共为君药；配伍肉桂之辛热，以助温养下元，摄纳浮阳，引火归原；石斛、麦冬、五味子滋养肺肾，金水相生，壮水以济火，均为臣药；石菖蒲与远志、茯苓合用，是开窍化痰、交通心肾的常用组合，是为佐药；姜、枣和中调药，功兼佐使。

5. 方证
舌强不能言，足废不能用，口干不欲饮，足冷面赤，脉沉细弱。

6. 病机

痰浊上泛，堵塞窍道。

7. 加减应用

暗痱以阴虚为主，痰火偏盛者，去附、桂，合清气化痰丸（《医方考》）以清化痰热；兼有气虚乏力者，合补中益气汤（《内外伤辨惑论》）以补益中气。

8. 治验

张某，男，60 岁，退休人员。2018 年 11 月 13 日以言语謇涩为主诉初诊。患者于 1 年前出现中风，就诊于某三甲医院，诊断为脑卒中，经治疗后，病情趋于稳定后出院。在恢复过程中，仍有明显言语謇涩，肌肉消瘦，伴有手足震颤，为求中医药治疗，遂来我工作室就诊。症见言语謇涩，口干不欲饮，足冷面赤，手足震颤，行走困难，肢体肌肉消瘦，纳差，眠差，二便调。舌暗苔少，脉沉细弱。有高血压病史 20 余年。

中医诊断：中风后遗症期（痰浊上泛，堵塞窍道，虚风内动）。

西医诊断：脑卒中后遗症。

治疗：予地黄饮子合镇肝熄风汤，7 剂。患者言语謇涩有所缓解，余症均有所改善。继服上方 10 剂，言语语謇明显改善，手足震颤减轻，余症皆有明显缓解。为巩固治疗，前方辨证加减，继服 10 剂。言语謇涩明显好转，震颤消失，余症基本消失。

按：患者 60 岁，高血压病史 20 余年，中风后遗留言语謇涩、肌肉消瘦、手足震颤、足冷面赤、口干不欲饮、纳差眠差、舌暗苔少、脉沉细弱，提示肾精亏虚、痰浊上泛、虚风内动之中风后遗症期。

予患者地黄饮子，针对肾精亏虚、痰浊堵塞、言语謇涩之本虚，可滋肾填精、化痰开窍，改善言语障碍、肌肉消瘦、足冷面赤。合镇肝熄风汤，其中怀牛膝、生代赭石、生龙骨、生牡蛎、生龟甲、白芍平肝潜阳、息风通络，玄参、天冬养阴清热，川楝子、生麦芽、茵陈疏肝理气，甘草调和诸药。针对虚风内动、手足震颤、口干不欲饮之标实，可息风通络、平肝潜阳，改善手足震颤、口干不欲饮、眠差。两方合用，7 剂言语謇涩缓解、余症改善；10 剂言语明显好转、震颤减轻。10 剂巩固，震颤及余症基本消失。

本例为痰浊上泛、虚风内动之脑卒中后遗症，以地黄饮子合镇肝熄风汤滋肾填精、化痰开窍、息风通络，配合身心同调、康复护理，终使言语謇涩、手足震颤、焦虑、失眠改善。地黄饮子出自《黄帝素问宣明论方》，是治疗下元虚衰、痰浊上泛所致"喑痱证"的千古名方，被誉为"补肾化痰开窍第一方"。提示临床在治疗中风后言语障碍方面地黄饮子值得应用。

六、清营汤

1. 出处

《温病条辨》：脉虚夜寐不安，烦渴舌赤，时有谵语，目常开不闭，或喜闭不开，暑入手厥阴也。手厥阴暑温，清营汤主之。

2. 药物组成

生地黄 30g，麦冬 30g，玄参 30g，丹参 15g，金银花 10g，连翘 10g，淡竹叶 10g，黄连 5g，犀角（水牛角代）50g。

3. 功效

清营解毒，透热养阴。

4. 方解

本证多由邪热内传营分，耗伤营阴所致。邪热传营，伏于阴分，入夜阳气内归营阴，与热相结，故身热夜甚；营气通于心，热扰心神，故神烦少寐，时有谵语；邪热深入营分，则蒸腾营阴，使血中津液上潮于口，故本应口渴但不渴；邪热出入营分，气分热邪未尽，灼伤血络，血溢脉外之征。方中犀角清解营分之热毒，为君药；生地黄凉血滋阴，麦冬清热养阴生津，玄参滋阴降火解毒，三药共用，既清热养阴，又助清营凉血解毒，共为臣药；温邪初入营分，故用金银花、连翘、竹叶清热解毒，使营分之邪外达，此即"透热转气"的应用，黄连清心解毒，丹参清热凉血、活血散瘀，可热与血结，以上五味药为佐药。

5. 方证

身热夜甚，神烦少寐，时有谵语，目常喜开或喜闭，口渴或不渴，斑疹隐隐，脉细数，舌绛而干。

6. 病机

邪热传营，伏于阴分，耗伤营阴。

7. 加减应用

热陷心包而窍闭神昏者，合安宫牛黄丸或至宝丹（《温病条辨》）用以清心开窍；营热动风而见痉厥抽搐者，可合紫雪丹或合羚角钩藤汤（《通俗伤寒论》）以息风止痉；兼热痰者，可合清气化痰丸（《医方考》）以清热涤痰。

8. 治验

郭某，男，75 岁，退休。2018 年 10 月 18 日以发热为主诉初诊。半个月前受凉后出现发热，体温最高 39℃，自认为感冒，服感冒颗粒后未见改善，因其家属经常来我门诊就诊，故直奔我门诊而来。症见体温最高 39℃，入夜尤甚，伴乏力纳差，烦躁不安，意识恍惚，大便 2～3 日一行，干结如羊屎，咽干，口渴，小便量少，无恶心、呕吐等症状。舌质红绛无苔，脉细数。

中医诊断：温病发热，便秘（热入营分腑实证）。

西医诊断：发热，便秘。

治疗：予清营汤加大黄 8g，芒硝 5g（合清营汤中的麦冬、生地黄、玄参为《温病条辨》的增液承气汤），7 剂。服用后，肠鸣便始下，2～3 日一行，神清语明，体温 37.5℃，可谓是杯覆即愈。继服原方 3 剂后患者体温恢复正常，大便顺畅，日 1～2 次；为改变患者热入营分的体质，上方减增液承气汤，以清营汤为主辨证加减治疗月余，未再发热，口干渴、烦躁不寐等营分症状消失。

按：患者 75 岁，平素营阴不足，复感风热，邪热迅速内陷营分，形成热入营分、腑实津伤之重症。症见高热（39℃），入夜尤甚，伴烦躁不安，意识恍惚，口干渴，大便干结如羊屎，小便量少，舌红绛无苔，脉细数。

予患者清营汤针对热入营分、烦躁神昏之本虚证，平素营分有热，营阴被劫，复感风热病邪，致邪热壅滞，邪陷营分。根据叶天士"透泄合用"治疗温热病的理论，取清营汤透热转气，泄热存津，热去津回之义，故选用清营汤，以"泄"寓"透"，使风热病邪外达而防营分内陷。合增液承气汤，其中麦冬、生地黄、玄参滋阴增液，大黄、芒硝泄热通便。针对腑实津伤、大便干结之标实证。两方合用，7 剂肠鸣便下，神清语明，体温下降；3 剂体温正常，大便顺畅；后以清营汤加减治疗，营分症状消失。

本例为热入营分腑实之老年高热、便秘，以清营汤合增液承气汤治疗。提示临床对热入营分腑实之老年高热，应以清营透热、滋阴增液、泄热通便为治法。而增液承气汤开创"增水行舟法"治疗虚实夹杂型便秘,完美解决"无水舟停"(阴亏不能润燥)与"热灼津枯"(燥热进一步伤阴)的矛盾。是治疗老年性便秘等津亏燥结证的核心治法,彰显中医"存津液,保胃气"的精髓。

七、青蒿鳖甲汤

1. 出处

《温病条辨》:夜热早凉,热退无汗,热自阴来者,青蒿鳖甲汤主之。

2. 药物组成

鳖甲 10g,青蒿 10g,生地黄 20g,知母 10g,牡丹皮 20g。

3. 功效

养阴透热。

4. 方解

本证多由温病后期,阴虚邪伏所致,治疗以养阴透热为主。人体卫阳之气,日行于表,夜入于里。阴分本有伏热,阳气入阴则助长邪热,故入夜身热;早晨卫气出于表,阳出于阴,则热退身凉;温病后期,阴液已伤,故见热退无汗。方中鳖甲咸寒,直入阴分,滋阴退热,青蒿苦辛而寒,其气芳香,清热透络,引邪外出,两药相配,滋阴清热,内清外透,使阴分伏热立解,共为君药;即如吴瑭所谓"此方有先入后出之妙,青蒿不能直入阴分,有鳖甲领之入也;鳖甲不能独出阳分,有青蒿领之出也"。生地黄甘寒,滋阴凉血,知母苦寒质润,滋阴降火,共助鳖甲以养阴退虚热,为臣药;牡丹皮辛苦性凉,泻血中伏火,为佐药。诸药合用,共奏养阴透热之功。

5. 方证

夜热早凉,热退无汗,舌红苔少,脉细数。

6. 病机

温病后期,阴液已伤,邪伏阴分。

7. 加减应用

暮热早凉,汗解渴饮,可去生地黄,加天花粉以清热生津止渴;兼肺阴虚,干咳无痰者,合沙参麦冬汤(《温病条辨》)以滋阴润肺。

8.治验

肖某，女，30岁，职员。月经自来潮至今量少，常2天净。10余年来，每月发热1次，且在夜间加重，体温高时达38℃以上，伴头痛、肌肉酸痛、畏寒、口干等症状，一般持续1周左右，长年反复发作，平素体温37.1～37.3℃。发病以来多次在各地检查治疗，均未明确诊断，治疗后未见改善。为求中医药治疗，于2018年10月6日来我门诊。症见体温37.5℃，夜热早凉，热退无汗，神倦肢怠，乏力，口干，纳较差，睡眠欠佳。舌淡舌尖稍红，少苔，脉细虚。

中医诊断：内伤发热（气阴两虚证）。

西医诊断：发热原因待查。

治疗：予青蒿鳖甲汤合补中益气汤，7剂。服药后体温降至37℃，余症改善。继服上方7剂，乏力明显好转，食欲增加，睡眠改善，此后无发热。原方再服10剂以巩固疗效。

按：患者月经量少（2天净）10余年，长期反复发作夜间低热（37.5℃以上，伴头痛、肌肉酸痛、畏寒、口干），舌淡，舌尖稍红，少苔，脉细虚。西医诊断为发热原因待查。

予患者青蒿鳖甲汤，针对气阴两虚、虚热内伏之本虚，可养阴透热、凉血清热，缓解夜热早凉、口干、舌尖红。合补中益气汤，其中黄芪、人参、白术补气健脾，当归补血活血，陈皮理气，升麻、柴胡升阳举陷，甘草调和诸药。针对气血不足、月经量少、乏力之标实，可补气生血、升阳举陷，改善月经量少、乏力、纳差。两方合用，7剂体温降至37℃，诸症改善。7剂乏力好转、食欲增加、睡眠改善。10剂巩固，此后无发热。

本例为气阴两虚所致的长期低热及月经量少，采用青蒿鳖甲汤合补中益气汤，以补气养阴、透热调经。此治疗思路为临床处理不明原因的低热提供了重要参考和原则。特别是补中益气汤，源自金代医家李东垣的《脾胃论》，被誉为"补土派第一方"，其独特的"甘温除热法"与"升阳举陷法"提供了新的治疗理念。

八、导赤散

1.出处

《小儿药证直诀》：治小儿心热。视其睡，口中气温，或合面睡，及上窜咬牙，皆心热也。

2.药物组成

生地黄 15g，木通 15g，淡竹叶 20g，生甘草梢 10g。

3.功效

清心利水养阴。

4.方解

本证多由心经热盛移于小肠所致，治疗以清心养阴、利水通淋为主。心火循经上炎，故见心胸烦热，面赤，口舌生疮；火热之邪灼伤津液，故见口渴，意欲饮冷；心热下移小肠，故见小便赤涩刺痛；舌红、脉数，均为内热之象。方中生地黄甘寒，凉血滋阴降火，木通苦寒，入心与小肠经，上清心经之火，下导小肠之热，两药相配，滋阴降火，利水通淋，共为君药；竹叶甘淡，清心除烦，淡渗利窍，导心火下行，为臣药；生甘草梢清热解毒，并能调和诸药，还可防木通、生地黄之寒凉伤胃，为方中佐使。

5.方证

心胸烦热，口渴面赤，意欲冷饮，口舌生疮，或心热移于小肠，小便赤涩刺痛，舌红，脉数。

6.病机

心经热盛或移于小肠。

7.加减应用

小便淋涩明显，合八正散（《太平惠民和剂局方》）以利尿通淋；若出现血淋，合小蓟饮子（《严氏济生方》）以凉血止血。

8.治验

陶某，女，26 岁，职员。2018 年 10 月 27 日初诊。患者口腔溃疡反复发作 3 年余，无明显规律，轻时单发溃疡，重则 2～3 个溃疡同时出现，疼痛难忍。曾就诊于西医院，确诊为复合型口腔溃疡，并服用维生素 B_2、维生素 C 等，效果不明显，且易复发。近日因情绪不佳，加之嗜食辛辣食物，出现口腔溃疡，并逐渐加重，影响说话及进食，遂来我工作室就诊。症见口腔黏膜溃疡 2 处，溃疡周围黏膜红肿，说话或进食时灼热疼痛加重，口臭，心胸烦热，口渴易饥，口燥唇干，面赤易怒，小便赤涩疼痛，大便秘结，2～3 日一行。舌尖红苔白，脉数。

中医诊断：口疮（脾胃积热证）。

西医诊断：复合型口腔溃疡。

治疗：予导赤散合泻黄散，5 剂。服用后其热势有所缓解。效不更方，继服上方 7 剂后，口腔溃疡缩小，红肿减轻，心胸烦热、口渴易饥、小便赤涩疼痛等症状均有所改善，原方辨证加减，再服 10 剂。患者可稍进热食，身为领导可主持会议并长时间讲话，收效良好。为巩固疗效，以泻黄散为基础方，辨证加味治疗月余，并嘱其饮食清淡，少食辛辣之品，调畅情志，溃疡悉数痊愈。3 个月后因他病前来诊治，溃疡未见复发。

按：患者长期嗜食辛辣厚味，导致脾胃积热，心火炽盛，热毒壅滞于口腔，形成脾胃积热、心火上炎之顽固性口腔溃疡。症见口腔黏膜溃疡 2 处，红肿灼热，疼痛难忍，口臭，心胸烦热，口渴易饥，口燥唇干，面赤易怒，小便赤涩疼痛，大便秘结，舌尖红苔白，脉数。

予患者导赤散，针对心火上炎、小便赤涩疼痛之本虚，可清心利尿、滋阴降火，缓解心胸烦热、小便赤涩疼痛。合泻黄散，其中栀子、石膏泻脾胃伏火，藿香芳香化湿，甘草调和诸药。针对脾胃积热、口臭、大便秘结之标实，可泻脾胃伏火、化湿解毒，缓解口臭、大便秘结、口腔溃疡红肿灼热。两药合用，清心火、泻脾胃火，犹如"双管齐下"，使热毒从二便而出，从而缓解症状。

本例针对脾胃积热、心火上炎所致的顽固性口腔溃疡，采用导赤散合泻黄散加减，以清心泻火、解毒止痛，临床疗效显著。治疗此类口腔溃疡须以清心泻火为本，以泄脾胃积热为关键。现代人生活压力大，饮食不节，最易导致该疾病发生，而《小儿药证直诀》中所载的泻黄散清而不峻、泻而不伤，既能直折脾胃之火，又能调理中焦气机，使热邪得清而脾胃不损，故对脾胃积热型口腔溃疡尤为适宜。

第三节　小结

　　本章以六味地黄丸、大补阴丸、桃红四物汤、阳合汤、地黄饮子、清营汤、青蒿鳖甲汤、导赤散为例，论述了熟地黄及生地黄在阴虚津亏诸证中的具体运用。

　　六味地黄丸、大补阴丸、桃红四物汤、地黄饮子方中均含有熟地黄。六味地黄丸以熟地黄为君药，治疗肝肾阴血不足证；大补阴丸以熟地黄与龟甲共为君药，治疗由肝肾亏虚，真阴不足，相火亢盛所致的阴虚火旺证；桃红四物汤以熟地黄滋养阴血，补肾填精，为补血要药，治疗血虚兼血瘀证；地黄饮子以熟地黄、山茱萸、肉苁蓉、巴戟天为君药，治疗下元虚衰、阴阳两亏、虚阳上浮、痰浊上泛所致的喑痱证。清营汤、导赤散中均含有生地黄。清营汤以生地黄滋阴凉血来治疗热入营分；导赤散以生地黄为君药，凉血滋阴以制心火，治疗心经热盛证。

　　地黄味甘，滋阴补血，填精益髓。学习地黄类方，熟练掌握生地黄、熟地黄的功效主治，掌握其用药规律，明辨加减应用之法，以便更好地活学活用经典名方。

第十二章

当归类方

第一节 概述

在中医血证的辨治体系中，当归无疑扮演着举足轻重的角色。早在宋代，陈承的《本草别说》便已深刻揭示了当归的临床价值，其记载："当归治妊妇产后恶血上冲，仓卒取效，气血昏乱者服之即定，能使气血各有所归，恐当归之名必因此也。"此言精辟地阐述了当归在调理产后血证中的迅捷功效及其名称的由来，预示了其能够使紊乱的气血各归其位的关键作用。当归性味甘而重，其独特的药性在于"既能补血，又能行血，补中有动，行中有补"，从而确立了其作为"血中之要药"的重要地位。

在中医学的宏观视角下，血液濡养周身，内达脏腑，外及皮肉筋骨，如环无端，维持着生命活动的正常运行。当血液生成不足或运行失畅时，便会引发全身或局部的病理变化，形成血虚证或血瘀证。当归正是一种集补血、止血、行血、养血、和血于一体的多功能中药。明代医家韩懋在其《韩氏医通》中便强调："血药不容舍当归。"足见其在血病治疗中的不可或缺性。"十方九归"的说法，以及在常用中药使用频率统计中，当归位列第八，更印证了它在临床实践中的普及度和核心地位。

从现代药理学研究的角度看，当归的功效得到了多方面的证实。当归提取物还显示出抗炎、镇痛、调节内分泌和促进造血等作用。这些现代科学发现不仅为传统中医理论提供了科学依据，也拓展了当归在治疗血虚、血瘀及妇科病、心脑血管疾病方面的应用前景。

本章旨在系统梳理和介绍以当归为君药或重要配伍的经典方剂。我们将深入探究这些方剂在经典文献中如何巧妙运用当归，以其补血与活血的双重功效，应对各种与血相关的病证，从而感悟"血家百病此药通"的深刻内涵。

通过对历代医家经验的继承与发扬，我们力图展现当归在调理全身气血、防治血证方面广泛而深远的临床意义。

第二节　类方举要

一、四物汤

1. 出处

《仙授理伤续断秘方》：凡跌损，肠肚中污血，且服散血药，如四物汤之类。

2. 药物组成

川芎 20g，熟地黄 20g，当归 20g，白芍 20g。

3. 功效

补血调血，养营和血。

4. 方解

本方是补血养血的经典方及常用方，具有补血而不滞血、行血而不伤血的特点。方中熟地黄甘温，质润滋腻，滋阴养血填精，为生营血之基，为君药；白芍补血敛阴和营，柔肝缓急，当归补血活血，与熟地黄相伍，既可增强补血之力，又可行营血之滞，二者共为臣药；佐以川芎活血行气，与当归相伍则行血之力益彰。四物相配，补中有通，滋而不腻，温而不燥，阴阳调和，使营血恢复。

5. 病机

营血虚滞

6. 方证

头晕目眩，心悸失眠，面色无华，妇女月经不调，量少或经闭不行，脐腹作痛，甚或癥块硬结，舌淡，口唇，爪甲色淡，脉细弦或细涩。

7. 加减应用

兼气虚者，见月经先期，量多色淡，加人参、黄芪，成圣愈汤（《医宗金鉴》）以补气、补血、摄血；以瘀血为主，见妇女经期提前，量多有块，腹痛者，加桃仁、红花，成桃红四物汤（《医垒元戎》）以养血活血；兼血虚有寒者，见妇女崩漏下血，月经过多，加阿胶、艾叶，成胶艾汤（《金匮要略》）以养血止血，调经安胎。

8. 治验

张某，女，67 岁，退休。2019 年 4 月 5 日初诊。既往胃溃疡病史 5 年。1 个月前，因进食坚果类食物出现大量呕血与黑便，就诊于当地医院，诊断为上消化道出血，给予对症止血治疗，病情好转后出院。此后，患者情绪低沉，沉默寡言，不思饮食，身体明显消瘦，家属担心其病情，遂来我工作室就诊。症见头晕目眩，面色苍白，口唇色淡，消瘦，胃脘部隐痛，精神不振，情志抑郁，四肢无力，易疲劳，纳少，眠差，便溏。舌淡苔白，脉细涩。血常规示红细胞 3.5×10^9/L，血红蛋白 60g/L。

中医诊断：胃痛，虚劳（血虚证）。

西医诊断：胃溃疡，贫血（重度）。

治疗：予四物汤合补中益气汤（黄芪80g），7 剂。服药后，胃脘部隐痛缓解，四肢无力、疲劳感减轻，头晕目眩缓解，面色苍白稍有改善，上方黄芪用量加至100g，继服10 剂。头晕目眩、四肢无力感基本消失，大便日1 ～ 2 次。在此基础上辨证加减月余，面色、口唇渐见红润，复查血常规恢复正常。

按：该案患者因胃溃疡引发上消化道出血，病程迁延致气血耗伤，形成胃痛与虚劳并见之证。其核心病机在于气血两虚、中气不足，兼有情志抑郁之象。

从病机来看，患者既往胃溃疡病史 5 年，此次因饮食不当诱发大出血，血去阴伤，气随血耗。血虚则不能濡养头目、肌肤，故见头晕目眩、面色苍白、口唇色淡；气虚则脾胃运化失司，中气下陷，故有胃脘隐痛、纳少便溏、四肢无力、易疲劳；气血亏虚又致心神失养，加之对病情的担忧，形成情志抑郁、眠差等症。舌淡苔白、脉细涩，亦为气血两虚、血脉不畅之征。

治疗上遵循益气养血、补中升阳的原则，选用四物汤合补中益气汤加减。四物汤为养血活血之基础方，可补养阴血以治其本；补中益气汤能益气升阳、健脾和胃，兼顾气虚下陷之证。方中重用黄芪至80g，正是取其大补元气、固表升阳之效，既能助脾胃运化以生血，又能统血以防止再出血。

服药 7 剂后，患者胃痛缓解、乏力减轻，提示气虚症状改善，但血虚之象仍存，故将黄芪加至 100g，增强益气生血之力，因气能生血，气足则血化有源。待头晕、乏力等症基本消失后，再根据病情辨证加减，兼顾脾胃功能的恢复与情志的调畅，使气血生化有源，最终达到面色红润、血常规恢复正常的效果。纵观全程，治疗始终紧扣"气血同源，脾为后天之本"的理论，益气与养血并行，重用黄芪以助气生血、升阳固脱，使补而不滞、温而不燥。

二、当归四逆汤

1. 出处

《伤寒论·辨厥阴病脉证并治》第 351 条：手足厥逆，脉细欲绝者，当归四逆汤主之。

2. 药物组成

当归 20g，白芍 20g，细辛 5g，通草 15g，大枣 15g，桂枝 30g，炙甘草15g。

3. 功效

温经散寒，养血通脉。

4. 方解

本方为桂枝汤去生姜加当归、细辛、通草，当归与桂枝合用为君，桂枝通阳散寒，对于外寒能起解表散寒之效，对于内寒，则温阳散寒，当归补血活血，针对血虚寒凝，血脉不通的特点；细辛、芍药为臣，细辛可增强桂枝通阳散寒的作用，芍药与当归相配，则益阴养血，缓急止痛；通草为佐，既能通利血脉，可利用自身寒性制约桂枝、细辛之温燥；大枣益胃养血，甘草调和诸药。全方共奏温经散寒、养血通脉之功。

5. 病机

血虚寒厥。

6. 方证

手足厥寒，或腰、腿、足、肩臂疼痛，口不渴，舌淡苔白，脉沉细或细而欲绝。

7. 加减应用

兼脾胃虚寒，浊阴上逆，见呕吐者，合吴茱萸汤（《伤寒论》）以温中补虚，降逆止呕；寒厥较甚，见手足冻疮，阴疽者，合阳和汤（《外科证治全生集》）以温阳补血，散寒通滞；血虚较甚，见面色苍白，头晕乏力者，合用四物汤（《仙授理伤续断秘方》）以补血活血。

8. 治验

高某，女，52 岁，环卫工人。以双手冷痛 3 个多月为主诉，于 2019 年 3 月 11 日就诊。患者既往有雷诺综合征病史 1 年，平素因工作原因，长期暴露于寒冷的环境中，3 个月前，因受精神刺激，手指皮肤出现苍白和发绀，手指末梢麻木、发凉、刺痛，甚则不能持笔写字和用筷子吃饭，自行服用止痛药，效果甚微，近期上症反复发作，严重影响生活。就诊时症见手指皮肤出现苍白和发绀，手指末梢麻木，发凉和刺痛，恶寒，肌肤麻木不仁，手足逆冷，汗出湿冷，头痛乏力，纳差，眠差，小便可，大便溏薄，日 3～4 次。舌暗淡苔白，脉沉细。

中医诊断：痹证（血虚寒厥证）。

西医诊断：雷诺综合征。

治疗：予当归四逆汤合黄芪桂枝五物汤，加附子 5g，鹿角霜 15g，7 剂。服药后，双手疼痛减轻，手足逆冷不似从前，肌肤麻木不仁感缓解，汗出减少，大便次数减少。效不更方，继服上方 10 剂，双手疼痛明显减轻，手足微温，肌肤麻木不仁基本消失，余症尽退。故减黄芪桂枝五物汤、附子、鹿角霜，予当归四逆汤辨证加减月余，以固其效。

按：本案患者为中年女性，环卫工人，长期处于寒冷环境，又因精神刺激诱发雷诺综合征加重，属中医痹证（血虚寒厥证）范畴。其核心病机为血虚寒凝、阳气不足、经脉痹阻。

从病因病机来看，患者素体血虚，长期暴露于寒冷环境，寒邪侵袭，凝滞血脉；加之精神刺激，气机不畅，进一步加重血脉瘀滞。血不足则不能濡养四肢，寒邪收引则经脉挛缩，故见手指皮肤苍白、发绀，末梢麻木、发凉、刺痛，甚则影响活动；阳气虚衰，不能温煦周身，故恶寒、手足逆冷、汗出湿冷；气血亏虚，不能充养机体，故头痛乏力；脾胃阳气不足，运化失司，则纳差、大便溏薄；气血不畅，心神失养，故眠差。舌暗淡苔白、脉沉细，均为血虚寒凝、阳气不足之征。

治疗上遵循温经散寒、养血通脉、益气助阳的原则，选用当归四逆汤合黄芪桂枝五物汤，并加用附子、鹿角霜。当归四逆汤专为血虚寒厥证而设，能温经散寒、养血通脉，解决血脉凝滞之本；黄芪桂枝五物汤可益气和血、温经通痹，增强益气通阳之力。加用附子 5g 以温阳散寒，鹿角霜 15g 以温肾助阳、散寒通脉，共助阳气温通，驱散寒邪。

服药 7 剂后，患者双手疼痛减轻，手足逆冷改善，肌肤麻木缓解，汗出减少，大便次数减少，提示寒邪渐散，阳气渐复，血脉渐通。效不更方，继服 10 剂后，诸症显著好转，说明治法得当，阳气进一步恢复，寒凝基本解除。此时减黄芪桂枝五物汤、附子、鹿角霜，仅予当归四逆汤辨证加减月余，以固其效，旨在继续养血温经，巩固血脉通利之态，防止寒邪复聚。

三、秦艽鳖甲散

1. 出处

《卫生宝鉴》：治骨蒸壮热，肌肉消瘦，唇红，颊赤，气粗，四肢困倦，夜有盗汗。

2. 药物组成

秦艽 10g，鳖甲 10g，地骨皮 20g，青蒿 20g，柴胡 15g，当归 20g，知母 20g，乌梅 20g。

3. 功效

祛风除湿，养阴清热。

4. 方解

"风生热而热生风，非柴胡、秦艽不能驱风邪使外出。"故用辛寒之柴胡、秦艽除肝胆之热，散邪于表；乌梅酸涩，能引诸药入骨而敛热；知母苦寒，除阴分之热；地骨皮散表邪兼清里热，退有汗之骨蒸；鳖甲咸寒，既滋阴潜阳，又引药入阴分，青蒿苦寒，其气芳香，清中有透散之力，清热透络，引邪外出，两药相配，滋阴清热，内清外透，使阴分伏热有外达之机。正如吴鞠通所言："青蒿不能直入阴分，有鳖甲领之入也；鳖甲不能独出阳分，有青蒿领之出也。"二药为清退虚热之常用配伍。甘草甘平，能和诸药而退虚热，防苦寒药物损伤胃气。诸药合用，既能滋阴养血以治本，又能退热除蒸以治标。

5. 病机

阴虚热扰。

6. 方证

骨蒸盗汗，肌肉消瘦，唇红颊赤，口干咽燥，困倦，咳嗽，舌红少苔，脉细数。

7. 加减应用

兼肝肾阴虚，见头晕耳鸣，手足心热者，合用六味地黄丸（《小儿药证直诀》）以壮水滋阴；兼阴虚火旺，盗汗甚者，合用当归六黄汤（《兰室秘藏》）以滋阴泻火，固表止汗；兼邪热壅肺，见咳嗽痰黄稠者，合苇茎汤（《备急千金要方》）以清肺化痰。

8. 治验

王某，女，49 岁，农民。2019 年 2 月 18 日以烘热汗出 1 年就诊。自述平素体虚，又长期从事农活，出现头晕、乏力、烘热汗出、心烦、咳嗽等症，未予重视，自行服用止咳药（具体用药及用量不详）。近期因烘热汗出，咳甚，遂至我工作室就诊。症见烘热汗出，面赤唇红，手足心热，夜间尤甚，咳嗽，无痰，身热夜甚，口渴咽干，心烦失眠，形体消瘦，乏力，易困倦，纳差，小便黄，大便干燥，1～2 日 1 次。月经紊乱，色红，质稠。舌红苔薄黄而干，脉细数。

中医诊断： 汗证（阴虚热扰证）。

西医诊断： 更年期综合征。

治疗： 予秦艽鳖甲散合清营汤，加大黄 3g，7 剂。服药后，患者汗出减少，咳嗽减轻，乏力困倦缓解，身热较前改善，口渴缓解，小便色微黄，大便成形，日 1 次。效不更方，继服上方 10 剂。药后诸症不显，故减清营汤、大黄，仅予秦艽鳖甲散 10 剂，以善其后。

按： 本案患者为中年女性农民，平素体虚且长期劳作，耗伤阴液，加之更年期生理特点，致阴虚内热，核心病机为阴虚火旺、热扰营阴、津液耗伤。

从病因病机来看，患者长期从事农活，过劳耗气伤阴，阴虚则阳相对偏亢，虚火内生，故见烘热汗出、面赤唇红、手足心热，夜间阴盛阳入于里，虚热更甚，因此诸症夜间尤显；热邪扰心，心神不宁，则心烦失眠；阴虚肺燥，肺失濡润，故咳嗽无痰；热盛伤津，津液不足，可见口渴咽干、小便黄、大便干燥；阴液亏虚，不能濡养形体，故形体消瘦、乏力易困倦；脾胃阴伤，运化失常，则纳差；阴虚血热，冲任失调，故月经紊乱、色红质稠。舌红苔薄黄而干、脉细数，均为阴虚热扰之征。

治疗上遵循滋阴清热、凉血透热、润燥生津的原则，选用秦艽鳖甲散合清营汤，并加大黄。秦艽鳖甲散具有滋阴养血、清热除蒸之效，针对阴虚内热之本；清营汤由犀角（现多用水牛角代替）、生地黄、玄参、竹叶心、麦冬、丹参、黄连、金银花、连翘组成，能清营解毒、透热养阴，可清解营分热邪，同时透热转气，使营分热邪从气分而解，兼顾热扰营阴之标。加用大黄 3g，旨在通腑泄热，使热从下泄，缓解大便干燥之症。

服药 7 剂后，患者汗出减少、咳嗽减轻、身热改善等，提示阴虚热势渐减，津液渐复。效不更方，继服 10 剂后诸症不显，说明营分热邪已清，津液渐充，故减清营汤及大黄，仅予秦艽鳖甲散以滋阴清热、巩固疗效，善其后。

纵观全程，治疗紧扣"阴虚热扰"病机，滋阴与清热并举，初期合用清营汤清营透热，快速控制热势，后期减清营汤及大黄，侧重滋阴固本，使阴液渐复，虚热自退，体现了"急则治标，缓则治本"的治疗思路。

四、归脾汤

1. 古方论选

《正体类要》：治跌仆等症，气血损伤；或思虑伤脾，血虚火动，寤而不寐；或心脾作痛，倦怠嗜卧，怔忡惊悸，自汗，大便不调；或血上下妄行。

注：薛己的归脾汤是在《严氏济生方》归脾汤的基础上加当归、远志而成，沿用至今。

2. 药物组成

当归 20g，黄芪 50g，党参 20g，炙甘草 10g，白术 20g，远志 15g，龙眼肉 15g，茯神 20g，木香 5g，生姜 10g，大枣 10g，酸枣仁 10g。

3. 功效

益气补血，健脾养心。

4. 方解

《医林纂要探源》曰："脾不健则血不生，脾血不生则心无所用……此方意主于血，而未尝不先补其气，要皆以脾胃为主。其曰归脾者，药不皆入脾而用实归于脾，非使血归脾之说也。"本方以黄芪甘温，补脾益气，龙眼肉甘平，既补脾气，又养心血，共为君药；人参、白术皆为补脾益气之要药，与黄芪相伍，补脾益气之功益著；当归补血养心，与黄芪相配，气血双补，气充而血生，血盈以养心，酸枣仁宁心安神，二药与龙眼肉相伍，补心血、安神志之力更强，均为臣药；佐以茯神养心安神，远志宁神益智，更佐理气醒脾之木香，与诸补气养血药相伍，可使其补而不滞；炙甘草补益心脾之气，并调和诸药，用为佐使。引用生姜、大枣，调和脾胃，以资化源。血为气之帅，血可养气亦能载气，气为血之母，气能生血亦能行血。该方补血药与补气药同用，使气得血助能摄血，血得气固可归经，气血互生互用，相生有源。本方心脾同治，心藏神而主血脉，脾藏意而主统血，正所谓"血脉和利，精神乃居"，补血药与安神药同用，使心血充盈得以藏神，精神安则病邪乃去。《沈氏女科辑要笺疏》谓"归脾汤方确为补益血液专剂"，本方为治疗心脾气血两虚证的常用方之一。

本方配伍特点有三：一是心脾同治，重点在脾，使脾旺则气血生化有源；二是气血并补，重在补气，气为血之帅，气旺血自生，血足则心有所养；三是补气养血药中佐以木香理气醒脾，补而不滞。

5. 病机

心脾两虚，气血不足，脾不统血。

6. 方证

心悸怔忡，健忘失眠，食少疲倦或出血，量多色淡，舌淡苔薄，脉细弱。

7. 加减应用

兼虚热内扰，心烦懊恼者，合栀子豉汤（《伤寒论》）以清热除烦；兼脾胃虚寒，脾不统血，见便血、崩漏者，合黄土汤（《金匮要略》）以温阳止血。

8. 治验

张某，女，35 岁，高中教师。2019 年 5 月 25 日以情绪抑郁、头晕乏力半年余就诊。自述作为高三教师，平素教学压力较大，为担忧学生成绩而抑郁不舒，长期熬夜备课，不思饮食，思虑过度，渐至不寐，严重影响生活，经中西医治疗后诸症略有减轻。近期因高考在即，精神压力过大，诸症复现，故来我工作室就诊。症见情志抑郁，多思善疑，失眠，甚至彻夜不寐，心悸不安，头晕眼花，神疲乏力，甚则气短懒言，面色萎黄，自汗，时有手足麻木，口唇色淡，口干咽燥，纳差，小便可，大便稀溏，日2～3次。月经延期，色淡，量多，质稀，小腹隐痛。舌淡苔薄黄，脉细弱。抑郁量表测试64分（中度抑郁）。血常规结果示红细胞3.3×10^9/L，血红蛋白64g/L。

中医诊断：郁证，月经后期（心脾两虚证）。

西医诊断：抑郁症，月经失调，贫血。

治疗：予归脾汤加沙参20g，麦冬20g，7剂，并配合心理辅导。服药后患者情绪稍有好转，睡眠改善，头晕、乏力逐渐减轻，心悸、手足麻木缓解，余症均有减轻。效不更方，又服上方10剂，情绪渐佳，口干咽燥明显缓解，故减沙参、麦冬。后基于归脾汤辨证加减治疗近2个月，患者偶有情绪低沉，失眠明显好转，食欲渐佳，无心悸、汗出等症状，大便成形，日1～2次。面部、口唇颜色渐至红润，月经周期正常，复查血常规恢复正常。

按：从病因病机来看，患者教学压力大、思虑过度，易损伤脾气，脾失健运则气血生化不足，故见不思饮食、纳差、大便稀溏；气血亏虚，不能上荣头目，故头晕眼花、面色萎黄、口唇色淡；气虚不能固表，故自汗、神疲乏力、气短懒言；心血不足，心神失养，则情志抑郁、多思善疑、失眠甚至彻夜不寐、心悸不安；气血不足，肢体失于濡养，故时有手足麻木；脾虚统血无权，冲任失养，故月经延期、色淡、量多、质稀、小腹隐痛。舌淡苔薄黄、脉细弱，均为心脾两虚、气血不足之征，血常规检查亦印证了贫血的存在。

治疗上，遵循健脾养心、益气补血、安神解郁的原则，选用归脾汤加减，并配合心理辅导。归脾汤具有益气健脾、养血安神之效，针对心脾两虚之本，方中黄芪、白术、人参等健脾益气，当归、龙眼肉等养血补心，茯神、远志等安神定志，恰合患者病机。因患者同时存在口干咽燥之象，为阴虚之征，故加沙参20g，麦冬20g以滋阴润燥，兼顾阴虚之标。配合心理辅导则能疏解患者精神压力，有助于情志调畅，与药物治疗相辅相成。

五、一贯煎

1. 出处

《续名医类案》：统治胁痛，吞酸，吐酸，疝瘕，一切肝病。

2. 药物组成

生地黄20g，北沙参20g，麦冬20g，当归20g，川楝子5g，枸杞子20g。

3. 功效

滋阴疏肝。

4. 方解

方中重用生地黄为君，滋阴血、补肝肾，内寓滋水涵木之意；当归、枸杞子养血滋阴柔肝，北沙参、麦冬滋养肺胃，养肺阴以清金制木，养胃阴以培土荣木，四药共为臣药；佐以少量川楝子，疏肝泄热，理气止痛，以调肝气之横逆，顺其条达之性，为涵养肝阴第一良药。诸药合用，使肝体得养，肝气得舒，则诸症可解。

5. 病机

肝肾阴虚，肝气郁滞。

6. 方证

胸脘胁痛，吞酸吐苦，咽干口燥，手足心热，舌红少津，脉细弱或虚弦。亦治疝气瘕聚。

7. 加减应用

兼大便秘结者，合用小承气汤（《伤寒论》）以轻下热结；兼烦热而渴者，合竹叶石膏汤（《伤寒论》）以清热生津。

8. 治验

陈某，男，65岁，退休工人。既往有乙型肝炎病史15年，曾于当地医院就诊，并予核苷类似物抗病毒药治疗。患者1周前因酒后突感右胁肋部隐隐灼痛，乏力头晕，恐病情加重，遂于2019年6月4日至我门诊就诊。症见右胁肋部隐隐灼痛，遇劳加重，神疲乏力，口干咽燥，不思饮食，心烦失眠，性急易怒，头晕耳鸣，眼干涩，偶有视物不清，小便黄，大便日1次。舌红少苔，脉细数。查乙型肝炎病毒标志物示乙肝表面抗原（HBsAg）、乙肝e抗体（抗-HBe）及乙肝核心抗体（抗-HBc）均为阳性，乙肝e抗原（HBeAg）

为阴性。肝功能中度改变。

中医诊断： 胁痛（肝络失养证）。

西医诊断： 病毒性肝炎（乙型，慢性中度）。

治疗： 予一贯煎合芍药甘草汤，7剂。嘱患者绝对戒酒，并继续服用恩替卡韦分散片。药后右胁肋部隐隐灼痛缓解，口干咽燥减轻，余症皆减。继服上方7剂，右胁肋部隐隐灼痛较前明显好转，头晕乏力减轻，余症消失。再予上方辨证加减7剂，诸症尽消，查肝功能恢复正常。

按： 从病因病机来看，患者既往乙肝病史日久，肝阴暗耗，加之饮酒助湿生热，进一步损伤肝阴。肝阴不足，不能濡养肝络，故右胁肋部隐隐灼痛，遇劳则阴更虚，疼痛加重；肝开窍于目，肝阴亏虚，目失所养，故眼干涩、偶有视物不清；阴虚生内热，虚火扰心，故心烦失眠、性急易怒；阴液不足，不能滋润口舌，故口干咽燥；肝阴不足，肾精亦亏，清窍失养，故头晕耳鸣；肝木乘脾，脾失健运，则不思饮食；虚热下注，故小便黄。舌红少苔、脉细数，均为肝阴不足、虚火内扰之征。

治疗上遵循中医学整体观念、辨证论治的核心理念，紧扣滋阴养肝、柔肝止痛、清热安神的原则。中医认为人体是一个有机整体，肝阴不足不仅影响肝脏本身，还可累及心、脾、肾等脏腑及眼窍等组织，治疗须统筹兼顾。同时，本案精准辨证为肝络失养证，故选用一贯煎合芍药甘草汤。一贯煎中北沙参、麦冬、当归、生地黄、枸杞子、川楝子共奏滋阴疏肝之功，能补肝阴、养肝血、疏肝气，使肝络得养；芍药甘草汤由白芍和甘草组成，可柔肝缓急、调和气血，增强止痛之效，两方合用，切中肝阴不足、肝络失养之病机。同时，遵循"治未病"理念，嘱患者绝对戒酒，避免进一步损伤肝阴，防止病情反复；并结合西医学手段，继续服用恩替卡韦分散片抗病毒，体现中西医结合、优势互补的治疗思路，实现标本同治。纵观全程，治疗始终以中医整体观念为指导，紧扣肝阴不足、肝络失养的病机，以一贯煎合芍药甘草汤滋阴柔肝为主，配合戒酒和抗病毒治疗，体现了"扶正祛邪，标本兼顾""既病防变"的思路，使肝阴恢复，肝络得养，从而取得良好疗效。

六、当归芍药散

1. 出处

《金匮要略·妇人妊娠病脉证并治》：妇人怀娠，腹中疠痛，当归芍药散主之。

《金匮要略·妇人杂病脉证并治》：妇人腹中诸疾痛，当归芍药散主之。

2. 药物组成

当归 20g，白芍 50g，茯苓 20g，白术 20g，泽泻 20g，川芎 15g。

3. 功效

养血调肝，健脾利湿。

4. 方解

"五脏苦欲补泻，云肝苦急，急食甘以缓之。"本方为逍遥散去柴胡、薄荷、生姜、甘草，加泽泻、川芎而成。方中重用芍药柔肝养血止痛，当归甘辛苦温，养血和血，且其味辛散，为血中气药，归、芍相合，补肝体而助肝用，使血和则肝和，血充则肝柔；川芎行气活血，既助芍药调肝之气，又助当归行血；木郁则土衰，肝病易传脾，故以白术、茯苓健脾益气，实土以御木乘；泽泻助茯苓利水。诸药相合，共奏养肝和血、健脾祛湿之功。

5. 病机

肝脾失调，血滞湿阻。

6. 方证

腹中拘急，绵绵作痛，头晕心悸，或下肢浮肿，小便不利，舌质淡、苔白腻者。

7. 加减应用

兼气郁胁胀者，合柴胡疏肝散（《证治准绳》引《医学统旨》）以疏肝理气；兼气郁有热者，合丹栀逍遥散（《内科摘要》）以养血健脾，疏肝清热；兼气郁不食者，加香附、麦芽以行气消食。

8. 治验

许某，女，45 岁。2019 年 4 月 1 日以腹痛 1 年为主诉就诊。患者 1 年间因腹痛四处奔走求医，治疗后腹痛虽减，但停药即发，终日苦不堪言。一日听其病友介绍，慕名至我工作室就诊。症见腹部疼痛，自觉有包块走窜，痛甚时冷汗淋漓，发作欲死，胃脘隐痛，吐涎沫，胃怕凉，肠鸣辘辘，头晕乏力，四肢沉重，手足逆冷，生气时尤甚，烦躁易怒，坐卧不安，胸闷心悸，厌食，眠差，小便可，大便质稀，日5～6次。舌淡暗苔白，脉弦细。肠镜检查结果示慢性结肠炎伴糜烂。焦虑量表测试69分（中度焦虑）。

中医诊断：腹痛，脏躁（肝脾失调，寒湿阻滞证）。

西医诊断：慢性结肠炎伴糜烂，焦虑症。

治疗：予当归芍药散合四逆汤，7剂。服药后腹部、胃脘部疼痛减轻，少有冷汗、头晕乏力、四肢沉重、手足逆冷缓解，食欲稍有改善，大便不成形，日2～3次，效不更方，继服上方10剂。腹部、胃脘部疼痛明显改善，无冷汗淋漓之状，头晕乏力、四肢沉重基本消失，手足微温，大便日1～2次，诸症皆减，情绪渐佳，食欲好转。继服当归芍药散7剂善其后。并嘱患者饮食调适，放松精神，合理作息。

按：《素问·脏气法时论》曰："肝欲散，急食辛以散之，用辛补之，酸泻之。"从病因病机来看，患者长期腹痛不愈，肝气郁结，疏泄失常，横逆犯脾，致脾失健运，寒湿内生，阻滞中焦，气机不畅，故腹部疼痛，自觉有包块走窜；寒湿凝滞，阳气被遏，不能温煦肢体，故胃脘隐痛、胃怕凉、手足逆冷、四肢沉重；寒邪收引，气血不畅，痛甚则阳气不达，故冷汗淋漓、发作欲死；肝气郁结，情志不舒，故生气时症状加重、烦躁易怒、坐卧不安；肝郁气滞，波及心，故胸闷心悸；脾失健运，水湿不化，故吐涎沫、肠鸣辘辘、厌食、大便质稀且次数多；气血生化不足，清窍失养，故头晕乏力；心神受扰，则眠差。舌淡暗苔白、脉弦细，均为肝脾失调、寒湿阻滞之征。

治疗上遵循疏肝健脾、散寒化湿、调和气血的原则，选用当归芍药散合四逆汤。当归芍药散由当归、芍药、川芎、茯苓、白术、泽泻组成，能养血疏肝、健脾利湿，针对肝脾失调、湿阻血滞之证；四逆汤由附子、干姜、甘草组成，可温中散寒，回阳救逆，驱散寒湿，温通阳气。两方合用，共奏调肝脾、散寒湿、止疼痛之效。

七、温经汤

1. 出处

《金匮要略·妇人杂病脉证并治》：妇人年五十所，病下利数十日不止，暮即发热，少腹里急，腹满，手掌烦热，唇口干燥，何也？师曰：此病属带下。何以故？曾经半产，瘀血在少腹不去，何以知之？其证唇口干燥，故知之。当以温经汤主之。

2. 药物组成

吴茱萸 9g，桂枝 30g，当归 20g，党参 15g，白芍 20g，川芎 20g，牡丹皮 30g，生姜 15g，麦冬 20g，炙甘草 15g，姜半夏 10g，阿胶 10g。

3. 功效

温经散寒，养血祛瘀。

4. 方解

方中吴茱萸辛热，入肝肾而走冲任，功擅散寒行气止痛，桂枝辛甘温，入血分，长于温通血脉，二者温经散寒，行血通脉，共为君药；当归、川芎活血祛瘀，养血调经，补血之虚，祛血之瘀，牡丹皮辛苦微寒，既助诸药活血祛瘀，又能清退血分虚热，共为臣药；阿胶甘平，养血止血，滋阴润燥，麦冬甘寒清润、滋阴润燥，白芍养血敛阴、柔肝止痛，三药相合，养血调肝，滋阴润燥，清退虚热，并制桂、萸之温燥；配伍人参、甘草益气健脾，以资生化之源，阳生阴长，气旺血充；半夏辛温行散，入胃经通降胃气，以助通冲任，散瘀结；生姜既温胃气以助生化，又助吴茱萸、桂枝温经散寒，以上均为佐药；甘草调和诸药，兼为使药。诸药合用，温经散寒，活血养血，使瘀血祛、新血生，血脉和畅，经血自调。方名温经，且重用吴茱萸，使本方功效重在温散寒邪，温中寓通，温中寓补，温中寓清，可谓主次分明，全面兼顾。本方温清消补并用，以温经化瘀为主，温而不燥，为妇科调经之常用方。

5. 病机

冲任虚寒，瘀血阻滞。

6. 方证

漏下不止，血色暗而有块，淋沥不畅，或月经提前或延后，或逾期不止，或一月再行，或经停不至，而见少腹里急，腹满，傍晚发热，手心烦热，唇口干燥，舌质暗红，脉细而涩。亦治妇人宫冷，久不受孕。

7. 加减应用

小腹冷痛甚者，合少腹逐瘀汤（《医林改错》）以散寒止痛；夜热早凉无汗者，加青蒿、鳖甲、知母、牡丹皮之品以透热养阴。

8. 治验

陈某，女，25 岁，学生。2018 年 12 月 23 日以月经不调、痛经为主诉初诊。患者自述平素月经不规律，量少，每于经期小腹冷痛难忍，常服用布洛芬等止痛药，但效果不甚明显，现正值经期。为寻求中医药系统治疗，遂来我工作室就诊。症见痛经，月经量少，色淡暗，有血块，小腹冷痛，得热觉舒，手足不温，时觉烦热，口干，纳眠差。舌质暗红，脉细涩。

中医诊断： 痛经（冲任虚寒，瘀血阻滞证）。

西医诊断： 痛经。

治疗： 予温经汤合少腹逐瘀汤 7 剂。服药后痛经，小腹冷痛减轻，经量较前增多，血块减少，烦热、口干有所缓解。效不更方，继服上方 12 剂，小腹冷痛明显缓解，经量渐至正常，有少量血块，经色大致正常，手足渐温，余症基本消失，遂减少腹逐瘀汤。后在温经汤基础上，辨证加减治疗月余，经半年随访月经基本规律，痛经未再出现。

按： 冲为血海，任主胞胎，冲任二脉同出一源，皆起于胞宫，循行于少腹，与月经关系极为密切。本患者为冲任虚寒，瘀血阻滞，不通则痛，而见痛经，量少；瘀血不去，新血不生，失于濡润，则口干；阴血耗损，虚热内生，故时觉烦热。患者平素月经不规律、量少，提示冲任不足、气血亏虚；经期小腹冷痛、得热觉舒、手足不温，为冲任虚寒之象，寒邪凝滞胞宫，气血运行不畅，瘀血内生，故经色淡暗、有血块，不通则痛，引发痛经；瘀血阻滞，郁而化热，故时觉烦热、口干；冲任失调，气血不和，影响心神与脾胃功能，则纳眠差。舌质暗红、脉细涩，均为虚寒夹瘀之征。

治疗上遵循温经散寒、活血祛瘀、调理冲任的原则，选用温经汤合少腹逐瘀汤。温经汤中吴茱萸、桂枝温经散寒，当归、芍药、川芎养血活血，阿胶、麦冬滋阴润燥，人参、甘草益气健脾，半夏、生姜和胃降逆，共奏温经散寒、养血祛瘀之功，兼顾冲任虚寒与血虚之证；少腹逐瘀汤由小茴香、干姜、延胡索等组成，《医林改错》云：此方治少腹积块疼痛，或有积块不疼痛，或疼痛而无积块，或少腹胀满，或经血见时，先腰酸少腹胀，或经血一月见三五次，接连不断，断而又来，其色或紫，或黑，或块，或崩漏，兼少腹疼痛，或粉红兼白带，皆能治之，效不可尽述。专攻少腹瘀血阻滞之标。

两方合用，温清并施、攻补兼施，使寒邪散、瘀血除、冲任调。

八、补阳还五汤

1. 出处

《医林改错》：此方治半身不遂，口眼㖞斜，语言謇涩，口角流涎，下肢痿废，小便频数，遗尿不禁。

2. 药物组成

黄芪 50g，桃仁 10g，红花 10g，当归 20g，地龙 10g，赤芍 30g，川芎 10g。

3. 功效

补气，活血，通络。

4. 方解

本方主治中风之气虚血瘀证，因虚致瘀，非独用活血化瘀或益气补虚之所宜。治当以补气为主，活血通络为辅。方中重用生黄芪，甘温大补元气，使气旺以促血行，瘀去络通，为君药；当归尾活血通络而不伤血，为臣药；赤芍、川芎、桃仁、红花助当归尾活血祛瘀，为佐药；地龙通经活络，力专善走，并引诸药之力直达络中，为佐使药。合而用之，则气旺、瘀消、络通，诸症可愈。

5. 病机

气虚血瘀，脉络瘀阻。

6. 方证

半身不遂，口眼㖞斜，言语謇涩，口角流涎，小便频数或遗尿不禁，舌暗淡，苔白，脉缓。

7. 加减应用

兼痰多，眩晕头痛，胸闷者，加半夏白术天麻汤（《医学心悟》）以化痰息风；兼肢体麻木不仁者，加黄芪桂枝五物汤（《金匮要略》）以益气活血通痹。

8. 治验

孟某，女，67 岁。既往脑梗死病史 5 年，2 个月前又因脑梗死发作住院治疗，症状好转后出院。现处于中风恢复期，为寻求中医药系统治疗，慕名至我门诊就诊。症见头昏蒙，肢体麻木无力，行走不便，言语謇涩，时有口角流涎，神疲倦怠乏力，胸闷，纳差，小便频数，大便可。舌紫暗苔白，脉缓无力。

中医诊断：中风（气虚络瘀证）。

西医诊断：脑梗死（恢复期）。

治疗：予补阳还五汤合半夏白术天麻汤，7 剂。服药后，头昏蒙、胸闷缓解，肢体麻木无力感减轻，余症均有缓解。继服上方 15 剂，肢体麻木、言语謇涩不似从前，偶有流涎，头昏蒙、胸闷明显改善，故减半夏白术天麻汤。后仅以补阳还五汤为主方辨证加减治疗月余。正如王清任《医林改错》所言："服此方愈后，药不可断，或隔三五日吃一付，或七八日吃一付。"有"炉火虽熄，灰中有火"之意。配合适当锻炼，以助康复。

按：从病因病机来看，患者年事已高，正气亏虚，气虚则血行无力，瘀血内生，阻滞脑络，故见肢体麻木无力、行走不便、言语謇涩、口角流涎；气虚不能推动津液运化，痰湿内生，上蒙清窍，故头昏蒙；肺气不足，胸中气机不畅，则胸闷；脾气虚弱，运化失常，故纳差、神疲倦怠乏力；肾气亏虚，固摄失司，故小便频数。舌紫暗苔白、脉缓无力，均为气虚络瘀、痰湿内停之征。

治疗上遵循益气活血、化痰通络、开窍醒脑的原则，初期选用补阳还五汤合半夏白术天麻汤。补阳还五汤以黄芪为君，大补元气，使气旺血行，瘀去络通，配合当归、赤芍等活血通络之品，针对气虚血瘀之本；半夏白术天麻汤由半夏、白术、天麻、茯苓、橘红、甘草等组成，《医学心悟》言"头眩眼花，非天麻、半夏不除是也，半夏白术天麻汤主之"。该方能燥湿化痰、平肝息风，专治痰湿上蒙清窍所致的头昏蒙、胸闷等症。两方合用，益气与活血并举，化痰与通络兼顾，切中病机。

服药 7 剂后，头昏蒙、胸闷缓解，肢体麻木无力减轻，提示痰湿渐化，气虚血瘀之证初见改善。继服 15 剂，肢体麻木、言语謇涩好转，头昏蒙、胸闷明显改善，说明瘀血渐散，痰湿已去大半，此时病机以气虚络瘀为主，故减半夏白术天麻汤，侧重以补阳还五汤益气活血、疏通络脉。后遵王清任"药不可断"之训，以补阳还五汤为主方辨证加减，巩固疗效，配合适当锻炼，助气血运行，促肢体功能恢复。

九、血府逐瘀汤

1. 出处

《医林改错》：头痛，胸痛，胸不任物，胸任重物，天亮出汗，食自胸右下，心里热（名曰灯笼病），瞀闷，急躁，夜睡梦多，呃逆，饮水即呛，不眠，小儿夜啼，心跳心忙，夜不安，俗言肝气病，干呕，晚发一阵热。

2. 药物组成

柴胡 10g，川芎 10g，牛膝 10g，甘草 10g，桔梗 10g，炒枳壳 10g，当归 20g，红花 10g，赤芍 10g，生地黄 20g，炒桃仁 10g。

3. 功效

活血化瘀，行气止痛。

4. 方解

本方取桃红四物汤与四逆散之主要配伍，加下行之牛膝和上行之桔梗而成。方中桃仁破血行滞而润燥，红花活血祛瘀以止痛，共为君药；赤芍、川芎助君药活血祛瘀，牛膝入血分，性善下行，能活血通经，祛瘀止痛，并引瘀血下行，使血不瘀于胸中，郁热不上扰，共为臣药；生地黄甘寒，清热凉血，滋阴养血，合当归养血，使祛瘀不伤正，合赤芍清热凉血，以清瘀热，三者养血益阴，清热活血，共为佐药；桔梗、枳壳，一升一降，宽胸行气，桔梗亦能载药上行，柴胡疏肝解郁，升达清阳，与桔梗、枳壳同用，尤善理气行滞，使气行则血行，亦为佐药；甘草调和诸药，为使药。合而用之，使血活、瘀化、气行，则诸症可愈。

5. 病机

瘀血内阻胸部，气机郁滞。

6. 方证

胸痛，头痛，日久不愈，痛如针刺而有定处，或呃逆日久不止，或饮水即呛，干呕，或内热瞀闷，或心悸怔忡，失眠多梦，急躁易怒，入暮潮热，唇暗或两目暗黑，舌质暗红，或有瘀斑瘀点，脉涩或弦紧。

7. 加减应用

气机郁滞较重，见胸闷太息者，加香附、陈皮以疏肝理气止痛；兼气虚、体倦乏力者，合用补中益气汤（《内外伤辨惑论》）以补气活血。

8. 治验

刘某，女，44岁，商人。2019年5月6日以胃脘疼痛为主诉初诊。患者有慢性萎缩性胃炎病史10年，2天前因与顾客争吵后，出现胃脘刺痛，痛甚时汗出淋漓，夜不能寐，遂至我工作室就诊。症见胃脘部刺痛，连及两胁，痛处拒按，入夜尤甚，呃逆频，恶心干呕，急躁易怒，生气后胃痛加重，胸闷心慌，口干不欲饮，纳差，偶夜间身热，眠差，小便黄，大便不成形，日1～2次。舌暗红，脉涩。胃镜检查示慢性萎缩性胃炎。

中医诊断：胃痛（气滞血瘀证）。

西医诊断：慢性萎缩性胃炎。

治疗：予血府逐瘀汤加香附15g，陈皮20g，7剂。服药后，胃脘、两胁肋疼痛减轻，呃逆、恶心、干呕缓解，胸闷心慌改善。继服10剂，胃脘刺痛明显减轻，胁肋疼痛基本消失，饮食、睡眠改善，偶有呃逆，抑郁不舒，嘱患者自行服用中成药血府逐瘀汤和柴胡疏肝散，以善其后。

按：本案患者有慢性萎缩性胃炎病史10年，因情绪诱因加重，属中医学"胃痛（气滞血瘀证）"范畴，核心病机为肝气郁结、气滞血瘀、胃络不通。

从病因病机来看，患者长期患有慢性胃病，脾胃功能本就虚弱，此次与顾客争吵，肝气骤郁，疏泄失常，横逆犯胃，致胃失和降，气机阻滞，日久成瘀，故胃脘部刺痛连及两胁，痛处拒按，入夜尤甚；气滞血瘀，胃失和降，胃气上逆，则呃逆频、恶心干呕；肝气郁结，情志不畅，故急躁易怒，生气后胃痛加重；气滞胸中，影响心神，则胸闷心慌；瘀血内阻，津液不能正常输布，故口干不欲饮；脾胃功能失调，运化失常，则纳差、大便不成形；瘀血郁而化热，故偶夜间身热；气机逆乱，心神不宁，则眠差；热邪下移，故小便黄。舌暗红、脉涩，均为气滞血瘀之征。

治疗上遵循行气活血、化瘀止痛、疏肝和胃的原则，选用血府逐瘀汤加香附15g，陈皮20g。血府逐瘀汤具有活血化瘀、行气止痛之功，能疏通全身气血，针对血瘀之本；加香附可增强疏肝解郁、行气止痛之力，陈皮能理气健脾、和胃止呕，三者合用，共奏行气活血、疏肝和胃、化瘀止痛之功，契合患者气滞血瘀的病机。

纵观全程，治疗紧扣气滞血瘀的病机，初期以血府逐瘀汤加味行气活血，后期根据病机变化，选用中成药兼顾化瘀与理气，体现了"气行则血行""审证施治"的思路，使气顺血畅、胃络通利，从而缓解胃痛诸症。

第三节　小结

　　病不辨无以治，治不变无以愈。历代医家根据当归补血活血的作用，创制了一系列含当归的经典方剂。

　　取补血之意时：营血亏虚致头晕目眩，心悸失眠，面色无华，用四物汤；血虚寒厥致手足厥寒疼痛，用当归四逆汤；阴亏血虚，风邪传里化热而致风劳病，用秦艽鳖甲散；心脾两虚，气血不足，用归脾汤；肝肾阴血亏虚，而致肝气郁滞时用一贯煎。

　　取活血之意时：肝脾失调，血滞湿阻，用当归芍药散；瘀血内结，冲任虚寒，用温经汤；气虚血瘀，脉络不通，用补阳还五汤；瘀血内阻胸部，气机郁滞，用血府逐瘀汤。

　　根据血虚和血瘀的不同，选用相应的当归类方，能使辨证治疗更加具有针对性，达到临床应用该类方得心应手、药到病除的目的。

下篇

以效类方

第十三章

解表散寒、祛风除湿相关类方

第一节　概述

　　风、寒、湿三邪是中医病因学中具有重要地位的外感病邪，三者常相兼为患，合而侵袭人体，引发多种病证。风为阳邪，其性轻扬开泄、善行数变，具有发病急、变化快、游走不定的特点，易侵袭人体上部、肌表，常为外邪致病的先导，能使皮毛腠理开泄，出现汗出、恶风等症。寒为阴邪，其性寒凉、凝滞收引，易损伤阳气，导致气血运行不畅，不通则痛，表现为肢体关节冷痛、拘挛蜷缩等症状，且寒邪侵袭人体后，常使经脉收缩、筋脉拘急。湿为阴邪，其性重浊黏滞、趋下易伤阳气，致病多表现为身体沉重、困倦乏力、分泌物黏腻不爽等，且病程缠绵难愈，湿邪侵袭关节筋骨，可导致关节疼痛重着、屈伸不利。

　　风、寒、湿三邪往往相互裹挟，侵犯人体。风邪开路，寒邪凝滞，湿邪黏滞，三者相合，更易侵袭肌表、经络、关节等部位，引发外感表证、风湿痹痛等病证，此时便需要运用解表散寒、祛风除湿类药物进行治疗。而荆芥与防风作为解表散寒类药物中的常用配伍，在应对此类由风寒湿邪引发的病证中发挥着重要作用。

　　荆芥，为唇形科植物荆芥的干燥地上部分。主产于江苏、浙江、河南、河北、山东等地，多为栽培，夏、秋二季花开到顶、穗绿时采割，除去杂质，晒干，切段，生用或炒炭用。荆芥性微温，味辛，归肺、肝经，属解表散寒类药物，具有祛风解表、透疹消疮、止血的功效，《神农本草经》言其"主寒热，鼠瘘，瘰疬生疮，破结聚气，下瘀血，除湿痹"。临床上常用于治疗外感表证、麻疹不透、风疹瘙痒、疮疡初起兼有表证、吐衄下血等。现代药理学研究表明，荆芥的化学成分主要有挥发油类、黄酮类等，具有抗病毒、抗炎镇痛、抗肿瘤、免疫调节、抗菌、止血等作用。

防风，为伞形科植物防风的根。主产于东北地区及内蒙古东部。春秋两季采挖未抽花茎植株的根，除去须根及泥沙，晒干，切片，生用或炒炭用。防风性微温，味辛、甘，归膀胱、肝、脾经，属解表散寒类药物，具有祛风解表、胜湿止痛、止痉的功效。《神农本草经》言其"主大风头眩痛，恶风，风邪，且盲无所见，风行周身，骨节疼痹，烦满"。临床上常用于治疗外感表证、风疹瘙痒、风湿痹痛、破伤风等。现代药理学研究表明，防风的主要化学成分为升麻素苷和 5-0- 甲基维斯阿米醇苷等，具有解热、镇痛、抗炎、抗菌、抗过敏、抗肿瘤、抗凝血、抗血栓、调节机体免疫功能等作用。

荆芥与防风均味辛，性微温，温而不燥，长于发表散风，对于外感表证，无论是风寒感冒、恶寒发热、头痛无汗，还是风热感冒、发热、微恶风寒、头痛、咽痛等，两者均可使用。同时，两者也都可用于风疹瘙痒。荆芥透疹消疮，发汗之力较防风强，是治疗疮肿毒必用之要药，可用于风寒感冒、风热感冒等证；防风胜湿止痛，祛风之力较强，为"风药之润剂""治风之通用药"，可用于外感风湿、头痛如裹、身重肢痛等证。

荆芥、防风配伍，名曰荆防散。清代黄宫绣《本草求真》说："荆芥……不似防风气不轻扬，驱风之必入人骨肉也，是以宣散风邪，用以防风之必兼用荆芥者，以其能入肌肤宣散故耳。"荆芥发汗散寒之力较强，防风祛风之功较胜。两药参合，既能发散风寒，又能祛经络中之风热，故凡四时感冒、恶寒怕风、发热无汗、全身疼痛等，均可配伍应用。可用于内、外、妇、儿多科疾病的治疗。

根据风邪的致病特点，通过对川芎茶调散、泻黄散、槐花散、防风通圣散、止嗽散、荆防败毒散、消风散、仙方活命饮、完带汤等方剂的研究，体会荆芥、防风配伍治疗相关病证的疗效，故本节着重介绍以防风、荆芥为主药的类方。

第二节　类方举要

一、川芎茶调散

1. 出处

《太平惠民和剂局方》：治丈夫、妇人诸风上攻，头目昏重，偏正头痛，鼻塞声重；伤风壮热，肢体疼烦，肌肉蠕动，膈热痰盛；妇人血风攻疰，太阳穴疼，但是感风气，悉皆治之。

2. 药物组成

防风 15g，荆芥 15g，薄荷 10g，炙甘草 15g，羌活 15g，白芷 10g，川芎 20g，细辛 5g。

3. 功效

疏风止痛。

4. 方解

本方所治之头痛，为外感风邪所致。风为阳邪，头为诸阳之会、清空之府。风邪外袭，循经上犯头目，遏阻清阳之气，故头痛目眩；鼻为肺窍，风邪侵袭，肺气不利，故鼻塞；风邪犯表，则见恶风发热、舌苔薄白、脉浮等表证；若风邪稽留不去，头痛日久不愈，风邪入络，其痛或偏或正，时发时止，休作无时，即头风。外风宜散，故当疏散风邪以止头痛。方中川芎辛温香窜，为血中气药，上行头目，是治诸经头痛之要药，善于祛风活血而止头痛，长于治少阳、厥阴经头痛（头顶或两侧痛），故为方中君药；薄荷、荆芥辛散上行，以助君药疏风止痛之功，并能清利头目，共为臣药；其中，薄荷用量独重，以其凉制诸风药之温燥，又能兼顾风为阳邪、易于化热化燥之特点。羌活、白芷疏风止痛，其中羌活长于治太阳经头痛（后脑连项痛），白芷长于治阳明经头痛（前额及眉棱骨痛），李东垣谓"头痛须用川芎，如不愈，各加引经药，太阳羌活，阳明白芷"；细辛祛风止痛，善治少阴经头痛（脑痛连齿），并能宣通鼻窍；防风辛散上部风邪。上述诸药，协助君药、臣药增强疏风止痛之功，共为方中佐药。甘草益气和中，调和诸药为使。服时以清茶调下，取其苦凉轻清，清上降下，既可清利头目，又能制诸风药之过于温燥与升散，使升中有降，亦为佐药之用。综观本方，集众多辛散疏风药于一方，升散中寓清降，具有疏风止痛而不温燥的特点，共奏疏风止痛之功。

5. 病机

外感风邪头痛。

6. 方证

偏正头痛，或颠顶作痛，目眩鼻塞，或恶风发热，舌苔薄白，脉浮。

7. 加减应用

外感风寒头痛者，合正柴胡饮（《景岳全书》）以解表散寒；外感风湿头痛者，合羌活胜湿汤（《脾胃论》）以祛风胜湿止痛。

8. 治验

郭某，女，32岁。2017年4月6日初诊。主诉为阵发性打喷嚏，流清涕1年，加重伴鼻塞1周。自诉1年来鼻内时有发痒，遇风流清涕，打喷嚏，多处求治，效果较差。1周前因气候变化上述症状加重，伴见鼻塞，不闻香臭，头痛，平素易感冒，恶风，自汗，手足易冷，纳眠可，二便可，舌淡苔薄白，脉滑。

中医诊断：鼻鼽（卫阳不固证）。

西医诊断：过敏性鼻炎。

治疗：予川芎茶调散合玉屏风散，加辛夷8g，藁本15g，升麻15g，川木通5g，呈辛夷散（《严氏济生方》），7剂。鼻塞、鼻痒、遇风流清涕、打喷嚏、头痛等症状改善。效不更方，又予前方7剂后汗止，症状基本消失。上方减玉屏风散，继服川芎茶调散7剂，以善其后。

按：本案患者以阵发性打喷嚏、流清涕为主证，属中医学"鼻鼽（卫阳不固证）"范畴，核心病机为卫阳不固、风寒侵袭、鼻窍不利。

从病因病机来看，患者平素易感冒、恶风、自汗，提示卫气虚弱、卫阳不固，不能抵御外邪；风为百病之长，易夹寒邪侵袭鼻窍，鼻窍受邪，肺气失宣，故鼻内发痒、遇风流清涕、打喷嚏；风寒阻滞鼻窍，气血不畅，故鼻塞、不闻香臭；风寒上扰清窍，则头痛；卫阳不足，不能温煦肢体，故手足易冷。舌淡苔薄白、脉滑，均为卫阳不固、风寒侵袭之征。

治疗上遵循益气固表、疏风散寒、通利鼻窍的原则，体现了中医"扶正祛邪""标本兼顾"的治疗理念。选用川芎茶调散合玉屏风散，并加辛夷、藁本、升麻、川木通。玉屏风散由黄芪、白术、防风组成，能益气固表止汗，增强卫气，抵御外邪，为"扶正"之法，针对卫阳不固之本；川芎茶调散具有疏风止痛之功，可疏散风寒，缓解头痛等症；加辛夷、藁本增强疏风散寒、通利鼻窍之力，升麻升阳通窍，川木通清热利水、通利血脉，共奏"祛邪"之效，针对风寒侵袭之标。诸方合用，使卫阳得固，风寒得散，鼻窍通利。

二、泻黄散

1.出处
《小儿药证直诀》：黄者，脾热，泻黄散主之。

2.药物组成
防风20g，藿香叶20g，佩兰15g，石膏50g，栀子15g，炙甘草15g。

3.功效
泻脾胃伏火。

4.方解
本方证是由胃有积热，循经上攻所致。足阳明胃经循鼻入上齿，手阳明大肠经上项贯颊入下齿，胃中热盛，循经上攻，故牙痛牵引头痛，面颊发热，唇舌腮颊肿痛；胃热上冲则口气热臭；胃为多气多血之腑，胃热每致血分亦热，血络受伤，故牙宣出血，甚则牙龈溃烂；口干舌燥、舌红苔黄、脉滑数，俱为胃热津伤之候。方中石膏辛甘大寒，栀子苦寒，二者相须为用，直清脾胃伏火，共为君药。防风辛散，其性升浮，既可散火于外，寓"火郁发之"之意，又可于大寒之中防止冰伏气机，为臣药。藿香叶、佩兰芳香辛温，醒脾和中，化湿辟秽，振奋被困之脾阳，并佐制石膏、栀子寒凉伤中之弊，同为佐药。使以炙甘草，一则益气和中，补土伏火，二则调和诸药。诸药合用，清泻与升散并进，泻火而不伤脾，醒脾而不助热，共成清泻脾胃伏火之功。

注：《医方集解》载本方有石膏，其清胃之力更强。

5. 病机

脾胃伏火。

6. 方证

口疮口臭，烦渴易饥，口燥唇干，舌红脉数，脾热弄舌等。

7. 加减应用

小便色黄或赤涩刺痛者，合导赤散（《小儿药证直诀》）以清心利水养阴；心下痞满，大便不爽或秘结者，合泻心汤（《金匮要略》）以泻火消痞；胸膈烦热，咽痛吐衄，便秘者，加凉膈散（《太平惠民和剂局方》）以泻火通便，清上泻下。

8. 治验

林某，女，50 岁。2017 年 7 月 25 日初诊。口唇疱疹，口腔溃疡间断性发作 10 余年。症见牙龈肿痛，烦躁易怒，口臭，口燥咽干，脘腹胀满，大便干，2～3 日一行，小便黄。舌红苔黄，脉滑数。患者既往多次外用冰硼散，口服维生素 B_{12} 等，症状可暂时缓解，停药则复发。

中医诊断：口疮，便秘（脾胃伏火证）。

西医诊断：口腔溃疡，便秘。

治疗：予泻黄散合大黄黄连泻心汤，7 剂。服药后患者口腔内溃疡点减少，自诉牙龈肿痛减轻，口臭、口燥咽干均改善，大便 1～2 日一行。效不更方，上方继服 7 剂，大便始下，日 1～2 次。口腔溃疡不显，上方减泻心汤，继服泻黄散 10 剂，诸症基本消失。

按：本案患者以口唇疱疹、口腔溃疡反复发作 10 余年为主证，属中医学"口疮、便秘（脾胃伏火证）"范畴，核心病机为脾胃积滞、郁而化火、火邪上炎、肠道失润。

从病因病机来看，患者病程迁延 10 余年，脾胃气机失调，运化失常，积滞中焦，久郁化热，形成脾胃伏火。火性炎上，循经上扰口腔，灼伤黏膜，则口唇疱疹、口腔溃疡、牙龈肿痛；胃火上冲，故口臭；热邪耗伤津液，故口燥咽干；脾胃伏火下移肠道，灼伤津液，肠道失润，则大便干，2～3 日一行；热邪下移膀胱，故小便黄；肝火与胃火相煽，扰乱心神，则烦躁易怒。舌红苔黄、脉滑数，均为脾胃伏火之征。既往外用冰硼散、口服维生素 B_{12} 仅能暂时缓解症状，未能根除脾胃伏火之本，故停药即复发。

　　治疗上遵循泻脾胃伏火、通腑泄热、生津润燥的原则，体现了中医"治病求本""急则治标"的治疗理念，选用泻黄散合大黄黄连泻心汤治疗。泻黄散由藿香、栀子、石膏、甘草、防风组成，能泻脾胃伏火而不伤脾胃之气，针对脾胃伏火之本；大黄黄连泻心汤由大黄、黄连、黄芩组成，具有清热泻火、通腑泄热之功，能快速清除肠道积热，使火从下泄，为治标之法，两方合用，上下同治，使脾胃伏火得泻，津液得以恢复。

　　服药 7 剂后，口腔溃疡点减少，牙龈肿痛减轻，口臭、口燥咽干改善，大便次数增加，提示脾胃伏火渐减，肠道积热渐除。效不更方，继服 7 剂，大便通畅，日 1～2 次，口腔溃疡不显，说明肠道积热已去，脾胃伏火大减。此时以"缓则治本"为念，减大黄黄连泻心汤，继服泻黄散 10 剂，持续清泻脾胃余火，巩固疗效，最终诸症基本消失。

　　纵观全程，治疗始终紧扣脾胃伏火的病机，初期以泻黄散合大黄黄连泻心汤标本兼顾，后期侧重以泻黄散清除余火，体现了中医"先攻后补，循序渐进"的治疗思路，使脾胃功能恢复，伏火尽除，从而达到根治目的。

三、槐花散

1. 出处

《普济本事方》：治肠风脏毒，槐花散。

2. 药物组成

槐花（炒）15g，荆芥穗（炒）20g，侧柏叶（焙）20g，枳壳麸（炒）15g。

3. 功效

清肠止血。

4. 方解

本方所治肠风脏毒皆因风热或湿热邪毒，壅遏肠道血分，损伤脉络，血渗外溢所致。《成方便读》谓："肠风者，下血新鲜，直出四射皆由便前而来……脏毒者，下血瘀晦，点滴而下，无论便前便后皆然。"治以清肠凉血为主，兼疏风行气。方中槐花味苦微寒，善清大肠湿热，凉血止血，为君药；侧柏叶味苦微寒，清热止血，可增强君药凉血止血之力，为臣药；荆芥穗辛散疏风，微温不燥，炒用入血分而止血，盖大肠气机被风热湿毒所遏，故用枳壳行气宽肠，以达气调则血调之目的，共为佐药。诸药合用，既能凉血止血，又能清肠疏风，风热、湿热邪毒得清，则便血自止。本方具有寓行气于止血之中，寄疏风于清肠之内，相反相成的配伍特点。

5. 病机

风热湿毒，壅遏肠道，损伤血络证。

6. 方证

便前出血，或便后出血，或粪中带血，以及痔疮出血，血色鲜红或晦暗，舌红苔黄，脉数。

7. 加减应用

便血较多者，合十灰散（《十药神书》）以加强止血之功；便血日久，乏力，肛门下坠者，合补中益气汤（《内外伤辨惑论》）以补中益气，升阳举陷；腹痛，里急后重，肛门灼热，下利脓血者，可合用白头翁汤（《伤寒论》）以清热解毒，凉血止痢。

8. 治验

张某，男，45 岁。2017 年 7 月 2 日以便血 2 天为主诉就诊。患者自述痔疮病史 7 年，便后带少量鲜血，平素喜食辛辣刺激之物。2 天前因饮酒后出血量增加。症见便血，血色鲜红，里急后重，肛门灼热，有下坠感，大便黏腻不爽，日 2～3 次，伴有口渴，小便色黄。舌红苔黄腻，脉滑数。

中医诊断：便血（肠道湿热证）。

西医诊断：内痔 1 期。

治疗：予槐花散合白头翁汤 5 剂，嘱患者服药期间忌食辛辣刺激之物。服药后，患者自述便血次数减少，肛门灼热等症状明显减轻。继服上方 7 剂，便血及肛门灼热等症状基本消失。故减白头翁汤，继服槐花散 7 剂，以固其效。

按：该案患者有 7 年痔疮病史，因饮食诱因加重，属中医学"便血（肠道湿热证）"范畴，核心病机为湿热蕴结肠道、灼伤血络、气机不畅。

从病因病机来看，患者平素喜食辛辣刺激之物，易致湿热内生，蕴结肠道，此次饮酒后，酒精助湿生热，使肠道湿热加重，灼伤肠络，血不循经，故便血且血色鲜红；湿热阻滞肠道，气机不畅，传导失常，故里急后重、肛门灼热、有下坠感、大便黏腻不爽且日 2～3 次；湿热耗伤津液，故口渴；

热邪下移膀胱，故小便色黄。舌红苔黄腻、脉滑数，均为肠道湿热之征。

治疗上遵循清热利湿、凉血止血、调畅气机的原则，体现了中医"治病求本""因势利导"的治疗理念。选用槐花散合白头翁汤。槐花散由槐花、侧柏叶、荆芥穗、枳壳组成，能凉血止血、清利湿热、行气宽肠，针对肠道湿热、血络受损之本；白头翁汤由白头翁、黄柏、黄连、秦皮组成，《伤寒论纲目》言：热利下重者，白头翁汤主之。下利欲饮水者，以有热故也，白头翁汤主之。具有清热解毒、凉血止痢之功，可增强清热利湿之力，快速缓解肠道湿热引发的一系列症状。两方合用，共奏清热利湿、凉血止血之效，使湿热得除，血络得宁。同时，嘱患者忌食辛辣刺激之物，避免湿热再次滋生，助力病情好转。

服药5剂后，患者便血次数减少，肛门灼热等症状明显减轻，提示肠道湿热渐退，血络渐宁。继服7剂，便血及肛门灼热等症状基本消失，说明湿热已去大半，肠道功能渐复。此时以"固其效"为念，减白头翁汤，继服槐花散7剂，持续清利肠道余湿、凉血止血，巩固治疗效果。

纵观全程，治疗始终紧扣肠道湿热之病机，初期以槐花散合白头翁汤标本兼顾，清热利湿止血，后期侧重以槐花散清除余邪，体现了中医"急则治标，缓则治本"的治疗思路，使肠道湿热尽除，血络安宁，从而达到治愈目的。

四、止嗽散

1. 出处

《医学心悟》：治诸般咳嗽。

2. 药物组成

荆芥15g，百部15g，炙紫菀15g，白前15g，桔梗15g，陈皮15g，炙甘草15g，生姜15g。

3. 功效

辛温解表，宣肺疏风，止咳化痰。

4. 方解

本方证为外感咳嗽，经服解表宣肺药后咳仍不止者。风邪犯肺，肺失清肃，虽经发散，因解表不彻而其邪未尽，故仍咽痒咳嗽；此时外邪十去八九，故微有恶风发热。治法重在理肺止咳，稍加解表之品。方中紫菀、百部为君，味甘苦而温，入肺经，皆可止咳化痰，对于新久咳嗽都可使用；桔梗苦辛而性平，善于开宣肺气，白前辛甘性平，长于降气化痰。两者协同，一宣一降，以复肺气之宣降，增强君药止咳化痰之力，为臣药；荆芥辛而微温，疏风解表，以祛在表之余邪，陈皮理气化痰，均为佐药；甘草调和诸药，合桔梗又有利咽止咳之功，是为佐使之用。综观全方，药虽七味，但量极轻微，具有温而不燥、润而不腻、散寒不助热、解表不伤正的特点。正如《医学心悟》所说："本方温润和平，不寒不热，既无攻击过当之虞，大有启门驱贼之势。是以客邪易散，肺气安宁。"故对于新久咳嗽，咳痰不爽者，加减应用得宜，均可获效。

5. 病机

风邪犯肺证。

6. 方证

咳嗽咽痒，咳痰不爽，或微有恶风发热，舌苔薄白，脉浮缓。

7. 加减应用

外感风寒初起，微恶寒，发热，无汗，头痛身痛者，加正柴胡饮（《景岳全书》）以解表散寒；咳嗽痰多，色白易咯，恶心呕吐者，加二陈汤（《太平惠民和剂局方》）以燥湿化痰，理气和中；咳痰量多，清稀色白者，加苓甘五味姜辛汤（《金匮要略》）以温肺化饮。

8. 治验

王某，男，58岁。2017年10月25日以咳嗽10天为主诉来我工作室就诊。患者自述10天前着凉后出现感冒、咳嗽、咳痰，无体温升高。自服感冒药、消炎药（具体不详）后，感冒症状好转，但咳嗽更甚。症见咳嗽咽痒，咳痰量多，清稀色白，喜唾涎沫，胸闷，鼻塞流涕，纳少，眠差，二便可。舌苔白滑，脉滑。

中医诊断：咳嗽（风邪犯肺证）。

西医诊断：慢性支气管炎。

治疗：予止嗽散合苓甘五味姜辛汤，7剂。服药后患者自诉咳嗽、咳痰等症状较前明显缓解，效不更方，继服7剂，诸症尽除。

按：本案患者以咳嗽10天为主诉，因着凉诱发，属中医学"咳嗽（风邪犯肺证）"范畴，核心病机为风邪犯肺、寒饮内停、肺失宣降。

从病因病机来看，患者着凉后外感风邪，侵袭肺卫，肺失宣发肃降，故引发咳嗽；风邪未净，留恋肺窍，故咽痒；肺主通调水道，风邪夹寒，致寒饮内停，聚而为痰，故咳痰量多、清稀色白、喜唾涎沫；寒饮阻滞胸中气机，则胸闷；风邪未散，肺窍不利，故鼻塞流涕；肺卫失和，影响脾胃运化，故纳少；气机逆乱，扰动心神，则眠差。舌苔白滑、脉滑，均为风邪犯肺、寒饮内停之征。自服感冒药、消炎药后感冒症状好转，但未能祛除肺内寒饮，故咳嗽加重。

治疗上遵循疏风散寒、温化寒饮、宣肺止咳的原则，体现了中医"辨证施治""标本兼顾"的治疗理念。选用止嗽散合苓甘五味姜辛汤。止嗽散由紫菀、百部、桔梗、白前、甘草、荆芥、陈皮组成，能疏风润肺、宣肺止咳，针对风邪犯肺、肺气不宣之本，可疏散残留风邪，缓解咽痒咳嗽；苓甘五味姜辛汤出自《金匮要略·痰饮咳嗽病脉证并治》，言："冲气即低，而反更咳，胸满者，用桂苓五味甘草汤去桂加干姜、细辛，以治其咳满。"该方由茯苓、甘草、五味子、干姜、细辛组成，具有温肺化饮之功，能温化肺内寒饮，减少痰液生成，两方合用，共奏疏风散寒、温化寒饮、宣肺止咳之效，使风邪得散，寒饮得化，肺气得宣。

服药7剂后，患者咳嗽、咳痰等症状明显缓解，提示风邪渐散，寒饮渐化，肺宣降功能渐复。效不更方，继服7剂，风邪尽散，寒饮消除，肺司呼吸功能恢复正常，故诸症尽除。

纵观全程，治疗始终紧扣风邪犯肺、寒饮内停的病机，以止嗽散合苓甘五味姜辛汤疏风与化饮并举，体现了中医学"扶正祛邪"的治疗思路，使肺气得宣，寒饮得消，从而快速收效。

五、荆防败毒散

1. 出处

《医宗金鉴》：初起有表证，令人寒热往来，宜服荆防败毒散。由风热客于阳明，上攻而成。初宜服荆防败毒散汗之。

2. 药物组成

荆芥 15g，防风 15g，前胡 15g，柴胡 15g，羌活 10g，茯苓 20g，桔梗

20g，独活 10g，川芎 20g，枳壳 15g，炙甘草 15g。

3. 功效

解表散寒，祛风除湿，消疮止痛。

4. 方解

本方即败毒散去人参、生姜、薄荷，加荆芥、防风而成。方中以荆芥、防风、羌活辛温解表之功，发散风寒为主药，辅以柴胡加强解表之功；佐以独活祛风除湿，川芎活血祛风止痛，前胡、桔梗宣畅肺气以祛痰，枳壳理气宽中，茯苓利湿；甘草调和诸药，缓急止咳为使。诸药协同，具有疏风解表、败毒消肿、祛痰止咳的作用。

5. 病机

外感风寒湿邪。

6. 方证

恶寒发热，头项强痛，肢体酸痛，无汗，胸膈痞闷，咳嗽有痰，鼻塞声重，舌苔白腻，脉浮。

7. 加减应用

大便秘结，胸腹痞满者，合用小承气汤（《伤寒论》）以轻下热结；发热恶寒偏重，无汗咳喘者，合麻黄汤（《伤寒论》）以助荆防败毒散发汗解表、宣肺止咳之力。

8. 治验

赵某，女，24 岁。2017 年 10 月 15 日初诊。患者自述 2 天前因汗出脱衣，出现恶寒发热，体温 38.5℃，自服西药（具体不详）后体温时高时低，余症未见明显好转。症见恶寒发热，体温 38.1℃，无汗，头项强痛，胸膈痞闷，肢节酸痛，鼻塞，流清涕，咳嗽有痰，纳眠可，二便正常。舌红苔白腻，脉浮。

中医诊断：感冒（风寒束表证）。

西医诊断：感冒。

治疗：予荆防败毒散合麻黄汤 3 剂，日 2 ～ 3 次口服。患者诉药后汗出，体温恢复正常，恶寒发热等症状明显好转。但仍有咳嗽，咳痰不爽，原方减麻黄汤，加止嗽散，继服 5 剂。服药后，诸症尽退。

按：本案患者因汗出脱衣感受风寒而发病，属中医学"感冒（风寒束表证）"范畴，核心病机为风寒外束、卫阳被遏、肺气失宣。

从病因病机来看，患者汗出时腠理疏松，脱衣后风寒之邪乘虚侵袭，卫阳被遏，正邪相争，故恶寒发热、体温时高时低；寒邪收引，腠理闭塞，故无汗；风寒上犯，清阳受阻，经脉拘急，则头项强痛；风寒侵袭肌表，气血运行不畅，故肢节酸痛；肺合皮毛，开窍于鼻，风寒犯肺，肺气失宣，鼻窍不利，则鼻塞、流清涕；肺失宣降，津液凝聚为痰，故咳嗽有痰；风寒阻滞气机，胸膈气机不畅，则胸膈痞闷。舌红苔白腻、脉浮，均为风寒束表、兼有湿滞之征。

治疗上遵循辛温解表、宣肺散寒、疏风祛湿的原则，体现了中医因势利导、急则治标的治疗理念。选用荆防败毒散合麻黄汤。荆防败毒散由荆芥、防风、羌活、独活等组成，能疏风散寒、祛湿止痛，针对风寒湿邪侵袭肌表之证；麻黄汤由麻黄、桂枝、杏仁、甘草组成，具有发汗解表、宣肺平喘之功，可发散风寒、开泄腠理，使邪从汗出。两方合用，共奏发汗解表、散寒祛湿之效，切中风寒束表的病机。

服药 3 剂后，患者汗出，体温恢复正常，恶寒发热等症状明显好转，提示风寒之邪随汗而解，卫阳得以宣通。但仍有咳嗽、咳痰不爽，说明肺气失宣之象未完全消除，此时病机以肺气不宣为主，故原方减麻黄汤（因风寒已去大半，避免过汗伤正），加止嗽散以宣肺止咳、化痰利咽。继服 5 剂后，肺气宣畅，痰浊得化，诸症尽退。

纵观全程，治疗始终紧扣病机变化，初期以辛温发汗之剂祛风散寒，后期根据症状调整用药以宣肺化痰，体现了"辨证施治，随症加减"的治疗思路，使邪祛正安，病获痊愈。

六、消风散

1. 出处

《外科正宗》：治风湿浸淫血脉，致生疥疮，瘙痒不绝，及大人小儿风热瘾疹，遍布云片斑点，乍有乍无并效。

2. 药物组成

防风 15g，荆芥 15g，牛蒡子 15g，胡麻仁 10g，炙甘草 15g，当归 20g，知母 20g，苦参 10g，生地黄 20g，蝉蜕 5g，炒苍术 10g，木通 15g，石膏 50g。

3. 功效

疏风除湿，清热养血。

4. 方解

本方所治之风疹、湿疹，是由风湿或风热之邪侵袭人体，浸淫血脉，内不得疏泄，外不得透达，郁于肌肤腠理之间所致，故见皮肤瘙痒不止，疹出色红或抓破后津水流溢等。治以疏风为主，佐以清热除湿之法。痒自风而来，止痒必先疏风，故以荆芥、防风、牛蒡子、蝉蜕之辛散透达，疏风散邪，使风去则痒止，共为君药；配伍苍术祛风燥湿，苦参清热燥湿，木通渗利湿热，是为湿邪而设；石膏、知母清热泻火，是为热邪而用，以上俱为臣药；然风热内郁，易耗伤阴血，湿热浸淫，易瘀阻血脉，故以当归、生地黄、胡麻仁养血活血，并寓"治风先治血，血行风自灭"之意，为佐；甘草清热解毒，和中调药，为佐使。诸药合用，以祛风为主，配伍祛湿、清热、养血之品，祛邪之中兼顾扶正，使风邪得散、湿热得清、血脉调和，则痒止疹消，为治疗风疹、湿疹之良方。

5. 病机

风、湿、热邪侵袭人体，浸淫血脉，郁于肌肤腠理之间。

6. 方证

风疹、湿疹，皮肤瘙痒，疹出色红，或遍身云片斑点，抓破后渗出津水，苔白或黄，脉浮数。

7. 加减应用

风热偏盛而见身热、口渴者，宜重用石膏，加金银花、连翘以疏风清热解毒；湿热偏盛而兼胸脘痞满、舌苔黄腻者，加地肤子、车前子以清热利湿；血分热重，皮疹红赤，烦热，舌红或绛者，宜重用生地黄，或加赤芍、紫草以清热凉血。

8. 治验

姚某，女，50岁。2017年9月20日初诊。自述4个月前无明显诱因出现周身肌肤瘙痒，尤以夜间为重，痒甚时难以入眠。在当地某医院诊断为皮肤瘙痒症，给予西药注射内服（具体不详），外用数种激素类霜膏，只能止痒当下，过后瘙痒如故。症见表情痛苦，面赤，烦躁不安，皮肤上有条状搔痕、血痂薄屑，以及淡褐色色素沉着。舌质淡暗苔薄，脉浮数。

中医诊断：瘙痒症（风热犯表，瘀血阻络证）。

西医诊断：皮肤瘙痒症。

治疗：予消风散加桃红四物汤7剂。服药后，痒症大减，基本已能控制住搔抓，肌肤有润感，余症俱轻。在原方基础上略作调整，服药月余，诸症自愈。

按：本案患者以周身肌肤瘙痒4个月为主证，属中医学"瘙痒症（风热犯表，瘀血阻络证）"范畴，核心病机为风热久羁、耗伤阴血、瘀血阻络、肌肤失养。

从病因病机来看，患者无明显诱因出现肌肤瘙痒，夜间尤甚，结合面赤、脉浮数，可知风热之邪侵袭肌表，风盛则痒；风热久蕴肌肤腠理，耗伤阴血，血虚则肌肤失润，瘙痒更甚，夜间阴盛，血虚益显，故痒甚难眠；反复搔抓导致肌肤受损，气血瘀滞，故见条状搔痕、血痂薄屑及淡褐色色素沉着；瘙痒难忍，影响心神，则烦躁不安、表情痛苦。舌质淡暗，为瘀血内阻之征。此前西药治疗仅能暂时止痒，未能祛除风热、调和气血，故病情反复。

治疗上遵循疏风清热、凉血活血、润肤止痒的原则，深刻体现了中医"治风先治血，血行风自灭"的核心理念。选用消风散加桃红四物汤。消风散由荆芥、防风、蝉蜕等组成，能疏风清热、除湿止痒，针对风热犯表之本，可疏散肌肤风热以止瘙痒；桃红四物汤由桃仁、红花、当归、熟地黄等组成，具有养血活血、化瘀通络之功，能补充耗伤的阴血，疏通瘀滞的络脉，使肌肤得养、风邪自灭。两方合用，攻补兼施，共奏散风止痒、活血润肤之效。

服药7剂后，痒症大减，搔抓可控，肌肤有润感，余症俱轻，提示风热渐散，瘀血渐化，阴血初复。在原方基础上略作调整续服月余，使风热尽除，瘀血消散，阴血充盈，肌肤得养，最终诸症自愈。全程紧扣"风热致痒、血虚瘀阻"的病机演变，以治血为核心，实现风散痒止，充分体现了"血行风自灭"的治疗思想。

七、完带汤

1. 出处

《傅青主女科》：白带下。

2. 药物组成

荆芥炭 20g，炒苍术 20g，陈皮 20g，党参 15g，炙甘草 15g，柴胡 15g，白芍 20g，炒白术 20g，山药 30g，车前子 20g。

3. 功效

补脾疏肝，化湿止带。

4. 方解

本方为治疗白带的常用方剂，所主病证乃由脾虚肝郁、带脉失约、湿浊下注所致。脾虚生化之源不足，气血不能上荣于面，致面色㿠白；脾失健运，水湿内停，清气不升，致倦怠便溏；脾虚肝郁，湿浊下注，带脉不固，致带下色白量多，清稀如涕；舌淡白、脉濡弱为脾虚湿盛之象。治宜补脾益气，疏肝解郁，化湿止带。方中重用白术、山药为君，意在补脾祛湿，使脾气健运，湿浊得消，山药还有固肾止带之功；臣以人参补中益气，以助君药补脾之力；苍术燥湿运脾，以增祛湿化浊之功；白芍柔肝理脾，使肝木达而脾土自强；车前子渗利水湿，令湿浊从小便分利。佐以陈皮理气燥湿，既可使君药补而不滞，又可行气以化湿；辛散之柴胡、芥穗，得白术则升发脾胃清阳，配白芍则疏肝解郁；使以甘草调药和中。诸药相配，使脾气健旺，肝气条达，清阳得升，湿浊得化，则带下自止。

本方的配伍特点是寓补于散，寄消于升，培土抑木，肝脾同治。

5. 病机

脾虚肝郁，湿浊带下。

6. 方证

带下色白，清稀如涕，面色㿠白，倦怠便溏，舌淡苔白，脉缓或濡弱。

7. 加减应用

带下黄白相兼，有异味者，加易黄汤（《傅青主女科》）以清热祛湿，固肾止带；胁肋疼痛，胸闷善太息较重者，加柴胡疏肝散（《证治准绳》引《医学统旨》）以疏肝行气，活血止痛。

8. 治验

张某，女，45 岁。2017 年 7 月 23 日以带下量多 1 年为主诉来我工作室就诊。既往有子宫脱垂病史 3 年。症见带下量多，色白清稀，无臭味，绵绵而下，面色㿠白，倦怠乏力，少气懒言，纳少，眠差，小便可，大便溏薄，日

2～3次。舌淡苔白腻，脉濡弱。

中医诊断：带下病（脾气亏虚证）。

西医诊断：阴道炎。

治疗：予完带汤合补中益气汤7剂。服药后患者自述带下量减少，倦怠乏力、大便溏薄等症状缓解。效不更方，继服10剂。再诊带下基本正常，诸症均改善。

按：该患者以带下量多1年为主证，兼见子宫脱垂病史，属中医"带下病（脾气亏虚证）"范畴，核心病机为脾虚失运、湿浊下注、带脉失约、中气下陷。

从病因病机来看，患者脾气亏虚，运化失常，水湿内生，湿浊下注，带脉失于约束，故带下量多、色白清稀、无臭味、绵绵而下；脾气虚弱，气血生化不足，不能上荣于面，则面色㿠白；气虚推动无力，机体功能减退，故倦怠乏力、少气懒言；脾失健运，胃纳失常，则纳少；脾胃虚弱，清阳不升，中气下陷，固摄无权，故子宫脱垂；脾虚及心，心神失养，则眠差；脾气亏虚，运化失司，水湿下注肠道，则大便溏薄，日2～3次。舌淡苔白腻、脉濡弱，均为脾气亏虚、湿浊内停之征。

治疗上遵循补气健脾、化湿止带、升阳举陷的原则，体现了中医"治病求本""整体调治"的理念。选用完带汤合补中益气汤。完带汤由白术、山药、人参等组成，能补脾疏肝、化湿止带，针对脾虚湿盛、带脉失约之本，可健脾燥湿以绝湿浊之源，疏肝理气以助脾运化；补中益气汤由黄芪、白术、陈皮等组成，具有补中益气、升阳举陷之功，能增强脾胃之气，提升下陷之中气，既助完带汤健脾之力，又能改善子宫脱垂之症。两方合用，共奏补气健脾、化湿止带、升阳举陷之效，使脾气得复，湿浊得化，带脉得约，中气得升。

服药7剂后，患者带下量减少，倦怠乏力、大便溏薄等症状缓解，提示脾气渐复，湿浊渐化。效不更方，继服10剂，带下基本痊愈，诸症均改善，说明脾气亏虚之证得以纠正，湿浊尽去，带脉约束有力，中气得复。

治疗全程紧扣脾气亏虚的病机，以完带汤合补中益气汤标本兼顾，既健脾化湿以止带，又升阳举陷以固脱，充分体现了中医从脾论治带下与脏器脱垂的整体思路，使脾健湿化，诸症自除。

八、仙方活命饮

1. 出处

《校注妇人良方》：治一切疮疡，未成者即散，已成者即溃，又止痛消毒之良剂也。

2. 药物组成

金银花15g，防风15g，陈皮20g，天花粉15g，当归20g，炙甘草20g，贝母6g，乳香6g，没药6g，赤芍30g，白芷6g，皂角刺6g，穿山甲（水蛭代）5g。

3. 功效

清热解毒，活血止痛，消肿溃坚。

4. 方解

本方主治疮疡肿毒初起而属阳证者。阳证痈疡多为热毒壅聚、气滞血瘀痰结而成。热毒壅聚，营气郁滞，气滞血瘀，聚而成形，故见局部红肿焮痛；邪正交争于表，故身热凛寒；正邪俱盛，相搏于经，则脉数而有力。阳证痈疮初起，治以清热解毒为主，配合理气活血、消肿散结之法。方中金银花性味甘寒，最善清热解毒疗疮，有"疮疡圣药"之称，故重用为君；然单用清热解毒，则气滞血瘀难消，肿结不散，故又以当归、赤芍、乳香、没药、陈皮行气活血通络，消肿止痛，共为臣药；疮疡初起，其邪多羁留于肌肤腠理之间，更用辛散之白芷、防风相配，通滞而散其结，使热毒从外透解；气机阻滞每可导致液聚成痰，故配伍贝母、天花粉清热化痰散结，可使痰未成即消；穿山甲、皂角刺通行经络，透脓溃坚，可使脓成即溃，均为佐药；甘草清热解毒，并调和诸药，煎药加酒者，借其通瘀而行周身，助药力直达病所，共为使药。诸药合用，共奏清热解毒、消肿溃坚、活血止痛之功。

本方以清热解毒、活血化瘀、通经溃坚为主，兼透表行气、化痰散结，其药物配伍较全面地体现了外科阳证疮疡内治消法的特点。前人称本方为"疮疡之圣药，外科之首方"，适合阳证而体实的各类疮疡肿毒。若用之得当，则"脓未成者即消，已成者即溃"。

5. 病机

热毒壅聚，气滞血瘀痰结。

6. 方证

阳证痈疡肿毒初起。红肿焮痛，或身热凛寒，苔薄白或黄，脉数有力。

7. 加减应用

红肿痛甚，热毒重伴疔疮者，合五味消毒饮（《医宗金鉴》）以清热解毒，消散疔疮；大便秘结者，小承气汤（《伤寒论》）以轻下热结；患肢暗红微肿灼热，溃烂腐臭者，合四妙勇安汤（《验方新编》）以清热解毒，活血止痛。

8. 治验

李某，男，63岁。2017年5月13日初诊。主诉：左下肢红肿10年，加重伴疼痛15天。曾在某院确诊为"丹毒"，给予抗生素治疗，效果时好时坏。症见左下肢红肿，皮肤绷紧光亮，其色焮红，局部为暗红色，灼热疼痛明显，活动后加重，纳眠可，小便黄，大便干，3～4日1次。舌红苔黄，脉数。

中医诊断：丹毒（又名流火），便秘（热毒蕴结证）。

西医诊断：丹毒，便秘。

治疗：予仙方活命饮合五味消毒饮，加大黄3g，7剂。服药后左下肢红斑部分消退，疼痛较前减轻，热势不甚，大便1～2日一行。效不更方，继服10剂。服药后红斑大部分消退、留有色素沉着，疼痛已不明显。在原方基础上辨证加减治疗月余，以固其效。后电话随访，未再复发。

按：患者以左下肢红肿10年、加重伴疼痛15天为主证，属中医学"丹毒（流火）、便秘（热毒蕴结证）"范畴，核心病机为热毒蕴结肌肤、阻塞经络、气滞血瘀、热结肠道。

从病因病机来看，患者病程迁延10年，热毒内蕴肌肤，壅遏气血，经络阻滞，故左下肢红肿、皮肤绷紧光亮、色呈焮红，久则瘀血凝滞而局部转为暗红色；热毒炽盛，灼伤脉络，不通则痛，故灼热疼痛明显，活动后气血运行加快，壅滞更甚，疼痛加重；热毒内盛，下移肠道，灼伤津液，肠道失润，则大便干，3～4日1次；热邪下移膀胱，故小便黄。舌红苔黄、脉数，均为热毒蕴结之征。此前抗生素治疗仅能暂时抑制热毒，未能彻底清除蕴结之邪，故效果时好时坏。

治疗上遵循清热解毒、活血通络、消肿止痛、通腑泄热的原则，体现了中医"热者寒之""实则泻之"的治疗理念。选用仙方活命饮合五味消毒饮加大黄3g。仙方活命饮中金银花、白芷、防风等清热解毒、消肿散结，当归、赤芍、乳香、没药等活血止痛，能针对热毒壅滞、气血瘀阻之证，奏清热解毒、消肿溃坚、活血止痛之效；五味消毒饮由金银花、野菊花、蒲公英等组成，专于清热解毒、消散疔疮，增强清解肌肤热毒之力；加用大黄 3g 以通腑泄热，使热毒从肠道而出，釜底抽薪。三方合用，共奏清热解毒、活血通络、消肿止痛、通腑泄热之功，切中热毒蕴结的病机。

服药 7 剂后，左下肢红斑部分消退，疼痛减轻，热势减退，大便通畅，提示热毒渐散，瘀滞渐通，腑气已畅。效不更方，继服 10 剂，红斑大部分消退、留有色素沉着，疼痛不明显，说明热毒大减，经络渐通。后在原方基础上辨证加减治疗月余，持续清除余毒、调和气血，以固其效。电话随访未再复发。

治疗全程紧扣热毒蕴结的病机，以仙方活命饮合五味消毒饮清热解毒、活血止痛，加大黄通腑泄热，使热毒有出路，体现了"清热解毒与活血通腑并举"的治疗思路，从而彻底清除蕴结之邪，防止复发。

第三节　小结

根据风邪侵袭人体部位及轻重程度的不同，选方亦不相同。风邪外袭，循经上犯头目，阻遏清阳之气或头痛日久不愈，风邪入络时选用川芎茶调散。《黄帝内经临证指要》云："脾胃伏火与胃中实火不同，仅用清降，难除此中伏火积热。"故用泻黄散清泻脾胃伏火；风热湿毒，壅遏肠道，损伤血络时选用槐花散；外感咳嗽，经服解表宣肺药咳仍不止者，选用止嗽散；外感风寒湿邪之感冒，以及时疫疟疾、痢疾、疮疡等风寒湿表证者，可用荆防败毒散；风湿或风热之邪侵袭人体，浸淫血脉，内不得疏泄，外不得透达，郁于肌肤腠理之间，症见皮肤瘙痒不绝、疹出色红或抓破后津水流溢等症状时选用消风散；带下色白，清稀如涕，证属脾虚肝郁、湿浊带下者，选用完带汤；疮疡肿毒初起而属阳证者选用仙方活命饮，《证治准绳》言此方"此疡门开手攻毒之第一方也"。

/ 第十四章 /

祛风除湿、解表止痛相关类方

第一节　概述

　　风、寒、湿三邪相合为患，是引发痹证及相关表证的常见病因。风邪善行数变，能引领寒、湿之邪侵袭人体；寒邪凝滞收引，可使气血运行不畅，导致经脉拘急；湿邪重浊黏滞，易阻滞气机，流连筋骨关节。三者交织，侵袭肌表则致外感表证，出现恶寒发热、头身疼痛等症；痹阻经络筋骨则发为痹证，表现为肢体关节疼痛、重着、屈伸不利，且常以上下部位的不同表现为特征，上半身痹痛多与风邪偏盛、侵袭上部相关，下半身痹痛则多与湿邪偏盛、流于下部相联。羌活、独活均能祛风、解表、除湿。羌活解表力佳，善治上半身痹痛；独活则解表力缓，善治下半身痹痛。针对此类病证，祛风除湿、解表止痛是重要的治法，而羌活与独活正是在这一治疗体系中发挥关键作用的常用药物。

　　羌活首载于《神农本草经》，为伞形科多年生草本植物羌活或宽叶羌活干燥根茎及根。其性温，味辛、苦，归膀胱、肾经。具有解表散寒、祛风胜湿、止痛的功效。明代刘文泰《品汇精要》云："主遍身百节疼痛，肌表八风贼邪，除新旧风湿，排腐肉疽疮。"清代汪昂《本草备要》载："泻肝气，搜肝风，治风湿相搏，本经头痛，督脉为病，脊强而厥，刚痉柔痉，中风不语，头眩目赤。"现代药理学研究表明，羌活具有解热镇痛、抗心律失常、增加冠状动脉血流量及抗休克的作用。

　　独活首载于《神农本草经》，为伞形科多年生草本重齿毛当归的干燥根。其性微温，味辛、苦，归肾、膀胱经。具有祛风除湿、通痹止痛的功效。明代倪朱谟《本草汇言》曰："凡病风之证，如头项不能俯仰，腰膝不能屈伸，或痹痛难行，麻木不用，皆风与寒之所致，暑与湿之所伤也；必用独活之苦辛而温，活动气血，祛散寒邪。"本品辛散苦燥温通，功善祛风湿、止痹痛，凡风寒湿邪所致之痹证，无论新久，均可应用。现代药理学研究表明，独活具有镇静、催眠、镇痛、抗炎、抗菌、解痉和抗心律失常的作用。

羌活、独活之名首次出现在《神农本草经》，云："独活，一名羌活，一名羌青，一名护羌使者，生川谷。"羌活最早是作为独活的异名而出现。明代汪机《本草汇编》云："《本经》独活一名羌活，本非二物。"《大明本草》亦云："独活，是羌活母也。"认为羌活、独活是一物二种，产地不同，称谓各异。直至唐代甄权在《药性论》中说："独活，治诸中风湿冷，奔喘逆气，皮肤苦痒，手足挛痛劳损，主风毒齿痛。羌活，治贼风，失音不语，多痒血癞，手足不遂，口面㖞斜，遍身顽痹。"始将独活与羌活分列，明确了两者的区别。

羌活行上焦而理上，长于祛风寒，能直上颠顶，横行肢臂，治游风头痛，风湿关节疼痛等症；独活行下焦而理下，长于祛风湿，能通行气血，疏导腰膝，下行腿足，治伏风头痛、腰腿膝足湿痹等症。二药合用，祛风解表除湿之力尤宏，主治风痹为患，项背挛急疼痛；以及外感风寒，致发热恶寒、项背拘急疼痛、头痛、关节疼痛、历节风等病证，疗效确切。

历代医家创制了许多含有羌活和独活的方剂，如川芎茶调散、败毒散、升阳益胃汤、柴葛解肌汤、羌活胜湿汤、当归拈痛汤等，羌活和独活都在其中发挥着重要的作用。

第二节　类方举要

一、川芎茶调散

1.出处

《太平惠民和剂局方》：治丈夫、妇人诸风上攻，头目昏重，偏正头痛，鼻塞声重；伤风壮热，肢体疼烦，肌肉蠕动，膈热痰盛；妇人血风攻疰，太阳穴痛，但是感风气，悉皆治之。

2. 药物组成

川芎 20g，防风 15g，荆芥 15g，薄荷 10g，细辛 5g，羌活 15g，白芷 10g，炙甘草 15g。

3. 功效

疏风止痛。

4. 方解

本方所治之头痛，为外感风邪所致。风为阳邪，头为诸阳之会，清空之府。风邪外袭，循经上犯头目，阻遏清阳之气，故头痛目眩；鼻为肺窍，风邪侵袭，肺气不利，故鼻塞；风邪犯表，则见恶风发热、舌苔薄白、脉浮等表证；若风邪稽留不去，头痛日久不愈，风邪入络，其痛或偏或正，时发时止，休作无时，即为头风。外风宜散，故当疏散风邪以止头痛。方中川芎辛温香窜，为血中气药，上行头目，为治诸经头痛之要药，善于祛风活血而止头痛，长于治少阳、厥阴经头痛（头顶或两侧痛），故为方中君药；薄荷、荆芥辛散上行，以助君药疏风止痛之功，并能清利头目，共为臣药，其中薄荷用量独重，以其凉制诸风药之温燥，又能兼顾风为阳邪，易于化热化燥之特点；羌活、白芷疏风止痛，其中羌活长于治太阳经头痛（后脑连项痛），白芷长于治阳明经头痛（前额及眉棱骨痛），李东垣谓"头痛须用川芎。如不愈，各加引经药，太阳羌活，阳明白芷"（《本草纲目》）；细辛祛风止痛，善治少阴经头痛（脑痛连齿），并能宣通鼻窍；防风辛散上部风邪。上述诸药，协助君药、臣药以增强疏风止痛之功，共为方中佐药；甘草益气和中，调和诸药为使。服时以清茶调下，取其苦凉轻清，清上降下，既可清利头目，又能制诸风药之过于温燥与升散，使升中有降，亦为佐药之用。综观本方，集众多辛散疏风药于一体，升散中寓有清降，具有疏风止痛而不温燥的特点，共奏疏风止痛之功。

5. 病机

外感风邪头痛。

6. 方证

偏正头痛，或颠顶作痛，目眩鼻塞，或恶风发热，舌苔薄白，脉浮。

7. 加减应用

恶风，发热，汗出者，合桂枝汤（《伤寒论》）以调和营卫；兼外感风湿头痛者，合用羌活胜湿汤（《脾胃论》）以祛风胜湿止痛。

8. 医案

赵某，女，41岁。2017年9月11日以头痛4天为主诉来我工作室就诊。自述4天前于下班买菜过程中突遇风雨，当晚出现头痛不止，遇风则加重，自行口服止痛片后头痛虽有缓解但反复发作，彻夜难寐，不敢外出。症见头痛剧烈，以前额及颠顶部疼痛为主，头晕目眩，鼻塞，手足不温，恶风，汗出，纳可，眠差，二便调。舌红苔薄白，脉浮。

中医诊断：头痛（风寒证）。

西医诊断：血管神经性头痛。

治疗：予川芎茶调散合桂枝汤，7剂。服药后，头痛、恶风、汗出等症减轻。效不更方，继服7剂，头痛明显缓解，鼻塞、头晕目眩、手足不温等症状基本消失，精神好转。

按：本案患者因淋雨感邪引发头痛，属中医学"头痛（风寒证）"范畴，核心病机为风寒侵袭头面、清阳受阻、营卫不和。

《素问·太阴阳明论》曰："伤于风者，上先受之。"头为诸阳之会，从病因病机来看，患者突遇风雨，风寒之邪乘虚侵袭，头为诸阳之会，首当其冲，风寒阻遏清阳，脉络不通，故头痛剧烈，以前额及颠顶部为甚；风邪上扰，清窍不利，则头晕目眩；风寒犯肺，肺气失宣，鼻窍不通，故鼻塞；风寒外束，卫阳被遏，不能温煦四肢，则手足不温、恶风；卫气不固，营阴外泄，故汗出；头痛难忍，心神不宁，则眠差。舌红苔薄白、脉浮，均为风寒在表之征。自行口服止痛片仅能暂时缓解疼痛，未能祛除病因，故反复发作。

治疗上遵循疏风散寒、通络止痛、调和营卫的原则，体现了中医"辨证施治""标本兼顾"的理念。选用川芎茶调散合桂枝汤。川芎茶调散中川芎善治少阳、厥阴头痛，羌活、白芷分别针对太阳、阳明头痛，配合荆芥、防风等疏风散寒之品，共奏疏风止痛之功，直击风寒阻络的头痛之本；桂枝汤由桂枝、芍药、生姜、大枣、甘草组成，能解肌发表、调和营卫，针对汗出恶风的营卫不和之象，使卫气固、营阴守。两方合用，既散风寒以止头痛，又调营卫以固肌表，切中病机。

服药7剂后，头痛、恶风、汗出等症减轻，提示风寒渐散，营卫渐和。效不更方，继服7剂，头痛明显缓解，鼻塞、头晕目眩、手足不温等症状基本消失，精神好转，说明风寒已去，清阳得升，营卫调和。

全程治疗紧扣风寒侵袭、营卫不和的病机，以川芎茶调散与桂枝汤协同，兼顾止痛与调营卫，使邪去正安，诸症得愈。

二、败毒散

1. 出处

《太平惠民和剂局方》：伤寒时气，头痛项强，壮热恶寒，身体烦疼，及寒壅咳嗽，鼻塞声重；风痰头痛，呕秽寒热，并皆治之。

2. 药物组成

人参（党参代）15g，薄荷10g，桔梗15g，炙甘草15g，川芎15g，茯苓20g，独活15g，柴胡15g，羌活15g，生姜15g，枳壳15g，前胡15g。

3. 功效

散风祛湿，益气解表。

4. 方解

本方证系正气素虚，又感风、寒、湿邪。风、寒、湿邪袭于肌表，卫阳被遏，正邪交争，故见憎寒壮热、无汗；客于肢体、骨节、经络，气血运行不畅，故头项强痛，肢体酸痛；风寒犯肺，肺气郁而不宣，津液聚而不布，故咳嗽有痰、鼻塞声重、胸膈痞闷；舌苔白腻，脉浮按之无力，正是虚人外感风寒兼湿之征。治当散寒祛湿，益气解表。方中羌活、独活发散风寒，除湿止痛，羌活长于祛上部风寒湿邪，独活长于祛下部风寒湿邪，合而用之，为通治一身风寒湿邪的常用组合，共为君药；川芎行气活血，并能祛风，柴胡解肌透邪，且能行气，二药既可助君药解表逐邪，又可行气活血，加强宣痹止痛之力，俱为臣药；桔梗辛散，宣肺利膈，枳壳苦温，理气宽中，与桔梗相配，一升一降，是畅通气机、宽胸利膈的常用组合，前胡化痰止咳，茯苓渗湿消痰，皆为佐药。生姜、薄荷为引，以助解表之力；甘草调和药性，兼以益气和中，共为佐使。方中人参亦为佐药，用之益气以扶其正，一则助正气以驱邪外出，并寓防邪复入之义；二则令全方散中有补，不致耗伤真元。综观全方，用羌、独、芎、柴、枳、桔、前等与参、苓、草相配，构成邪正兼顾、祛邪为主的配伍形式。扶正药得祛邪药则补不滞邪，无闭门留寇之弊；祛邪药得扶正药则解表不伤正，相辅相成。

5. 病机

正气素虚，外感风寒湿邪。

6. 方证

憎寒壮热，无汗，头项强痛，肢体酸痛，鼻塞声重，咳嗽有痰，胸膈痞满，舌苔白腻，脉浮而重按无力。

7. 加减应用

痰气阻滞，胸满痰多者，加二陈汤（《太平惠民和剂局方》）以理气祛痰；咳嗽较甚者，加止嗽散（《医学心悟》）以宣利肺气，疏风止咳。

8. 治验

林某，女，59岁，退休教师。2017年12月15日初诊。患者平素体弱易感冒，自述3天前因洗澡后着衣较少而感寒着凉，出现恶寒发热，体温38.2℃，鼻塞，无汗，自行口服感冒冲剂及退热药后体温略有下降，但旋即复发，仍倦怠乏力，食不知味，为求中医药治疗，来我工作室就诊。症见发热微恶寒，倦怠乏力，体温38.5℃，无汗，鼻塞声重，头身疼痛，咳嗽有痰，纳呆，眠差，小便可，大便溏，日一行。舌淡红苔薄白，脉浮。

中医诊断： 感冒（气虚外感风寒湿证）。

西医诊断： 感冒。

治疗： 予败毒散加麻黄5g，3剂，日2～3次口服。患者服药后微汗出，体温恢复正常，恶寒发热、鼻塞声重、头身疼痛等症状明显好转，但仍觉乏力，故减麻黄，加玉屏风散，继服7剂。服药后，体力恢复，精神转佳，纳寐恢复正常。

按： 本案患者为退休教师，平素体弱易感冒，属中医学"感冒（气虚外感风寒湿证）"范畴，核心病机为气虚卫弱、风寒湿邪侵袭、表里同病。

从病因病机来看，患者平素体弱，正气不足，卫外不固，冬季洗澡后着衣较少，风寒湿邪乘虚而入，正邪相争，故恶寒发热、体温反复；寒邪束表，腠理闭塞，故无汗；风寒上犯，清窍不利，则鼻塞声重、头身疼痛；肺气被郁，宣降失常，津液凝聚为痰，故咳嗽有痰；正气亏虚，脾失健运，则倦怠乏力、纳呆、大便溏；正邪交争，心神不宁，则眠差。舌淡红、苔薄白、脉浮，均为气虚外感风寒湿之征。此前服用感冒冲剂及退热药仅能暂时退热，未能兼顾益气解表，故病情反复。

治疗上遵循益气解表、散寒除湿、扶正祛邪的原则，体现了中医"扶正不留邪，祛邪不伤正"的治疗理念。初用败毒散加麻黄5g，败毒散由人参、羌活、独活等组成，能益气解表、散寒除湿，针对气虚外感风寒湿之证，既助正气以祛邪，又散风寒湿以解表；加小剂量麻黄5g，取其发汗解表之功，因患者平素体虚，故小剂量使用，避免过汗伤正，力求中病即止。

服药3剂后，患者微汗出，体温恢复正常，恶寒发热等症状明显好转，提示风寒湿邪渐散，但仍觉乏力，说明正气尚未完全恢复，故减麻黄（以免再伤正气），加玉屏风散（黄芪、白术、防风）以益气固表，增强卫外功能，助力正气恢复。

继服7剂后，体力回增，精神转佳，纳寐恢复正常，体现了"先祛邪后扶正"的治疗逻辑。全程紧扣气虚外感的病机，根据病情变化调整用药，既祛除外邪，又扶助正气，使邪去正安，有效预防复发。

三、升阳益胃汤

1. 出处

《内外伤辨惑论》：脾胃之虚，怠惰嗜卧，四肢不收……体重节痛，口苦舌干，食无味，大便不调，小便频数，不嗜食，食不消。兼见肺病，洒淅恶寒，惨惨不乐，面色恶而不和，乃阳气不伸故也。当升阳益胃，名之曰升阳益胃汤。

2. 药物组成

陈皮20g，盐泽泻20g，防风15g，黄连10g，白芍20g，黄芪50g，干姜15g，茯苓20g，独活10g，炒白术20g，羌活10g，大枣15g，柴胡15g，炙甘草15g，姜半夏10g，人参（党参代）15g。

3. 功效

升阳益胃。

4. 方解

升阳益胃汤出自《内外伤辨惑论》，原文记载"脾胃虚则怠惰嗜卧，四肢不收，时值秋燥令行，湿热少退体重身痛……面色恶而不和，乃阳气不伸故也。当升阳益气，名之曰升阳益胃汤"。亦有《医宗金鉴》云："内伤升阳益胃汤，湿多热少抑清阳……洒洒恶寒属肺病，惨惨不乐乃阳伤。"明确指出了该方证的病机所在，即脾胃虚弱，湿热内蕴，湿多热少，清阳不升，谷气下流。所谓法随证立，方以法成，故治以升阳益气，祛湿清热，疏理气机。全方虚实并治，攻补兼施，寓补于升。方中重用黄芪为君药，合六君子汤益气健脾，生姜、大枣补脾和胃，化气生津；借羌活、独活、防风、柴胡四味"风药"，升下降之阳气，作为升阳益气之基本架构，切合升阳益胃之名；黄连苦寒燥湿，兼清阴火，泽泻引湿热下行泄浊阴，配合白芍敛阴而调营，三者作为益气升阳之"支点"，既祛湿清热，又防辛温伤燥，药邪格拒，当此方绝妙架构，使方之"主力"发挥更大功效。李东垣以风药用于升阳益胃，补益药与风药相须为用，补中有散，发中有收，温补却无呆滞之虞，升散而无耗气之弊。

5.病机

脾胃气虚，清阳不升，湿郁生热，兼外感风寒。

6.方证

怠惰嗜卧，四肢不收，肢体重痛，微恶风寒，口苦舌干，饮食无味，食不消化，大便不调。

7.加减应用

恶风，发热，汗出者，加桂枝汤（《伤寒论》）调和营卫；肢体沉重甚者，加三仁汤（《温病条辨》）宣畅气机，清利湿热。

8.治验

吴某，男，37岁，职员。2017年7月10日初诊。患者自述既往有风湿性关节炎病史，每感风寒则出现四肢关节冷痛。近期旧病复发，经中西医诊治疗效不佳，遂至我门诊就诊。症见恶寒畏风，肢体重痛，四肢不收，时有眼睑浮肿，下肢水肿，倦怠嗜卧，神疲乏力，舌淡苔白，脉滑。

中医诊断：痹证（脾虚湿阻证）。

西医诊断：风湿性关节炎。

治疗：予升阳益胃汤（黄芪150g），7剂。服药期间患者恶寒畏风、神疲乏力逐渐减轻，余症均有缓解。继服10剂，肢体重痛、四肢不收等症基本改善，黄芪量减至100g。在该方基础上辨证加减治疗月余，诸症消失。

按：本案患者有风湿性关节炎病史，属中医学"痹证（脾虚湿阻证）"范畴，核心病机为脾虚失运、水湿内停、风湿侵袭、痹阻经络。

从病因病机来看，患者素体脾虚，运化功能失常，水湿内生，加之夏月湿气较盛，易外感湿邪，内外相合，湿邪浸渍肢体关节，故肢体重痛、四肢不收；湿邪泛溢肌肤，则眼睑浮肿、下肢水肿；脾虚气血生化不足，正气亏虚，卫外不固，故恶寒畏风、神疲乏力、倦怠嗜卧。舌淡苔白、脉滑，均为脾虚湿阻之征。

治疗上遵循益气升阳、健脾祛湿、祛风蠲痹的原则，体现了中医"治病求本""扶正祛邪"的治疗理念。选用升阳益胃汤，方中重用黄芪至150g，黄芪能益气升阳、利水消肿，针对脾虚气陷、水湿内停之本，为君药；党参、炒白术、茯苓、炙甘草组成四君子汤，益气健脾，助黄芪增强健脾之力，以杜生湿之源；羌活、独活、防风祛风胜湿、蠲痹止痛，能祛除侵袭肢体的风湿之邪；泽泻利水渗湿，使湿有出路。诸药合用，共奏益气升阳、健脾祛湿、祛风蠲痹之效，切中脾虚湿阻的病机。

服药7剂后，患者恶寒畏风、神疲乏力逐渐减轻，余症缓解，提示脾气渐复，湿邪渐化。继服10剂，肢体重痛、四肢不收等症基本改善，此时脾虚湿阻之证已明显好转，故将黄芪量减至100g，避免过用温燥之品。在该方基础上辨证加减治疗月余，脾气健运，湿邪尽除，经络通畅，诸症消失。

治疗紧扣"脾虚湿阻"的病机，以升阳益胃汤为主，重用黄芪益气升阳、利水消肿，配合其他药物健脾祛湿、祛风蠲痹，后期根据病情调整黄芪用量，体现了"扶正为主，兼顾祛邪，随症调整"的治疗思路。

四、柴葛解肌汤

1. 出处

《伤寒六书》：治足阳明胃经受邪，目疼，鼻干，不眠，头痛，眼眶痛，脉来微洪，宜解肌，属阳明经病。

2. 药物组成

柴胡20g，葛根30g，黄芩10g，白芍15g，桔梗20g，炙甘草10g，生姜10g，大枣10g，白芷10g，羌活10g，石膏50g。

3. 功效

解肌清热。

4. 方解

本方证乃太阳风寒未解，而又化热入里。外感风寒，本应恶寒较甚，而此恶寒渐轻，身热盛者，为寒郁肌腠化热所致。因表寒未解，故恶寒仍在，并见头痛、无汗等症。阳明经脉起于鼻两侧，上行至鼻根部，经眼眶下行；少阳经脉行于耳后，进入耳中，出于耳前，并行至面颊部，到达眶下部。入里之热初犯阳明、少阳，故目痛鼻干、眼眶痛、咽干耳聋；热扰心神，则见心烦不眠；脉浮而微洪是外有表邪、里有热邪之佐证。此证乃太阳风寒未解，郁而化热，渐次传入阳明，波及少阳，故属三阳合病。治宜辛凉解肌，兼清里热。方以葛根、柴胡为君，葛根味辛性凉，辛能外透肌热，凉能内清郁热，柴胡味辛性寒，既为解肌要药，又有疏畅气机之功，还可助葛根外透郁热；羌活、白芷助君药辛散发表，并止诸痛，黄芩、石膏清泄里热，四药俱为臣药。其中葛根配白芷、石膏，清透阳明之邪热；柴胡配黄芩，透解少阳之邪热；羌活发散太阳之风寒，如此配合，三阳兼治，并以治阳明为主；桔梗宣畅肺气以利解表，白芍、大枣敛阴养血，防止疏散太过而伤阴，生姜发散风寒，均为佐药。甘草调和诸药而为使药。诸药相配，共成辛凉解肌、兼清里热之剂。

5. 病机

外感风寒，郁而化热。

6. 方证

恶寒渐轻，身热增盛，无汗头痛，目疼鼻干，心烦不眠，咽干耳聋，眼眶痛，舌苔薄黄，脉浮微洪。

7. 加减应用

咽干口渴者，加天花粉、石斛以生津止渴；咽喉肿痛者，加牛蒡子、连翘以清热利咽止痛。

8. 治验

郑某，女，36岁，职员。2018年1月18日初诊。患者表情痛苦，自述3天前因着衣较少外出而感寒着凉，出现恶寒发热，体温38.1℃，自行口服退热药后体温未见下降，后相继服用头孢类及红霉素类药物治疗数日，热势仍不退，且伴头痛欲裂，为求中医药治疗，来我工作室就诊。症见恶寒发热，体温38.6℃，头痛欲裂，无汗身热，咽干口渴，纳差，心烦失眠，小便可，大便1～2日一行。舌红苔薄黄，脉数。

中医诊断： 感冒（表寒里热证）。

西医诊断： 感冒。

治疗： 予柴葛解肌汤加麻黄 5g，5 剂，日 2～3 次口服。服药后，体温渐至正常，汗出、头痛大减，咽干口渴明显减轻，食欲渐增，精神转佳。故在上方基础上减麻黄，继服 5 剂。服毕，头痛、咽干等症状基本消失，大便日一行，纳寐恢复正常。

按： 本案患者因感寒着凉引发不适，属中医学"感冒（表寒里热证）"范畴，核心病机为外感风寒、入里化热、表里同病。

从病因病机来看，患者着衣较少外出，风寒之邪侵袭肌表，卫阳被遏，故恶寒、无汗；正邪相争，故发热且体温持续不退；风寒之邪未能及时祛除，入里化热，热邪上扰清窍，则头痛欲裂；热邪伤津，故咽干口渴；热扰心神，则心烦失眠；正邪交争，影响脾胃运化，故纳差。舌红苔薄黄、脉数，均为表寒里热之征。此前服用退热药、头孢类及红霉素类药物，未能兼顾解表与清里，故热势不退。

治疗上遵循解表散寒、清里退热、疏风止痛的原则，体现了中医"表里双解""因势利导"的治疗理念。选用柴葛解肌汤加麻黄 5g。柴葛解肌汤由柴胡、葛根、黄芩、羌活等组成，能解肌清热、疏风止痛，针对表寒里热之证，既解肌表之邪，又清里热、生津止渴；加麻黄 5g，取"颠顶之上，唯风药可到"之意，增强发汗解表之力，以祛除表寒、缓解头痛。两方合用，共奏解表清里、疏风止痛之效，切中表寒里热的病机。

服药 5 剂后，患者体温渐至正常，汗出、头痛大减，咽干口渴明显减轻，食欲渐增，精神转佳，提示表寒已散，里热渐清。此时表证已缓，故在上方基础上减麻黄，避免过汗伤津。继服 5 剂后，头痛、咽干等症状基本消失，大便正常，纳寐恢复，说明里热已清，表里调和。

五、羌活胜湿汤

1. 出处

《脾胃论》：如肩背痛，不可回顾，此手太阳气郁而不行，以风药散之。如背痛项强，腰似折，项似拔，上冲头痛者，乃足太阳经之不行也，以羌活胜湿汤主之。

2. 药物组成

羌活 10g，防风 15g，独活 10g，藁本 15g，蔓荆子 15g，炙甘草 15g，川芎 15g。

3. 功效

祛风，胜湿，止痛。

4. 方解

本方主治风湿在表，其证多由汗出当风，或久居湿地，风湿之邪侵袭肌表所致。风湿之邪客于太阳经脉，经气不畅，致头痛身重，或腰脊疼痛，难以转侧。风湿在表，宜从汗解，故治以祛风胜湿为法。方中羌活、独活共为君药，二者皆为辛苦温燥之品，辛散祛风，味苦燥湿，性温散寒，故皆可祛风除湿、通利关节。其中羌活善祛上部风湿，独活善祛下部风湿，两药相合，能散一身上下之风湿，通利关节而止痹痛。臣以防风、藁本，入太阳经，祛风胜湿，且善止头痛。佐以川芎活血行气，祛风止痛，蔓荆子祛风止痛。使以甘草调和诸药。综合全方，以辛苦温散之品为主组方，共奏祛风胜湿之效，使客于肌表之风湿随汗而解。

5. 病机

风湿之邪侵袭肌表。

6. 方证

肩背痛不可回顾，头痛身重，或腰脊疼痛，难以转侧，苔白，脉浮。

7. 加减应用

肢体麻木，屈伸不利者，加黄芪桂枝五物汤（《金匮要略》）以和血通痹；头身困重甚者，加三仁汤（《温病条辨》）以宣畅气机，清利湿热。

8. 治验

王某，男，50 岁，司机。2018 年 3 月 25 日初诊。患者自述因职业原因有肩周炎病史 3 年，平日肩背僵硬不适，但可忍受，未曾治疗。10 天前因夜间连续开车 7 小时后而汗出当风，出现肩背部酸痛难忍，近 1 周曾于多方求治，未见明显好转。症见肩背部肌肉、关节酸痛难忍，恶风寒，双上肢麻木，屈伸不利，手足不温，头痛身重，精神不振，食欲不佳，小便正常，大便不成形，日行 1 次。舌淡苔白，脉迟。

中医诊断：漏肩风（风寒湿痹证）。

西医诊断：肩周炎。

治疗：予羌活胜湿汤合黄芪桂枝五物汤，加麻黄5g，7剂。服药期间手足不温略缓解，双上肢麻木明显改善，大便正常，且有微汗出。上方减麻黄，继服10剂，头痛身重明显好转，肩背部酸痛、手足不温等症状基本改善，精神状态佳，食欲佳。在原方基础上辨证加减治疗月余，诸症消失。

按：本案患者有肩周炎病史，因汗出当风加重，属中医学"漏肩风（风寒湿痹证）"范畴，核心病机为风寒湿邪痹阻经脉、气血运行不畅、阳气不足。

从病因病机来看，患者职业为司机，长期保持固定姿势，肩背部气血运行不畅，已有肩周炎病史3年，肩背僵硬不适。10天前夜间连续开车7小时后汗出当风，风寒湿邪乘虚侵袭，痹阻肩背部经脉，故肩背部肌肉、关节酸痛难忍；风寒湿邪外束，卫阳被遏，故恶风寒；寒湿阻滞经脉，气血不能濡养肢体，故双上肢麻木、屈伸不利；阳气被寒湿所遏，不能温煦四肢，故手足不温；风寒湿邪上扰清窍，阻滞气机，故头痛身重；气血运行不畅，影响脾胃运化，故精神不振、食欲不佳；脾虚湿盛，则大便不成形。舌淡苔白、脉迟，均为风寒湿痹阻、阳气不足之征。

治疗上遵循祛风除湿、温经散寒、益气和血、通痹止痛的原则，体现了中医"扶正祛邪，标本兼顾"的治疗理念。选用羌活胜湿汤合黄芪桂枝五物汤，加麻黄5g。羌活胜湿汤由羌活、独活、藁本等组成，能祛风除湿、通络止痛，针对风寒湿邪痹阻肩背部经脉之本，可驱散侵袭的风寒湿邪，缓解肩背酸痛；《金匮要略·血痹虚劳病脉证并治》曰："血痹阴阳俱微，寸口关上微，尺中小紧，外证身体不仁，如风痹状，黄芪桂枝五物汤主之。"该方由黄芪、桂枝、芍药、生姜、大枣组成，能益气温经、和血通痹，针对阳气不足、气血不畅导致的双上肢麻木、屈伸不利、手足不温等症，可补充阳气，疏通经脉；加麻黄5g，取其辛温宣散之性，增强散寒解表之力，使风寒湿邪从腠理而出。三方合用，共奏祛风除湿、温经散寒、益气通痹之效。

服药7剂后，手足不温略缓解，双上肢麻木明显改善，大便正常，有微汗出，提示阳气渐复，风寒湿邪渐散，经脉气血运行渐畅。此时表邪已有所减轻，故上方减麻黄，避免过汗伤阳。继服10剂，头痛身重明显好转，肩背部酸痛、手足不温等症状基本改善，精神、食欲转佳，说明风寒湿邪进一步消退，阳气渐充，气血调和。在原方基础上辨证加减治疗月余，风寒湿邪尽除，经脉通畅，诸症消失。

全程治疗紧扣风寒湿痹阻经脉、阳气不足的病机，以羌活胜湿汤合黄芪桂枝五物汤为主，初期加麻黄助散邪，后期减麻黄防伤正，体现了"祛风除湿与温经散寒并举，随症调整"的治疗思路，起到固表不留邪、散邪不伤正的效果。

六、当归拈痛汤

1. 出处
《医学启源》：治湿热为病，肢节烦痛，肩背沉重，胸膈不利，遍身酸痛，下注于胫，肿痛不可忍。

2. 药物组成
猪苓 20g，泽泻 30g，白术 20g，苍术 15g，黄芩 10g，茵陈 30g，苦参 10g，羌活 15g，葛根 30g，防风 15g，升麻 15g，知母 15g，人参（党参代）10g，炙甘草 10g，当归 20g。

3. 功效
清热利湿，疏风止痛。

4. 方解
本方所治证候乃因湿热内蕴，复感风邪，或风湿化热而致风、湿、热三邪合而为患，但以湿邪偏重为其特点。风、湿、热邪留滞经脉，气血运行不畅，故遍身肢节烦痛；且湿邪偏胜，其性重浊，故肩背沉重；湿热下注，则脚气肿痛、脚膝生疮；舌苔白腻微黄，脉弦数乃湿热内蕴之征。治疗宜以祛湿为主，辅以清热疏风止痛。方中重用羌活、茵陈为君，羌活辛散祛风，苦燥胜湿，且善通痹止痛，茵陈善能清热利湿，《本草拾遗》言其能"通关节，去滞热"。两药相合，共成祛湿疏风、清热止痛之功；臣以猪苓、泽泻利水渗湿，黄芩、苦参清热燥湿，防风、升麻、葛根解表疏风。分别从除湿、疏风、清热等方面助君药之力，佐以白术、苍术燥湿健脾，以运化水湿邪气。本证湿邪偏胜，所用诸除湿药性多苦燥，易伤及气血阴津，以人参、当归益气养血，知母清热养阴，能防诸苦燥药物伤阴，使祛邪不伤正。使以炙甘草调和诸药。

5. 病机

风、湿、热邪留滞经脉关节，气血失畅。

6. 方证

遍身肢节烦痛，痛处有灼热感，或肩背沉重，或脚气肿痛，脚膝生疮，舌苔白腻或微黄，脉濡数。

7. 加减应用

脚膝肿甚者，加防己、木瓜以祛湿消肿；关节痛甚者，加乳香、没药以活血行气止痛。

8. 治验

王某，男，41岁，公务员。2018年6月3日初诊，既往有饮酒及痛风病史。患者自述2天前与家人饮酒后于夜间出现右脚第一跖趾关节疼痛，晨起红肿，扪之灼热，于社区诊所查血尿酸浓度高于正常值。症见右脚第一跖趾关节红肿疼痛，痛处扪之灼热，无法正常行走，身热烦躁，口干口苦，眠差多梦，小便色黄，大便黏腻不爽，日行1次。舌苔黄腻，脉濡数。

中医诊断： 痹证（风湿热痹）。

西医诊断： 痛风。

治疗： 予当归拈痛汤合大黄黄连泻心汤，7剂，嘱患者绝对戒酒。服药期间第一跖趾关节疼痛缓解。效不更方，继服上方7剂，跖趾关节疼痛明显改善，口干口苦消失。减大黄黄连泻心汤，仅服当归拈痛汤7剂，诸症尽退。查血尿酸恢复正常。

按： 本案患者有饮酒及痛风病史，因饮酒诱发关节疼痛，属中医学"痹证（风湿热痹）"范畴，核心病机为风湿热邪留滞经脉、湿热化毒、下注关节、气机阻滞。

从病因病机来看，患者既往有痛风病史，且平素嗜酒，酒为湿热之品，易致体内湿热内生。此次饮酒后，湿热之邪加重，与外感风湿之邪相结，留滞经脉关节，故右脚第一跖趾关节红肿疼痛、扪之灼热，甚至无法正常行走；湿热内蕴，正邪相争，则身热；湿热扰心，故烦躁、眠差多梦；湿热上蒸，灼伤津液，则口干口苦；湿热下注肠道，气机不畅，故大便黏腻不爽；湿热下注膀胱，则小便色黄。舌苔黄腻、脉濡数，均为风湿热痹之征。

治疗上遵循清热利湿、疏风止痛、解毒通脾的原则，体现了中医"清热利湿，标本兼顾"的治疗理念。选用当归拈痛汤合大黄黄连泻心汤。当归拈痛汤由当归、羌活、防风、茵陈等组成，能利湿清热、疏风止痛，针对风湿热邪留滞经脉关节之本，可清除湿热、疏散风邪、疏通经脉以止疼痛；大黄黄连泻心汤由大黄、黄连、黄芩组成，具有清泄湿热之功，能增强清热利湿之力，针对患者因嗜酒导致的体内湿热内生、大便黏腻不爽之证，使湿热从下焦而出。两方合用，共奏清热利湿、疏风止痛、解毒通腑之效，契合风湿热痹的病机。同时，嘱患者绝对戒酒，避免湿热再次滋生，从源头上减少致病因素。

服药 7 剂后，患者右脚第一跖趾关节疼痛缓解，提示湿热渐散，经脉渐通。效不更方，继服 7 剂，跖趾关节疼痛明显改善，口干口苦消失，说明湿热已去大半。此时以"缓则治本"为念，减大黄黄连泻心汤，仅服当归拈痛汤 7 剂，持续清除余邪、治疗风湿。最终诸症尽退，血尿酸恢复正常。

治疗全程紧扣风湿热邪留滞经脉的病机，初期以当归拈痛汤合大黄黄连泻心汤清热利湿与通腑并举，后期侧重以当归拈痛汤巩固疗效，体现了"清热利湿为主，随症调整"的治疗思路，使湿热尽除，经脉通畅，从而达到治愈目的。

第三节　小结

《雷公炮制药性解》曰："羌活气清属阳，善行气分，舒而不敛，升而能沉，雄而善散，可发表邪，故入手太阳小肠，足太阳膀胱以理游风，其功用与独活虽若不同，实互相表里。"《本草求真》载："羌之气清，行气而发散营卫之邪，独之气浊，行血而温养营卫之气。羌有发表之功，独有助表之力。"独活辛散苦燥，偏治下部风邪；羌活辛苦温，善治上部风邪。两药配伍，相辅相成，上下兼治，使祛风胜湿之力更强。须注意两药配伍过于辛燥，故阴虚之证不宜用之。

/ 第十五章 /

泻火除烦、宣发郁热相关类方

第一节　概述

火热之邪属阳邪,其性炎上,易扰乱心神,还会耗气伤津、生风动血,甚至导致肿疡。当火热之邪侵袭人体,若未能及时宣泄,就容易形成郁热。郁热内扰时,人会出现心烦、失眠、烦躁不安等症状;若火热充斥三焦,还会引发多种热证。对于这类由火热郁滞导致的病证,泻火除烦、宣发郁热是重要治法,而栀子与淡豆豉便是这一治疗体系中常用的药物组合。

栀子,又名黄栀子、山栀、白蟾,是茜草科植物栀子的果实。其味苦,性寒,归心、肺、三焦经。《本草经疏》中记载:"栀子,味苦气寒,泻一切有余之火。"这精准地概括了栀子强大的泻火功效。栀子具有泻火除烦、清热利湿、凉血解毒的作用,外用还能消肿止痛。在临床上,常用于治疗热病心烦、湿热黄疸、淋证涩痛、血热吐衄、目赤肿痛、热毒疮疡、扭挫伤痛等病证。现代药理学研究也为栀子的功效提供了科学支撑,它有保肝利胆的作用,能促进胆汁分泌及胆红素排泄;其水煎液能降低胰淀粉酶,促进胰腺分泌,同时还具备解热、镇痛、抗菌、抗炎、镇静催眠、降血压等多种作用。

淡豆豉,又称豆豉、香豉、淡豉,为豆科植物大豆成熟种子的发酵加工品。其味苦、辛,性凉,归肺、胃经。《名医别录》记载:"主伤寒头痛寒热,瘴气恶毒,烦躁满闷,虚劳喘吸,两脚疼冷。又杀六畜胎子诸毒。"《本草纲目》也提到:"下气,调中。治伤寒温毒发痘,呕逆。"淡豆豉具有解表除烦、宣发郁热的功效,可用于治疗感冒、寒热头痛、烦躁胸闷、虚烦不眠等症。现代药理学研究表明,本品有微弱的发汗作用,并有健胃助消化的作用。

吴昆《医方考》言:"栀子味苦,能涌吐热邪;香豉气腐,能克制热势,所谓苦胜热,腐胜焦也。"二药相伍,一清一宣,升降相合,共奏清热除烦、畅调气机之功。《伤寒论》中以栀子豉汤为主方辨治胸膈郁热证的一类方剂有8首。

在中医临床实践中，栀子与淡豆豉的应用十分广泛，不仅在《伤寒论》相关方剂中发挥重要作用，在其他经典方剂里，二者的单用与合用同样值得深入探究。如栀子豉汤、黄连解毒汤、八正散、泻黄散、龙胆泻肝汤、桑杏汤、银翘散、加减葳蕤汤中，栀子与淡豆豉的单用与合用也各有特点。

两者合用方剂最经典莫过于栀子豉汤，方中二者合用是核心，栀子苦寒泻火，淡豆豉辛凉宣散，一清一宣，直击胸膈郁热，共奏清热除烦之效，对于单纯的胸膈郁热所致心烦不眠等症，疗效显著。同样在桑杏汤中栀子清泻肺热，针对燥邪化热的内在病理；淡豆豉宣透表邪，兼顾温燥犯表的外在病因；共同作用可使肺中郁热既能从内清解，又能从外透散，同时缓解心烦、咽干等症状，且豆豉能缓和栀子的苦寒之性，避免损伤脾胃阳气，体现了温病治疗中"清热不伤津，透邪不伤正"的思路。

黄连解毒汤中，主要发挥作用的是栀子，它苦寒入心，能清泻心火，与黄连、黄芩、黄柏配伍，共同清除三焦火毒，这里栀子单独承担起泻火解毒的重任，助力缓解大热烦躁、口燥咽干等症；而在八正散中，栀子清热利湿，通过清泄三焦湿热，为利尿通淋创造条件，与瞿麦、萹蓄等药配合，治疗湿热淋证，此处栀子单独使用，专注于清热利湿；泻黄散中栀子除宣发中焦之火外，还可清心除烦，可用于改善痞满患者的胸膈满闷、灼热不舒等症状。此外，淡豆豉在银翘散和加减葳蕤汤中以辛凉宣透、解表散邪、清郁除烦为基础作用，但因方剂主治病机不同（有无阴虚），其具体侧重不同：在加减葳蕤汤中更强调平和透邪、兼顾护阴；在银翘散中更强调增强透散、协同解表，体现了中医学"药随方变，方从证出"的配伍思想。

栀子与淡豆豉在方剂中的应用，深刻体现了中医辨证论治与配伍用药的精妙。二者根据不同病证的病机特点，或分用各司其职，或合用协同增效，始终围绕清热除烦、宣发郁热的核心目标，灵活适配临床需求。这种用药智慧，既遵循了中药配伍的基本原则，又彰显了"治则随证立，方药因证变"的中医临床思维，为后世治疗火热郁滞相关病证提供了宝贵的实践范例与理论指导，其临床价值与学术意义值得深入研究。

第二节 类方举要

一、栀子豉汤

1. 出处

《伤寒论》：发汗吐下后，虚烦不得眠，若剧者，必反复颠倒，心中懊侬，栀子豉汤主之。发汗，若下之，而烦热，胸中窒者，栀子豉汤主之。阳明病下之，其外有热，手足温，不结胸，心中懊侬，饥不能食，但头汗出者，栀子豉汤主之。

2. 药物组成

栀子 15g，淡豆豉 20g。

3. 功效

清热除烦，宣发郁热。

4. 方解

方中以栀子清热除烦，且因其体轻上浮，清中有宣，为君药，《本草经集注》中言其"主治五内邪气……心中烦闷，胃中热气"；豆豉苦寒，气寒能清，味苦能泄，故可宣泄胸中郁热而助栀子除烦，又能开壅散满和胃，宣中有降，为臣。二者为伍，清热而不滞寒，宣透而不燥烈，为清宣胸中郁热，治心烦懊侬之经典良方。

5. 方证

虚烦不得眠，心中懊侬，烦热胸中窒，心中结痛，心烦，饥不能食，但头汗出，热痛，胸骨后诸多不适感等症。

6. 病机

胸膈郁热。

7. 加减应用

以《伤寒论》中栀子豉汤为基础加减：兼少气，为栀子甘草豉汤证；兼呕吐，为栀子生姜豉汤证；兼腹满、卧起不安，为栀子厚朴汤证；身热不去，微烦，或兼见便溏，为栀子干姜汤证；兼心下痞满者，为枳实栀子汤证；兼宿食，大便不通者，为枳实栀子豉加大黄汤证；心中懊恼或热痛，腹胀满，大便不通，或有黄疸者，为栀子大黄汤证；身黄，发热，心烦者，为栀子柏皮汤证。

8.治验

王某，女，43 岁。2017 年 9 月 25 日初诊。患者自述失眠 4 个多月。4 个月前因工作繁忙且压力较大，每每加班至深夜后辗转难寐，心情烦躁，曾自服助眠药稍有好转，停药后复如前，遂来我工作室就诊。症见入睡困难，心中懊恼不安，口燥咽干，入夜尤甚，每因情绪欠佳、事不如意诱发，纳差，小便可，大便成形，1 ～ 2 日一行，偶有干燥。舌红苔薄黄，脉弦细。

中医诊断：不寐（阴虚火旺证）。

西医诊断：失眠。

治疗：栀子豉汤合酸枣仁汤，5 剂，日 2 次口服。服药期间睡眠有所改善，心烦减轻，口燥咽干缓解。继服 7 剂，余症明显缓解。经辨证加减，继服 10 剂，情绪较稳定，睡眠质量有所提高，诸症尽退。

按：本案患者以失眠 4 个多月为主诉，属中医学"不寐（阴虚火旺证）"范畴，核心病机为情志不畅致心肝阴亏、虚火内扰、神魂不安。

从病因病机来看，患者工作繁忙、压力较大，长期情志不畅，加之熬夜伤阴，致心肝阴液暗耗。肝阴不足，肝失疏泄，郁而化火，虚火上扰；心阴亏虚，心失所养，神不安舍，故入睡困难、心中懊恼不安，且每因情绪波动诱发或加重；阴液亏虚，不能濡润口舌，故口燥咽干，入夜阴盛则虚火更显，症状尤甚；肝木乘脾，脾失健运，则纳差；阴亏肠燥，故大便偶有干燥。舌红苔薄黄、脉弦细，均为阴虚火旺、心肝失养之征。此前自服助眠药仅能暂时安神，未补阴液、降虚火，故停药即复发。

治疗上遵循滋阴降火、疏肝解郁、宁心安神的原则，体现中医"治病求本""调畅情志"的治疗理念。选用栀子豉汤合酸枣仁汤。栀子豉汤中栀子苦寒清降，善清心肝虚火，淡豆豉轻浮宣散，能透热除烦，二者相合，降火除烦之力专，直击虚火扰神之标；酸枣仁汤由酸枣仁、知母、茯苓等组成，《金匮要略·血痹虚劳病脉证并治》言："虚劳虚烦不得眠，酸枣仁汤主之。"其中酸枣仁养肝血、安心神，知母滋阴清热，茯苓健脾宁心，共奏滋阴养血、柔肝安神之功，兼顾心肝阴亏之本。两方合用，使虚火得降，阴液渐复，神魂得宁。

全程紧扣阴虚火旺的病机，既清扰神之虚火，又补耗伤之阴液，同时暗合肝喜条达之性，使肝疏泄有序、心安神宁，从根本上改善失眠。

二、黄连解毒汤

1. 出处

《肘后备急方》：治烦呕不得眠。

2. 药物组成

黄连 10g，黄柏 10g，栀子 20g，黄芩 15g。

注：黄连解毒汤方出自《肘后备急方》，名见唐代王焘《外台秘要》引崔氏方。

3. 功效

泻火解毒。

4. 方解

本方用于邪火积热妄行，火毒充斥三焦证。方中黄芩、黄连、黄柏相须为用，以黄连泻心火，兼泻中焦之火，为君药，《雷公炮制药性解》载其"味苦泻心，治心火诸病不可缺"；黄芩苦寒清肺，擅清上焦之肺火，为臣；黄柏苦寒，主泻下焦之肾火，栀子通泻三焦之火，导热下行，引邪热从小便而出，二者共为佐药。四药合用，苦寒直折，使三焦之火邪去而热毒解。盖阳盛则阴衰，火盛则水衰，故用大苦大寒之药，抑阳而扶阴，泻其亢盛之火，而救其欲绝之水，然非实热，不可轻投。

5. 病机

火毒充斥三焦。

6. 方证

大热烦躁，口燥咽干，错语不眠，或热病吐血，衄血，或热甚发斑，或身热下利，或湿热黄疸，或外科痈疡疔毒，小便黄赤，舌红苔黄，脉数有力。

7. 加减应用

大便秘结，腑气不通者，加承气汤类（《伤寒论》）以泄下焦实热；发黄者，加茵陈蒿汤（《伤寒论》）以清热祛湿退黄。

8.治验

李某,男,35岁,职员。2017年6月10日初诊。患者平素嗜食肥甘厚味,性情急躁易怒,胃脘部灼痛5天。自述5天前食辛辣刺激食物后出现胃脘部灼痛,伴反酸,就诊于某三甲医院,给予"奥美拉唑"及"铝碳酸镁片"口服,未见明显好转,遂来我工作室就诊。症见胃脘部灼痛,口臭,口干舌燥,自述刷牙时出现齿衄,烦渴易饥,眠可,小便黄赤,大便干燥2～3日1次。舌红苔黄,脉滑数。胃镜检查结果示慢性非萎缩性胃炎伴糜烂。

中医诊断: 胃痛(热邪壅盛证)。

西医诊断: 慢性糜烂性胃炎。

治疗: 予黄连解毒汤合清胃散,7剂。服药后胃脘部灼痛缓解,口臭、口干好转。效不更方,继服5剂,日2次口服。胃脘部灼痛明显减轻,口臭不明显,余症明显改善。再予5剂,胃痛未作,诸症尽退。

按:《脾胃论》载:"治因服补胃热药,致使上下牙痛不可忍,牵引头脑。满面发热红痛,此足阳明别络入脑。喜寒恶热,乃是手阳明经中热盛而作也,其齿喜冷恶热。"患者以胃脘部灼痛为主证,伴慢性非萎缩性胃炎伴糜烂病史,属中医学"胃痛(热邪壅盛证)"范畴,核心病机为胃热炽盛、火邪上炎、灼伤脉络、耗伤津液。

从病因病机来看,患者平素嗜食肥甘厚味,此类食物易生湿热,加之性情急躁易怒,肝气郁结化火,横逆犯胃,致胃中积热。此次进食辛辣刺激食物,进一步加重胃热,热邪壅盛,灼伤胃络,故胃脘部灼痛、胃镜示慢性非萎缩性胃炎伴糜烂;胃热上蒸,则口臭;热邪耗伤津液,故口干舌燥、烦渴;胃热炽盛,腐熟水谷功能亢进,则易饥;热邪灼伤齿龈脉络,故刷牙时齿衄;热邪下移膀胱,故小便黄赤;热结肠道,耗伤肠液,则大便干燥,2～3日1次。舌红苔黄、脉滑数,均为热邪壅盛之征。此前服用奥美拉唑、铝碳酸镁片仅能暂时抑制胃酸、保护黏膜,未能清除胃中积热之本,故疗效不佳。

治疗上遵循清胃泻火、凉血止血、生津润燥的原则,体现了中医"热者寒之""釜底抽薪"的治疗理念。选用黄连解毒汤合清胃散。黄连解毒汤由黄连、黄芩、黄柏、栀子组成,能清热解毒、泻火凉血,针对热邪壅盛之证,可清泻三焦之火,尤以清胃热见长;清胃散中升麻清热解毒、引药上行,当归、生地黄凉血止血,牡丹皮凉血清热,共奏清胃凉血、升散解毒之功。两方合用，增强清胃泻火之力，使热邪得清，脉络得宁，津液得复。

三、八正散

1. 出处

《太平惠民和剂局方》：治大人，小儿心经邪热，一切蕴毒，咽干口燥，大渴引饮，心忪面热，烦躁不宁，目赤睛疼，唇焦鼻衄，口舌生疮，咽喉肿痛。又治小便赤涩，或癃闭不通及热淋、血淋，并宜服之。

2. 药物组成

栀子 15g，大黄 3g，萹蓄 10g，瞿麦 15g，滑石粉 15g，炙甘草 10g，车前子 10g，木通 15g，灯心草 10g。

3. 功效

清热泻火，利水通淋。

4. 方解

本方集寒凉降泻之品，泻火与渗湿合法，利水与通腑并行，既可直入膀胱清利而除邪，又兼通利大肠导浊以分消，使湿热之邪从二便而去，为治疗湿热淋证的常用方。方中以滑石、木通为君药，滑石善滑利窍道，清热渗湿，利水通淋，《药品化义》谓之"体滑主利窍，味淡主渗热"，木通利湿热，使湿热之邪从小便而去；萹蓄清下焦湿热，瞿麦利水而通小便，泄热而清膀胱，车前子甘寒滑利，利水清热，三者共为臣药，共奏清热利水通淋之功。佐以山栀子清泄三焦，通利水道，以增强君药、臣药清热利水通淋之功；大黄荡涤邪热，使湿热从大便而解。甘草调和诸药，兼能清热缓急止痛，是为佐使之用。加灯心草以增除热利水通淋之功。诸药合用，共奏清热泻火、利水通淋之功，使热结顿化，膀胱肃清而小便自利。

5. 病机

湿热淋证。

6. 方证

尿频尿急，尿时涩痛，淋沥不畅，尿色浑赤，甚则癃闭不通，小腹急满，口燥咽干，舌苔黄腻，脉滑数。

7. 加减应用

属血淋者，合小蓟饮子（《严氏济生方》）以凉血止血通淋；属石淋者，合石韦散（《外台秘要》）以涤除砂石，通淋利尿。

8. 治验

于某，女，47岁。2018年6月10日初诊。患者自述尿频、尿痛3个多月，曾在某医院服用大量抗生素治疗，病情时有好转，但缠绵不愈，痛苦不堪。症见体温38℃，小便频数短涩，伴有排尿灼热感，尿痛，痛引腰腹，口渴喜冷饮，口舌生疮，常因日常琐事烦恼不休。舌红苔黄，脉数。尿常规示白细胞（++）。

中医诊断：淋证（热淋）。

西医诊断：尿路感染。

治疗：予八正散合导赤散，加石膏50g，7剂。服药后，体温恢复正常，尿频、尿痛明显减轻，排尿灼热感明显改善，余症缓解。再予上方加减7剂，患者复查尿常规示各项指标均无异常，余症尽退。

按：本案患者以尿频、尿痛3个多月为主证，属中医学"淋证（热淋）"范畴，核心病机为湿热蕴结膀胱、热伤血络、气化失司、热邪上扰。

从病因病机来看，患者湿热之邪侵袭膀胱，膀胱气化失司，水道不利，故小便频数短涩、排尿灼热感、尿痛；湿热阻滞气机，脉络不畅，故痛引腰腹；湿热蕴蒸，正邪相争，则体温38℃；热邪伤津，故口渴喜冷饮；湿热上扰，灼伤口舌，则口舌生疮；热扰心神，故常因琐事烦恼不休。舌红苔黄、脉数，均为湿热内盛之征。

治疗上遵循清热利湿、通淋止痛、泻火解毒的原则，体现了中医"清热利湿通淋""因势利导"的治疗理念。选用八正散合导赤散，加石膏50g。八正散由瞿麦、萹蓄、滑石等组成，能清热利湿、通淋止痛，针对湿热蕴结膀胱之本，使湿热从水道而出；导赤散由生地黄、木通、淡竹叶等组成，具有清心利水养阴之功，可清泻心火、导热下行，兼顾口舌生疮等热邪上扰之症；加石膏50g以增强清热泻火之力，既契合了"虽有清热之功，但无凉胃之弊"的特性，又针对体温升高、口渴喜冷饮等热盛之象。诸方合用，共奏清热利湿、通淋止痛、泻火解毒之效，切中热淋的病机。

服药7剂后，患者体温恢复正常，尿频、尿痛明显减轻，排尿灼热感改善，余症缓解，提示湿热渐清，膀胱气化功能渐复。治疗全程紧扣湿热蕴结膀胱的病机，以八正散合导赤散为主，加石膏增强清热之力，使热邪从下焦而去，体现了"湿热在下，当利其小便"的治疗思路，从而彻底清除湿热，治愈疾病。

四、泻黄散

1. 出处

《小儿药证直诀》：黄者，脾热，泻黄散主之。

2. 药物组成

炙甘草 15g，石膏 50g，藿香 20g，栀子 15g，防风 20g。

3. 功效

泻脾胃伏火。

4. 方解

本方专为脾胃伏火而设，既可清泻脾胃伏火，又能振奋脾胃气机。方中石膏、山栀泄脾胃积热，为君；防风疏散脾经伏火，为臣；藿香叶芳香醒脾，为佐；生甘草泻火和中，为使。上药配合成方，共奏清泻脾胃伏火之功。

5. 病机

脾胃伏火。

6. 方证

口疮口臭，胃脘灼热，烦渴易饥，口燥唇干，舌红脉数。

7. 加减应用

咽干口苦，易怒，小便黄赤者，合龙胆泻肝汤（《医方集解》）以清肝泻火；牙痛，齿松牙衄者，合用玉女煎（《景岳全书》）以滋阴降火。

8. 治验

张某，男，25 岁，学生。2017 年 5 月 16 日初诊。既往慢性胃炎病史 3 年。自述平素嗜食肥甘厚味，口糜口臭甚。近日因与朋友聚餐，进食大量辛辣刺激食物后，出现胃痛，腹胀痛，大便数日不行，苦不堪言，遂来我工作室就诊。症见口糜口臭，烦渴喜冷饮，胃脘灼痛，嗳腐吞酸，脘腹胀痛拒按，纳差，眠差，小便黄，大便 3 日未行。舌苔黄腻，脉沉。胃镜检查示慢性浅表性胃炎伴糜烂。

中医诊断：胃脘痛（脾胃伏火证）。

西医诊断：慢性糜烂性胃炎。

治疗：予泻黄散合枳实导滞丸，5 剂，并嘱患者清淡饮食。服药后，口糜口臭减轻，胃脘灼痛、腹胀痛缓解，排便较前顺畅，2 日 1 次，余症均有缓解。效不更方，继服上方 5 剂，胃脘灼痛、腹胀痛明显缓解，烦渴改善，大便成形，日 1 次。在上方基础上辨证加减治疗 10 剂，诸症尽退。复查胃镜示胃糜烂消失。

按：患者长期嗜食肥甘厚味，脾胃伏火炽盛，湿热积滞内停，气机壅塞，形成脾胃伏火、湿热积滞之急性胃脘痛。

予患者泻黄散，针对脾胃伏火、口糜口臭、烦渴喜冷饮之本虚，可泻脾胃伏火、芳香化湿，缓解口糜口臭、烦渴喜冷饮。合枳实导滞丸，其中枳实、大黄、黄连、黄芩清热消积，茯苓、泽泻、白术、神曲健脾利湿、消食导滞。针对"湿热积滞，腹胀痛拒按，大便 3 日未行"之标实证。两药合用，泻火消积、芳香化湿，使气机得畅、升降得调，可缓解腐吞酸、纳差、眠差诸症。

本例为脾胃伏火、湿热积、气机壅塞之急性胃脘痛，以泻黄散合枳实导滞丸治疗。提示临床对脾胃伏火、湿热积、气机壅塞之胃脘痛，应遵循"泻火消积为基、芳香化湿为枢"的治疗原则。其中泻黄散在临床治疗中效果颇佳，民国时期医家张山雷指出：该方为脾胃蕴热而设，既清泄脾中伏热，又振复脾胃气机，虽名泻黄，而独以风药为重，是散火即所以泻火。立此方者，可谓深得《内经》火郁发之之微旨。故可泻火消积，又可兼顾患者长期脾胃功能，可以作为治疗湿热脾胃病的基础方。

五、龙胆泻肝汤

1. 古方论选
《医方集解》：治肝经实火，湿热，胁痛，耳聋，胆溢口苦，筋痿，阴汗，阴肿阴痛，白浊溲血。

《医方论》：肝胆火盛，湿热郁蒸者，此方为宜，下部发病者尤妙。

2. 药物组成
龙胆草 15g，生地黄 15g，炙甘草 10g，黄芩 10g，柴胡 20g，车前子 15g，木通 10g，当归 20g，盐泽泻 20g，栀子 15g。

3. 功效

清肝泻火，利湿通淋。

4. 方解

龙胆草大苦大寒，可泻肝胆实火，利肝经湿热，为君药；黄芩、栀子燥湿清热，可助君药泻火除湿，共为臣药；木通、泽泻、车前子渗湿泄热，使热从小便而出，当归、生地黄养血滋阴，寓祛邪不伤正之意，上药皆为佐药；柴胡疏肝胆之气，引诸药归于肝胆经；甘草调和诸药，护胃安中。《汤头钱数抉微》曰："湿热宜泄不宜升，人皆知之，柴胡透发上升之药，因肝胆无下出之路，所以虽湿热，大胆可用柴胡"。

5. 方证

肝胆实火上炎证：头晕目眩，口苦，头痛目赤，耳肿，失眠多梦，胸闷胁痛，下利呕逆。

肝胆湿热下注证：黄疸，阴肿，阴痒，阴汗，筋痿，小便淋浊，妇女带下黄臭。

6. 病机

邪入少阳，肝胆湿热。

7. 加减应用

胁肋胀痛者，合柴胡疏肝散以疏肝行气、活血止痛；口臭甚者，合泻黄散以泻脾胃伏火；大便秘结者，合承气汤类以泻下通便。

8. 治验

姜某，男，28 岁。2016 年 8 月 17 日初诊。患者平素喜饮酒。主诉：全身泛发红色丘疹 5 天。患者于 5 天前饮酒后外感，胸胁部出现红色丘疹，迅速蔓延全身。症见周身红色丘疹，皮肤略潮红，瘙痒无休，抓后流黄水，口苦咽干，纳可，眠差，小便黄，阴囊潮湿感，大便质黏，日 1 次。舌红苔黄，脉滑数。

中医诊断： 湿疮（湿热蕴结证）。

西医诊断： 湿疹。

治疗： 予龙胆泻肝汤合消风散加大黄 3g，7 剂。红色丘疹颜色变浅，渗出不显，口苦缓解。效不更方，继服上方 10 剂，瘙痒及阴囊潮湿感明显减轻。以上方为基础辨证加减治疗月余，诸症基本消失。

按：患者平素嗜酒，湿热内蕴，复感风邪，湿热与风邪交织，浸淫肌肤，发为湿疮。

予患者龙胆泻肝汤，针对湿热蕴结、口苦咽干、小便黄之本虚证，可清肝胆湿热、利湿通淋，缓解口苦咽干、小便黄、阴囊潮湿诸症。合消风散，其中荆芥、防风、蝉蜕、牛蒡子疏散风热，苦参、苍术、石膏、知母清热祛湿，当归、生地黄养血滋阴，甘草调和诸药，木通、大黄清热通淋。针对风邪外袭、瘙痒、丘疹、瘙痒难忍之标实证。7 剂后红色丘疹颜色变浅，渗出不显，口苦缓解；10 剂后瘙痒及阴囊潮湿感明显减轻；月余诸症基本消失。

本例湿疹属湿热内蕴，外感风邪，风湿热邪浸淫肌肤之证，以龙胆泻肝汤合消风散清热利湿、疏风止痒，加小剂量大黄通腑泄热，终使红色丘疹、瘙痒、阴囊潮湿等诸症尽退。提示临床对湿热并重型湿疹，须清热利湿、疏风止痒、通腑泄热三法并用，祛邪而不伤正，方能速效且巩固，恢复患者皮肤健康。

六、桑杏汤

1. 出处
《温病条辨》：秋感燥气，右脉数大，伤手太阴气分者，桑杏汤主之。

2. 药物组成
浙贝母 30g，北沙参 20g，栀子 15g，淡豆豉 15g，桑叶 30g，炒苦杏仁 10g。

3. 功效
轻宣凉燥，理肺化痰。

4. 方解
本方主治温燥外袭，肺津受灼之轻证。燥邪，辛润以开之，燥兼热者，辛凉轻剂以开之。方中桑叶质轻，性味甘寒，可疏散风热，清宣燥热，透邪外出，杏仁除肺热、降逆气、润燥止咳，《医学启源》言其"除肺中燥热，治风燥在于胸膈"。两者合而为君，一升一降，可恢复肺的宣发肃降之功；豆豉辛凉透散，助桑叶轻宣透热，助栀子清热除烦；贝母清化热痰，助杏仁止咳化痰；沙参甘寒，养阴生津，润肺止咳，共为臣药；栀子质轻而入上焦，清泄肺热，为佐药。诸药相合，共成轻宣凉润之方，全方辛凉甘润，兼以清降，气津并调，使燥热除而肺津复，则诸症自愈。

因本方证邪气轻浅，故诸药用量较轻，且煎煮时间不宜过长，如原书方后注云："轻药不得重用，重用必过病所。"

5.方证

身热不甚，口渴，咽干鼻燥，干咳无痰或痰少而黏，舌红，苔薄白而干，脉浮数而右脉大者。

6.病机

外感温燥。

7.加减应用

痰多质黏，不易咳出者，合贝母瓜蒌散（《医学心悟》）以润肺清热，理气化痰；但咳，身不甚热，口微渴者，合桑菊饮（《温病条辨》）以疏风清热，宣肺止咳。

8.治验

周某，女，67岁。2016年9月28日初诊。主诉为咳嗽半个月。患者有慢性支气管炎15年，每到秋冬季则病情加重。半个月前感冒后出现咳嗽，自行服用止咳糖浆、头孢类抗生素治疗，收效甚微，遂来我工作室就诊。症见干咳少痰，咽干痒，夜间加重，口鼻干燥，纳可，眠差，小便微黄，大便成形，1～2日1次。舌红少苔，脉细数。

中医诊断：咳嗽（燥邪伤肺证）。

西医诊断：慢性支气管炎。

治疗：予桑杏汤合沙参麦冬汤，7剂。服药后偶有干咳，咽痒缓解。随症加减，继服7剂，咳嗽、口鼻干燥均明显好转，继服10剂以固其效。

按：患者属久病肺虚之体。此次因秋燥外袭诱发咳嗽，表现为干咳少痰、咽干痒、口鼻干燥、舌红少苔、脉细数，符合《内经》"燥胜则干"及叶天士"燥自上伤，均是肺先受病"之论。其病机核心为燥邪伤肺，肺阴耗损，兼久病气阴两虚。夜间加重、眠差提示阴不敛阳，虚火扰神。小便微黄、大便成形但偏干，乃肺燥累及大肠失润之象。

予患者桑杏汤，针对患者燥邪未解、肺气不宣之标实证，可迅速缓解干咳、咽痒，避免燥邪郁久化热。合沙参麦冬汤，其中沙参、麦冬、玉竹、天花粉甘寒生津，扁豆健脾护胃，桑叶轻宣透热，甘草调和诸药。针对患者肺阴耗伤、虚火内生之本虚证。两方合用，7剂后偶有干咳，咽痒缓解。继服7剂，咳嗽、口鼻干燥均明显好转，后以10剂以固其效。

本例为燥邪伤肺、气阴两虚之慢性支气管炎，以桑杏汤合沙参麦冬汤治疗。提示临床对年老久病、燥邪伤肺之证，应以宣肺透邪为先、滋阴润燥为要、培土生金为助。燥证的治疗要坚持《内经》"燥者濡之""上燥治气"的理念，既要守润燥之常法，又要悟宣润相济之变法，根据燥邪与阴伤的动态变化，灵活调整药味与剂量，在宣透与滋阴之间寻找平衡点，方能在慢性病管理中彰显中医"调衡致和"的深层智慧。

七、银翘散

1. 出处

《温病条辨》：太阴风温、温热、瘟疫、冬温，初起恶风寒者，桂枝汤主之。但热不恶寒而渴者，辛凉平剂银翘散主之。

2. 药物组成

牛蒡子15g，淡豆豉20g，薄荷5g，炙甘草10g，桔梗15g，金银花15g，淡竹叶10g，芦根10g，荆芥10g，连翘15g。

3. 功效

辛凉透表，清热解毒。

4. 方解

本方为辛凉平剂，是治疗风温初起的常用方。方中重用金银花、连翘为君，二药气味芳香，既能疏散风热、清热解毒，又可辟秽化浊，在透散卫分表邪的同时，兼顾温热病邪易蕴而成毒及多夹秽浊之气的特点；薄荷、牛蒡子味辛而性凉，功善疏散上焦风热，兼可清利头目，解毒利咽。风温之邪居卫，恐唯用辛凉难开其表，遂入辛而微温之荆芥穗、淡豆豉协君药开皮毛以解表散邪，体现"去性存用"之法，俱为臣药；芦根、竹叶清热生津，桔梗合牛蒡子宣肃肺气而止咳利咽，同为佐药；甘草合桔梗利咽止痛，兼可调和药性，是为佐使。诸药均为轻清之品，加之用法强调"香气大出，即取服，勿过煮"，体现了吴鞠通"治上焦如羽，非轻不举"的用药原则。全方辛凉与辛温相伍，主以辛凉，疏散与清解相配，疏清兼顾。

5. 方证

发热，微恶风寒，无汗或有汗不畅，头痛口渴，咳嗽咽痛，舌尖红，苔薄白或薄黄，脉浮数。

6. 病机

温病初起。

7. 加减应用

兼痰多色黄者，合清气化痰汤（《医方考》）以清热化痰；兼肝火刑肺咳血者，合咳血方（《丹溪心法》）以清肝宁肺，凉血止血。

8. 治验

孙某，男，27岁。2017年3月5日初诊。患者自诉3天前出现发热，体温39.0℃，服中西药物及物理降温效果不显，遂来我工作室就诊。症见体温38.2℃，恶风，咽痛音哑，口鼻气热，且伴咳嗽，打喷嚏，流浊涕，大便干，小便黄。舌尖红苔薄白，脉浮数。

中医诊断：感冒（风热感冒）。

西医诊断：感冒，咽喉炎。

治疗：予银翘散3剂，日3次口服。服后发热消失，恶风、咳嗽减轻。继服5剂，余症悉除。

按：患者青年男性，起病急骤，高热（39.0℃）持续3天，伴恶风、咽痛音哑、咳嗽喷嚏、浊涕、口鼻气热、大便干、小便黄，舌红苔薄白、脉浮数。此为典型风热感冒，病机核心为风热袭表，肺卫失宣，表里俱热。风热之邪外袭，首犯肺卫，肺气失宣则咳嗽喷嚏，邪热上扰咽喉则咽痛音哑，热盛伤津则便干溲黄，舌脉俱显风热在表之象。

予患者银翘散，针对高热、咽痛、舌红等热毒证，为辛凉解表经典方。本例风热感冒以银翘散辛凉透表、清热解毒，3剂即效，5剂痊愈。提示临床对风热感冒，须把握辛凉透表、清热解毒的核心，随症加减，灵活化裁，方可效如桴鼓。

八、加减葳蕤汤

1. 出处

《重订通俗伤寒论》：阴虚之体，感冒风温，及冬温咳嗽，咽干痰结者。

2. 药物组成

玉竹 20g，白薇 20g，淡豆豉 15g，桔梗 15g，大枣 10g，薄荷 15g，栀子 15g，葱白 6g，炙甘草 15g。

3. 功效

滋阴解表。

4. 方解

方中葳蕤（玉竹）性味甘寒，质润柔滑，入肺胃经，养阴生津而润肺燥，薄荷开发肌腠，疏散风热，清利咽喉，《医学衷中参西录》谓之"温病宜汗解者之要药"，二者配伍，滋阴解表，共为君药；葱白、淡豆豉助薄荷发表散邪，用为臣药；白薇苦咸降泄，清热益阴，桔梗宣肺止咳，大枣甘润养血，合白薇以滋阴液，均为佐药；使以甘草调和药性。诸药配伍，共奏滋阴清热、辛凉解表之功。本方解表药与滋阴药配伍，辛凉与甘寒合法，养阴不留邪，发汗不伤邪，为治疗素体阴虚、外感风热之常用方。

5. 方证

头痛身热，微恶风寒，无汗或有汗不多，咳嗽，心烦，口渴，咽干，舌红，脉数。

6. 病机

素体阴虚，外感风热。

7. 加减应用

兼血虚者，合葱白七味饮（《外台秘要》）以养血解表；兼肺阴亏虚，干咳少痰，心烦口渴甚者，合沙参麦冬汤（《温病条辨》）以甘寒生津，清养肺胃。

8. 治验

张某，男，56 岁，农民。2017 年 9 月 14 日以咳嗽为主诉初诊。患者有慢性支气管炎病史 3 年，平素手足心热。自述于 1 周前田间劳作后咳嗽加重，伴有发热，体温波动在 37.5 ～ 39℃。症见咳嗽，咳甚难痰，手足心热，伴有头痛，发热，体温 38.0℃，微恶风，干咳无痰，口渴咽干，纳差，神倦疲乏。舌红少津少苔，脉细数。

中医诊断：咳嗽（阴虚外感风热证）。

西医诊断：慢性支气管炎。

治疗：予加减葳蕤汤加沙参 20g，麦冬 20g，7 剂。药后咳嗽减轻，夜已能寐，发热消失。继服 7 剂，偶有咳嗽，余症悉除。上方减葱白，7 剂，巩固其效。

按：患者中年男性，素有慢性支气管炎，平素手足心热，显为肺肾阴虚之体。此次田间劳作后外感温燥之邪，燥热犯肺，煎灼津液，致肺失清润，气阴两伤。症见干咳无痰、口渴咽干、舌红少津少苔、脉细数，为典型阴虚外感风热证；兼见发热（38.0℃）、微恶风、头痛，乃温燥之邪袭表之象，神倦疲乏、纳差，为气阴耗伤、脾肺失养之征。病机核心为阴虚之体，复感温燥，燥热伤肺，气阴两伤。

予患者加减葳蕤汤，针对阴虚干咳、舌红少津之本。全方滋阴与透表并举，标本兼顾，使燥热得清、津液得复，故 7 剂后咳嗽减轻、发热消失，夜寐转安。

本例阴虚外感风热证，以加减葳蕤汤加沙参、麦冬滋阴透表、润燥益肺治疗。提示临床对阴虚外感温燥者，须把握滋阴透表、润燥益肺之核心，随症加减，方可标本兼治。

第三节　小结

火郁的病因纷繁复杂，或因风、寒、暑、湿、燥、火六淫之邪侵袭人体，或因情志过极，或因饮食积滞，劳倦内伤，阻遏气机，火热不得发泄而成火郁，随其所在而治之，根据火郁的不同诱因和性质，选方亦不相同。

热郁胸膈出现虚烦不得眠，心中懊恼时选用栀子豉汤；三焦火毒壅盛时，用黄连解毒汤；湿热下注，蕴于膀胱，出现淋证时，用八正散；无论成人还是儿童，出现脾胃伏火时均可辨证使用泻黄散；邪入少阳，肝胆实火上炎或湿热下注时，用龙胆泻肝汤；秋季感受温燥之邪时可选用桑杏汤；温病初期可用银翘散；素体阴虚，外感风热时用加减葳蕤汤。

《神农本草经》云："药有相须者，有相使者，有相畏者，有相恶者，有相反者，有相杀者。"古今医家经过长期医疗实践的经验总结，以一定证候特点所采取相应治法为前提，结合药味的性能和功用选择性地将两药进行组合配对，在临床应用中常起到事半功倍的效果。清代徐灵胎指出：药有个性之专长，方有合群之妙用。栀子苦寒而色赤，其形似心，色赤应心，寒能清热，苦可通泄，兼以清心除烦见长，兼泻三焦之火；淡豆豉辛甘微寒，轻浮上行，化浊为清，养阴透热，解表除烦。二药配伍升降相司，宣散相合，方义隽永，药味精当。在临床中辨证施治，随症加减，是对《内经》"火郁发之"的最好诠释。

/ 第十六章 /
清热燥湿、泻火解毒相关类方

第一节　概述

热、湿、火、毒四邪是致病力显著的外感或内生邪气，其性质与致病特点各异：热邪属阳，性燔灼炎上，易伤津耗气、扰神动血。湿邪属阴，性重浊黏滞趋下，易阻气伤阳，病程缠绵。火为热极，性急迫躁动炎上，伤津耗气、扰神动血之力尤烈，更易致肿毒。毒邪性暴戾酷烈（疫毒具传染性），常由热、火、湿等郁结所化，致病急骤危重，易致肿疡溃烂、攻脏陷营、顽固难愈。四邪常相互胶结为患，湿热相搏如油裹面，难分难解。火毒炽盛则势猛充斥，热毒壅结发于体表脏腑，湿毒蕴结则浸淫流注，疫毒戾气致病暴烈。其共性在于阳热燔灼或黏滞酷烈，是引发温热、湿热、火毒、疮疡及疫病的关键病因，治疗须清热燥湿、泻火解毒相关类方，而黄芩、黄连为该类方剂中的常用药物。

黄芩，为唇形科植物黄芩的干燥根，别名山茶根、土金茶根，生用或酒炒，主产于黑龙江、吉林、辽宁、内蒙古等地，中国北方多数省区都可种植。黄芩味苦、性寒，归肺、胆、脾、大肠、小肠经。《本草纲目》言其"治风热湿热头痛，奔豚热痛，火咳肺痿喉腥，诸失血"。《本草经疏》云："黄芩，其性清肃，所以除邪。味苦所以燥湿，阴寒所以胜热，故主诸热。"《本经逢原》谓："苦寒，无毒。中空者为枯芩入肺，细实者为子芩入大肠，并煮熟酒炒用。"《本草求真》曰："黄芩之退热，乃寒能胜热，折火之本也，且得白术、砂仁以安胎。"具有清热燥湿、泻火解毒、止血安胎等功效，可用于治疗胸闷呕恶、湿热痞满、泻痢、黄疸、肺热咳嗽、痈肿疮毒、出血胎动不安等。现代药理研究表明，黄芩具有抗炎、抗过敏、解热、镇静、保肝利胆、调节免疫、抗病毒、止血、降压、降脂、抗氧化等作用。

黄连，为毛茛科植物黄连、三角叶黄连或云连的干燥根茎，以上三种分别习称"味连""雅连""云连"。主要产于四川、贵州、湖北等地，其中四川黄连为道地药材。黄连味苦、性寒，归心、脾、胃、肝、胆、大肠经。黄连最早载于《神农本草经》，被列作上品，言："气味苦，寒，无毒。主热气，目痛眦伤泣出，明目，肠澼，腹痛下利，妇人阴中肿痛。"李杲在《药类法象》中记载："黄连，泻心火，除脾胃中湿热，治烦躁恶心，郁热在中焦，兀兀欲吐，治心部痞满必用药也。"具有清热燥湿、泻火解毒、止痢等功效，用于治疗湿热痞满、呕吐、泻痢、高热神昏、血热吐衄、胃热呕吐吞酸等。现代药理研究表明，黄连具有抗炎、解热、降血糖、保护胃黏膜、强心、抗心肌缺血、抗心律失常、降压、抗血小板聚集、抗肿瘤、降脂等药理活性。

黄芩入足少阳胆经、足厥阴肝经，善清相火；黄连入手少阴心经，善清君火；黄芩苦寒，善于清肺热，黄连苦寒，善泻心火、胃火、除湿解郁；黄芩善清中上焦湿热，黄连善清中焦脾胃、大肠湿热，为治泻痢要药；二药参合，清热燥湿，泻火解毒，相得益彰。黄芩善于治疗肺热咳嗽、高热惊风、吐血鼻衄、头痛鼻渊等；黄连在临床上常用于治疗湿热泄泻、高热神昏、吐血、衄血、心下痞满、胃火炽盛、牙龈肿痛、口舌生疮等，黄连还是一种很好的抗菌消炎药。

清代吴谦在《医宗金鉴》中将黄芩、黄连伍用，名曰二黄汤。"治上焦火旺，头面大肿，目赤肿痛，心胸，咽喉，口舌，耳鼻热盛，及生疮毒者。"根据病变所在部位的不同，与不同的药物配伍，发挥不同的作用。黄芩、黄连均为临床常用清热药，但其功效同中有异、异中有同，运用规律多概括为黄芩善清肺热，偏治上焦；黄连善清胃热，偏治中焦。

张仲景善用黄芩、黄连，在《伤寒杂病论》中，含黄连的方剂有14首，多用于治疗下利、呕吐，病位与胃肠密切相关，具有清热除烦、清热消痞、清热止呕、清热燥湿止痢、清热燥湿解毒等作用；含黄芩的方剂有16首，既可用于外感病证，也可用于内伤病证，外感病以发热表现较多，病位多涉及胸胁部，和少阳密切相关，内伤病多用于血分证，如癥瘕、肌肤甲错、干血等，发挥清热、止血、安胎等作用。在《伤寒杂病论》中共有8首方剂含黄芩、黄连，如葛根芩连汤、半夏泻心汤、大黄黄连泻心汤、附子泻心汤等。

此外，后世医家所创的黄连解毒汤、普济消毒饮、芍药汤、枳实导滞丸、石膏汤等方剂中，芩连配伍为用，共奏清热燥湿、泻火解毒之功。

第二节　类方举要

一、黄连解毒汤

1. 出处

《肘后备急方》：烦呕不得眠。

2. 药物组成

黄连 10g，黄芩 15g，黄柏 10g，栀子 20g。

3. 功效

清三焦之火，泻火解毒。

4. 方解

四药合用，苦寒直折，三焦之火邪去而热毒解，诸症可愈。方中黄连清泻心火，兼泻中焦之火，为君药；黄芩泻上焦之火，为臣药；黄柏泻下焦之火；栀子泻三焦之火，导热下行，引邪热从小便而出。盖阳盛则阴衰，火盛则水衰，故用大苦大寒之药，抑阳而扶阴，泻其亢盛之火，而救其欲绝之水。然非实热，不可轻投。

5. 方证

烦热，错语，不眠，口燥咽干，或热病吐血，衄血，或热甚发斑，或身热下利，或湿热黄疸，或外科痈疡疔毒，小便黄赤，舌红苔黄，脉数有力。

6. 病机

火毒充斥三焦证。

7. 加减应用

大便干燥秘结者，加大黄即栀子金花汤（《医宗金鉴》），"扬汤止沸"与"釜底抽薪"相结合以泻下焦实火；吐衄发斑者合犀角地黄汤（《温病条辨》）以清热凉血；发黄者，合茵陈蒿汤（《伤寒杂病论》）以祛湿退黄；发疔疮肿毒者，合五味消毒饮（《医宗金鉴》）以增强清热解毒之功。

8. 治验

郑某，女，31岁，职员。2017年8月10日初诊。患者为过敏体质，3天前，因食用海鲜火锅后出现周身火热不适感，渐起红斑并伴有瘙痒。症见颈项及颜面部皮肤大片红斑，伴有瘙痒，口燥咽干，身热烦躁，微恶风，纳可，眠差，小便黄，大便干结，1～2日一行。舌淡红，苔黄白相间，脉数。

中医诊断：风疹（风热毒邪犯表证）。

西医诊断：过敏性皮炎。

治疗：予黄连解毒汤加大黄3g（栀子金花汤）合消风散，7剂，嘱患者服药期间忌食辛辣、鱼腥、海鲜、浓茶等，以免影响疗效。服药后患者瘙痒及红斑改善，大便随气而下，日1～2次，上方减大黄，继服7剂。上述症状基本消失，遂减消风散，继服黄连解毒汤5剂，药后诸症尽退。

按：患者素禀过敏体质，复因辛辣发物（海鲜火锅）诱发周身火热、红斑瘙痒，伴口燥咽干、身热烦躁、小便黄、大便干结，舌淡红、苔黄白相间、脉数。此乃风热毒邪外袭肌表，郁于血络，灼伤津液，内扰心神之证。病机关键为风热毒邪犯表，表里俱热，血络受扰。表证见微恶风、红斑瘙痒；里热见口燥、便干、溲黄；热扰心神则烦躁眠差。

予患者黄连解毒汤泻火解毒，该方苦寒直折三焦火毒，针对红斑、瘙痒、烦躁等热毒炽盛之本；栀子兼利湿热，助邪从小便出。合消风散，其中荆芥、防风、蝉蜕、苦参等药物可祛风止痒、清热利湿，针对瘙痒、红斑等症状；当归、生地黄养血润燥，防苦寒伤阴。大黄3g，泻下排毒，使热毒从大便而出，缓解便干、溲黄。诸药合用，表里双解，7剂后瘙痒、红斑减轻，大便通畅，热毒得泄。

本例过敏性皮炎属风热毒邪犯表证，以黄连解毒汤合消风散清热泻火、祛风止痒，佐大黄通腑排毒。提示临床对热毒炽盛之皮肤病，须把握泻火解毒为基、通腑祛风为标、随症进退为巧的合方策略，并重视饮食调护。其中大黄小剂量（3g）短期通便排毒，尤适合热毒壅盛伴便秘者，避免大剂量致泻伤阴，也体现了"以泻代清"的治疗思路。

二、普济消毒饮

1. 出处

《东垣试效方》：治大头天行，初觉憎寒体重，次传头面肿盛，目不能开，上喘，咽喉不利，口渴舌燥。

2. 药物组成

黄芩 10g，黄连 10g，牛蒡子 15g，甘草 10g，桔梗 15g，板蓝根 15g，马勃 5g，柴胡 15g，陈皮 15g，薄荷 20g，僵蚕 5g，玄参 20g，连翘 15g。

3. 功效

清热解毒，疏风散邪。

4. 方解

本方主治大头瘟（原书称大头天行），乃感受风热疫毒之邪，壅于上焦，发于头面所致。风热疫毒上攻头面，气血壅滞，致头面红肿热痛，甚则目不能开；温毒壅滞咽喉，则咽喉红肿而痛；里热炽盛，津液被灼，则口渴；初起风热时毒侵袭肌表，卫阳被郁，正邪相争，故恶寒发热；舌苔黄燥、脉数有力均为里热炽盛之象。疫毒宜清解，风热宜疏散，病位在上宜因势利导。疏散上焦之风热，清解上焦之疫毒，故法当解毒散邪兼施而以清热解毒为主。方中重用黄连、黄芩清热泻火，祛上焦头面热毒，为君药；牛蒡子、连翘、薄荷、僵蚕辛凉，疏散头面风热，为臣药；玄参、马勃、板蓝根加强清热解毒之功，甘草、桔梗清利咽喉，陈皮理气疏壅，以泄热散郁结，共为佐药；升麻、柴胡疏散风热，引药上行头面，且寓"火郁发之"之意，功兼佐使之用。诸药配伍，共收清热解毒、疏散风热之功。

5. 方证

恶寒发热，头面红肿焮痛，目不能开，咽喉不利，舌燥口渴，舌红苔白兼黄，脉浮数有力。

6. 病机

风热疫毒之邪，壅于上焦，发于头面。

7. 加减应用

大便秘结者，合承气汤类方（《伤寒论》）以泄热通便；阴囊潮湿者，合龙胆泻肝汤（《医方集解》）以泄肝经湿热。

8. 治验

郑某，男，17岁，学生。2017年4月28日初诊。患者高考在即，压力较大，加之饮食不节，于1周前突现恶寒身热，继则出现两侧脸颊肿大，于当地医院以腮腺炎诊断及治疗，部分症状有所缓解，但腮腺炎症状仍在，遂于我工作室就诊。症见体温38℃，两侧脸颊肿大，以耳垂为中心，张口、咀嚼时加剧，头痛，咽喉不利，口干，眠差，小便黄，大便干，日1次。舌红苔白兼黄，脉浮数有力。

中医诊断：痄腮（热毒壅盛证）。

西医诊断：流行性腮腺炎。

治疗：予普济消毒饮加大黄3g，7剂。患者红肿减轻，大便成形，日1次，余症明显缓解。上方减大黄，继服7剂，诸症尽退。

按：患者为高考前学生，压力内郁，饮食不节，复感温毒之邪，突发恶寒身热，两侧脸颊以耳垂为中心漫肿疼痛，张口、咀嚼加剧，伴头痛、咽喉不利、口干、眠差、小便黄、大便干，舌红苔白兼黄、脉浮数有力，此乃典型的热毒壅盛证。

予患者普济消毒饮，全方清热解毒与疏风散邪并举，使热毒从表而解，气血壅滞得通。大黄3g泻下排毒，使热毒从大便而出，缓解便干、小便黄，体现"釜底抽薪"法；小剂量防伤正。7剂肿消热退，14剂诸症尽退。李东垣曰："夫时毒者，为四时邪毒之气而感之于人也。其候发于鼻面、耳项、咽喉，赤肿无头或结核有根，令人憎寒、壮热、头痛、肢体作痛甚者。"由此可见，温毒可四时而发，只要感四时邪毒之气，即温毒。患者痄腮（腮腺炎），两腮并发，温毒较重，普济消毒饮是治疗该病的核心方剂。

本例流行性腮腺炎属热毒壅盛证，以普济消毒饮清热解毒、疏风散邪，佐大黄泻下排毒，提示临床对痄腮热毒证，须把握清热解毒为纲、疏风散邪为要、泻下排毒为巧的合方策略，灵活应用大黄，把握治疗的动态平衡，即热毒得下即减，便通热减即停用，防苦寒伤胃。

三、石膏汤

1. 出处

《外台秘要》：石膏汤，疗伤寒病已八九日，三焦热，其脉滑数，昏聩，身体壮热，沉重拘挛，或时呼呻，而已攻内，体犹沉重拘挛，由表未解，今直用解毒汤则挛急不差；直用汗药则毒因加剧，而方无表里疗者，意思以三黄汤以救其内，有所增加以解其外，故名石膏汤方。

2. 药物组成

石膏50g，麻黄5g，淡豆豉10g，黄芩10g，黄柏10g，栀子10g，生姜10g，大枣10g，黄连10g。

3. 功效

透表开闭，清气泻火解毒，凉血除烦。

4. 方解

本方主治为伤寒表证未解，里热炽盛，故解表与清里兼顾。方中石膏清热除烦为君；麻黄、淡豆豉发汗解表为臣；黄芩泻上焦之火，黄连泻中焦之火，黄柏泻下焦之火，栀子通泻三焦之火，为佐，亦表里分消之药也。诸药配伍，发表而不助里热，清热而不失治表，为表里双解之良剂。

5. 方证

壮热无汗，身体沉重，拘急，鼻干口渴，烦躁不眠，神昏，谵语，舌红，苔黄，脉滑数。

6. 病机

伤寒表证未解，里热炽盛。

7. 加减应用

大便秘结者，合小承气汤（《伤寒论》）以泻下热实；兼见微恶风寒，肢节疼痛者，合柴胡桂枝汤（《伤寒论》）以发汗解肌止痛。

8. 治验

周某，男，32岁，工人。2017年4月25日初诊。既往有乙型肝炎病史多年。患者平素为阳热体质，3天前冒雨感寒，当夜遂发热，体温达38.8℃，恶寒甚重，服用对乙酰氨基酚片后汗出，体温恢复正常。昨日降温，未添衣，复感寒，体温又升高，今日来工作室就诊。症见体温38.3℃，憎寒壮热，无汗，身体沉重拘急，鼻干口渴，烦躁不眠。舌红苔黄，脉滑数。

中医诊断：感冒（表实内热证）。

西医诊断：感冒。

治疗：予石膏汤，3剂。初服1剂后，热退大半，憎寒缓解。3剂服尽，发热恶寒消失，诸症尽退。

按：患者素体阳热，复因冒雨感寒，寒邪束表，卫阳被遏，故见憎寒壮热、无汗、身体沉重拘急。里热素盛，复加寒邪郁而化热，遂见鼻干口渴、烦躁不眠、舌红苔黄、脉滑数。此为典型的表实内热证。

予患者石膏汤表里双解，清里热兼散表邪，且全方寒温并用，相反相成，发表而不助里热，清热而不失治表，使表里之邪各得其所。

本例感冒属表实内热证，以石膏汤表里双解，1剂热退，3剂诸症尽除。提示临床对表里俱实之证，须把握表里双解、寒温并用、中病即止的合方治疗原则，因石膏汤药力峻猛，热退寒解即停用，注意防苦寒伤胃或辛温助热。

四、半夏泻心汤方

1. 出处

《伤寒论·辨太阳病脉证并治》第149条：但满而不痛者，此为痞，柴胡不中与之，宜半夏泻心汤。

2. 药物组成

姜半夏10g，黄芩10g，黄连10g，干姜10g，炙甘草10g，大枣10g，人参（党参代）15g。

3. 功效

寒热平调，消痞散结。

4. 方解

本方证患者中气受伤，脾胃、大小肠功能失调，因为寒热互结其中，清浊升降失常。症状为心下痞满，干呕，肠鸣下利。本方由小柴胡汤化裁而来，即去柴胡、生姜，加黄连、干姜。方中以辛温之半夏为君，散结消痞，降逆止呕；臣以干姜之辛热温中散寒；黄芩、黄连之苦寒泄热消痞，以上四味相伍，具有寒热平调、辛开苦降之用；然寒热互结，又源于中焦失运，故方中以人参、大枣甘温益气，补脾虚，为佐药；甘草补脾和中而调和诸药，为使药。综观全方，寒热互用以和其阴阳，苦辛并进以调其升降，补泻兼施以顾其虚实，是为本方的配伍特点。

5. 方证

心下痞，但满而不痛，呕吐，肠鸣下利，舌苔腻而微黄。

6. 病机

中焦失和，升降失常，寒热互结。

7. 加减应用

水湿较重，干噫食臭，腹中雷鸣下利，可加生姜辛散水湿，即生姜泻心汤（《伤寒论》）；脾虚较甚，下利日数十次，完谷不化，可重用炙甘草成甘草泻心汤（《伤寒论》）以补益脾气。

8. 治验

郭某，女，43岁，公司职员。2017年8月10日初诊。患者以胃脘痞闷不适1个月，加重1周为主诉就诊。自述1个月前，应酬较多，饮食不规律，出现胃脘部痞闷不适，未予重视及治疗。1周前与同事聚餐后上述症状加重，遂就诊于当地医院，给予口服西药（具体不详）治疗，症状略好转，为求中医药系统治疗，来我工作室就诊。症见胃脘痞闷，食后加重，恶心欲吐，倦怠乏力，不欲饮食，小便可，肠鸣下利，日3～4次。舌红苔黄腻，脉弦滑。胃镜示慢性浅表性胃炎。

中医诊断：痞满（寒热错杂证）。

西医诊断：慢性浅表性胃炎。

治疗：予半夏泻心汤合枳实消痞丸，7剂。患者恶心欲吐症状改善，胃脘痞闷缓解，肠鸣下利消失，大便日1～2次。效不更方，继服7剂，患者胃脘痞闷症状明显改善，倦怠乏力消失，食欲渐增，上方减枳实消痞丸，继服半夏泻心汤7剂，痊愈。

按：患者中年女性，长期饮食不节，脾胃受损，致寒热互结于中焦。症见胃脘痞闷、食后加重，伴恶心欲吐、倦怠乏力、肠鸣下利、舌红苔黄腻、脉弦滑，胃镜示慢性浅表性胃炎。此为典型痞满（寒热错杂证）。

予患者半夏泻心汤，该方针对寒热互结、升降失常之痞满，可消痞散结、调和脾胃。合枳实消痞丸，其中枳实、厚朴行气消痞，黄连、干姜寒热平调，半夏曲、麦芽消食和胃。人参、白术、茯苓、甘草健脾益气，消补兼施。合用7剂显效，14剂痞满消失，21剂痊愈。

本例慢性浅表性胃炎属痞满（寒热错杂证），以半夏泻心汤合枳实消痞丸辛开苦降、消补兼施。提示临床对寒热错杂之痞满，须把握辛开苦降为纲、消补兼施为要。《素问·阴阳应象大论》言："气味，辛甘发散为阳，酸苦涌泄为阴。"辛开苦降法是取"辛以散之，苦以泄之"之意，将辛味药物与苦味药物配伍应用，以开结散邪，降逆泄热，相反相成，以调升降。故半夏泻心汤临床应用广泛。

五、附子泻心汤

1. 出处

《伤寒论·辨太阳病脉证并治》第155条：心下痞，而复恶寒汗出者，附子泻心汤主之。

2. 药物组成

大黄 3g，黄连 10g，黄芩 15g，附子 10g。

3. 功效

清泄热痞，温肾固阳，交通心肾，表里同治。

4. 方解

方中大黄泄热和胃为君；黄芩泻上焦之火，黄连泻心胃之火，二药合用为臣。三药合用泄热消痞，清泄上部之热邪。附子温经复阳固表，为佐使，四药合用，泄热消痞，兼以扶阳固表。附子泻心汤组方特色鲜明，温清、寒热、攻补兼用，可平复六腑实热，又能温补五脏之虚，有其独特的功效。附子泻心汤所主之病，其心下之痞与大黄黄连泻心汤所主之病同，因其复恶寒，且汗出，知其卫外之阳不能固摄，且其阳分虚弱不能抗御外寒。夫太阳之根底在于下焦水府，故于前方中加附子以补助水府之元阳，且以大黄、黄连治上，但渍以麻沸汤，取其清轻之气易于上行也。以附子治下，则煎取浓汤，欲其重浊之汁易于下降也。是以如此寒热殊异之药，合而为剂，而服下热不妨寒，寒不妨热，分途施治，同时奏功，此不但用药之妙具其精心，而且制方之妙亦令人不可思议。

5. 方证

心下痞，按之软而不痛，畏寒，漏汗，汗出湿冷。

6. 病机

阳气虚衰，邪结心下。

7. 加减应用

胃热呕逆者，合橘皮竹茹汤（《金匮要略》）以降逆止呕；汗出较甚者，合牡蛎散（《太平惠民和剂局方》）以固表止汗。

8. 治验

张某，女，46岁。2017年3月21日初诊。患者既往有慢性胃炎病史近10年。自述7天前感寒后发热，自行服用"感康"后热退，后出现恶寒，汗出湿冷，且伴胃脘部痞满不适，经自行调理数日后胃脘胀满日重，遂来我工作室就诊。症见恶寒，汗出湿冷，胃脘部痞满灼热，食不下，大便5日未行，小便黄。舌质暗红，苔黄燥，脉数。

中医诊断：痞证，便秘（寒热错杂兼表阳虚证）。

西医诊断：慢性胃炎，便秘。

治疗：予附子泻心汤（大黄5g）加枳实15g，厚朴15g（小承气汤），5剂。患者恶寒、汗出、痞满改善，大便稍干，1～2日一行。方证准确，效不更方，继服上方5剂。汗止，痞满不显，大便顺畅，故减枳实、厚朴，继服7剂，以固其效。

按：患者素有慢性胃炎10年，复因感寒后误治，现症见恶寒、汗出湿冷，胃脘痞满灼热、食不下，大便5日未行等症。此为典型的寒热错杂兼表阳虚证。

予患者附子泻心汤，该方寒热并用，温阳而不助热，清热而不伤阳，为扶阳固表、清热消痞之要方。合小承气汤，其中大黄泄热通便，枳实、厚朴行气导滞，针对大便5日未行、腑气壅滞证，与附子泻心汤合用，表里同治，既温阳固表，又泄热通便，使阳气复、热结去、痞满消。5剂显效，10剂汗止痞消，17剂痊愈。

本例寒热错杂兼表阳虚之痞证便秘，以附子泻心汤合小承气汤治疗。提示临床对寒热错杂、表里同病者，须以扶阳固表为基、泄热消痞为要、行气通便为巧的合方策略，并随症进退。小承气汤在此也体现了"给邪气以出路""六腑以通为用，腑气以降为顺"的思想。

六、葛根芩连汤

1. 出处

《伤寒论·辨太阳病脉证并治》第34条：太阳病，桂枝证，医反下之，利遂不止。脉促者，表未解也，喘而汗出者，葛根芩连汤主之。

2. 药物组成

葛根 30g，黄连 10g，黄芩 10g，炙甘草 10g。

3. 功效

解表清里。

4. 方解

葛根芩连汤出自《伤寒论》，以清热坚阴止利为主，兼以透表，具解表清里之功，为表里双解之剂，用于治疗太阳表邪内陷所致协热下利证。方中重用葛根，为本方剂量之最。葛根甘、辛而凉，轻清升发，入脾胃经，既能解表退热，又能升发脾胃清阳之气，而治下利，是一物而二任也，故为君药；臣以苦寒的黄芩、黄连，清热燥湿，直清里热，且厚胃肠，坚阴止利；使以炙甘草甘缓和中，调和诸药。四药合用，外疏内清，表里同治，共成解表清里之剂。

5. 方证

身热，胸脘烦热，口渴，喘而汗出，热泻，热痢，肛门灼热，大便臭秽，舌红苔黄，脉数或促。

6. 病机

协热下利。

7. 加减应用

腹痛者，合芍药甘草汤（《金匮要略》）以柔肝止痛；热痢里急后重者，合芍药汤（《素问病机气宜保命集》）行气活血，以除后重；饮食停滞者，合保和丸（《丹溪心法》）以消食和胃。

8. 治验

张某，女，46 岁。2014 年 6 月初以泻下 7 天为主诉就诊。患者自述有慢性胃肠炎病史近 10 年，7 天前与友人聚餐后出现泻下，未予重视及治疗，相关症状日渐加重，遂至我工作室就诊。症见肛门灼热，泻下臭秽，黏腻不爽，日 3～4 次，胸脘痞闷，按之则痛，时咳痰黄稠，口干口渴，纳差，小便黄。舌红苔黄，脉数。

中医诊断：泻痢（脾胃湿热证）。

西医诊断：慢性结肠炎，慢性胃炎。

治疗：予葛根芩连汤合小陷胸汤，加大黄 3g。服用 7 剂后胸脘痞闷缓解，大便臭秽、黏腻不爽、肛门灼热缓解，大便日2～3次。继服7剂，脘腹如常，大便成形，仅予葛根芩连汤7剂，以善其后。

按：患者素有慢性胃肠炎10年，复因饮食不节（聚餐）诱发泻下7天，此为典型的脾胃湿热证。湿热内蕴，阻滞中焦，升降失司，肠腑传导失常，兼痰热郁于胸脘。病机核心为湿热壅滞中焦，升降失司，肠腑传导失常。

予患者葛根芩连汤，针对湿热泻痢、肛门灼热、苔黄脉数，可清热止利、升清降浊。合小陷胸汤，其中黄连清热燥湿，半夏化痰散结，瓜蒌宽胸涤痰。大黄助湿热痰浊从下而解，加速邪出。诸药合用，清热止利、宽胸化痰、通腑导滞。7剂后湿热减、大便成形，14剂后脘腹如常。

本例慢性结肠炎属脾胃湿热证，以葛根芩连汤合小陷胸汤清热化湿、宽胸化痰，佐大黄通因通用治疗。关于通法，变化无穷：行气、活血、化痰、利水、散结、攻积、温阳、滋阴……总令气血冲和，百脉流畅。提示临床应根据病情灵活应用"通"的治疗大法。

七、芍药汤

1. 出处

《素问病机气宜保命集》：下血调气。泻而便脓血，气行而血止，行血则便脓自愈，调气则后重自除。

2. 药物组成

白芍20g，当归20g，黄连10g，槟榔10g，炙甘草10g，大黄3g，黄芩15g，肉桂30g，木香10g。

3. 功效

清热燥湿，调气和血。

4. 方解

芍药汤的配伍特点可简单概括为湿热蕴积于肠中，气血失调，气滞血瘀，血败肉腐而致的湿热痢疾。方中黄芩、黄连性味苦寒，入大肠经，清热燥湿解毒，为君药；重用芍药养血和营，缓急止痛，配以当归养血和血，体现了行血则便脓自愈，且可兼顾湿热邪毒熏灼肠络，耗伤阴血之虑，木香、槟榔行气导滞，调气则厚重自除，四药相配，调气和血，是为臣药；大黄苦寒沉降，合芩、连清热燥湿，合归、芍活血行气，其泻下通腑作用可通导湿热积滞从大便而去，体现了"通因通用"之法；少量肉桂，既可助归、芍行血和营，又能制约芩、连的苦寒之性，还能防呕逆拒药，与大黄共为佐药；炙甘草调和诸药，与芍药相配又能缓急止痛，亦为佐使之药。诸药合用，湿去热清，气血调和，故下利可愈。

5.方证

腹痛，便脓血，赤白相间，里急后重，肛门灼热，小便短赤，舌苔黄腻，脉弦数。

6.病机

湿热蕴积，血败肠络。

7.加减应用

苔腻脉滑，兼有食积者，合枳术丸（《内外伤辨惑论》）以消食导滞；肛门灼热，下利赤多白少者，合白头翁汤（《伤寒论》）以增解毒之力；血热，肠风或脏毒下血者，合槐花散（《普济本事方》）以凉血止血。

8.治验

吴某，男，30岁，职员。2016年6月22日初诊。慢性结肠炎病史3年，因2天前进食海鲜后出现腹痛症状，于当日夜间如厕10余次，腹痛难忍，彻夜未眠，因该患者有乙肝病毒携带史，恐某些抗生素对肝脏的药源性损伤，于今晨至我门诊求诊。症见大便腥臭，肛门灼热瘙痒，里急后重，痢下赤白脓血，黏稠如胶胨，腹部疼痛拒按，心烦，小便短赤。舌苔黄腻，脉滑数。查粪便培养示志贺菌阳性（痢疾杆菌）。

中医诊断：痢疾（湿热蕴结证）。

西医诊断：痢疾。

治疗：予芍药汤合白头翁汤，加苦参10g，7剂。服药后腹部疼痛减轻，肛门灼热瘙痒好转，大便赤白痢少见，日3～4次。继予该方辨证加减，7剂后诸症消失。为固其效，上方减白头翁汤、苦参，只予芍药汤7剂。查粪便培养示志贺菌阴性。

按：该患者素体湿热内蕴，此次因进食海鲜（发物）诱发急性痢疾。症见大便腥臭、肛门灼热瘙痒、小便短赤、舌苔黄腻、脉滑数。粪便培养示志贺菌阳性，提示湿热毒邪壅结肠腑。里急后重、痢下赤白脓血（黏液脓血便）、黏稠如胶胨、腹部疼痛拒按，此乃湿热毒邪灼伤肠络，气血瘀滞，血腐肉败所致。心烦不眠、彻夜难眠，为热毒炽盛、内扰心神之象。综上，病机核心为湿热毒邪壅结肠腑，气血瘀滞，血腐肉败，属中医学"痢疾（湿热蕴结证）"之重症，兼具湿热、毒邪、气血失调三重病理。

予患者芍药汤，以清热燥湿，调气行血。合白头翁汤，其中白头翁为治痢要药，专清血分热毒，针对赤白脓血、黏稠胶胨。黄连、黄柏、秦皮苦寒燥湿止痢，与白头翁共成清热解毒之核心组合。21剂痊愈，粪便培养转阴。

本例重症痢疾以芍药汤合白头翁汤清热调血、解毒止痢，佐苦参止痒、大黄通因通用治疗。提示临床对湿热毒痢，须把握清热毒、调气血、通因通用的合方原则，结合现代病理灵活加减，并注重饮食调护与肝功能监测，方能速效且安全。

八、枳实导滞丸

1. 出处

《内外伤辨惑论》：治伤湿热之物，不得施化而作痞满，闷乱不安。

2. 药物组成

大黄3g，枳实15g，神曲20g，茯苓20g，黄连10g，生白术20g，泽泻20g，黄芩15g。

3. 功效

消导化积，清热利湿。

4. 方解

枳实导滞丸的配伍特点可简单概括为饮食积滞，湿热食积。大黄、枳实合用为君药，大黄泻下通腑，枳实消食导滞，使肠道湿热积滞能够排除；臣药黄芩、黄连清热燥湿，茯苓、泽泻利水渗湿，与清热药合用，体现了燥湿和利湿相结合；佐药白术健脾燥湿，神曲消食，针对饮食积滞而致的湿热痢疾。大黄与枳实的通下行气作用体现了"通因通用"之法。

5. 方证

脘腹胀痛，下利泄泻，或大便秘结，小便短赤，舌苔黄腻，脉沉有力。

6. 病机

饮食积滞，湿热内结。

7. 加减应用

腹胀较甚，里急后重者，合木香、槟榔以助理气导滞之功；食积较甚者，合炒麦芽、砂仁、鸡内金以助消食化积。

8. 治验

郭某，男，27岁，公司职员。2017年9月10日初诊。患者有慢性结肠炎病史3年，平素应酬较多，嗜食肥甘厚味，2天前与同事喝酒后出现腹痛。症见腹胀痛，食后甚，嗳腐吞酸，眠差，小便黄，大便不成形，黏腻不爽，味臭，日1～2次。舌质红苔黄腻，脉弦滑。

中医诊断：腹痛（湿热食积证）。

西医诊断：慢性结肠炎。

治疗：予枳实导滞丸合保和丸，5剂。服药期间，嘱患者戒酒，饮食有节。服药后腹胀痛、嗳腐吞酸明显缓解。继服5剂，大便成形，无味，日1次。上方减保和丸，7剂，诸症尽除。

按：患者长期嗜食肥甘厚味，饮酒无度，酿成湿热体质。此次饮酒诱发急性发作，症见腹胀痛、小便黄、舌质红苔黄腻、脉弦滑；大便黏腻不爽、味臭，提示湿热下注大肠。嗳腐吞酸、食后痛甚，乃宿食停滞中脘，腐浊上逆所致。腹胀痛拒按、眠差，为湿热食积阻滞气机，升降失常；大便日1～2次，不成形，乃湿热黏滞、传导失司。

予患者枳实导滞丸，主要针对食后痛甚、嗳腐吞酸，可清利湿热、消积导滞。合保和丸，其中山楂消肉积，神曲消酒积，莱菔子下气消胀，针对饮酒诱发的嗳腐吞酸。半夏、陈皮、茯苓化痰和胃，连翘清热散结，协同枳实导滞丸化腐降浊。10剂症状尽除，17剂巩固痊愈。

本例湿热食积型腹痛，以枳实导滞丸合保和丸治疗。提示临床对湿热食积证，治疗过程中用药坚持分层递进，先消后调，以消为主。合方强攻湿热食积，迅速缓解腹胀痛、嗳腐、大便黏臭，控制病情。湿热尽退，可健脾固本，防复发。

第三节　小结

《本草正义》载："黄芩亦大苦大寒之品，通治一切湿热，性质与黄连最近，故主治亦与黄连相辅而行。"《开宝本草》言："黄连，味苦，微寒，无毒，五脏冷热，久下泄澼脓血，止消渴，大惊，除水利骨，调胃，厚肠，益胆，疗口疮。"

黄芩、黄连是临床常用药物，单用或相伍为用的方剂众多。黄连解毒汤清热解毒，泻三焦实火；普济消毒饮清热解毒，疏风散邪，以解在上在表之毒；石膏汤清里热兼散表邪，治疗伤寒表证未解、里热炽盛之证；半夏泻心汤平调寒热，消痞散结，治疗中焦失和、升降失常、寒热互结之证；附子泻心汤扶阳固表，清热消痞，治疗阳气虚衰、邪结心下之证；葛根芩连汤清热止利，治疗协热痢；芍药汤清热利湿，调气行血，治疗湿热痢；枳实导滞丸清利湿热，消积导滞，治疗饮食积滞、湿热内结之证。通过对含黄芩、黄连的方剂进行归纳，从症状、病机、功效、药物配伍等方面进行分析以探求黄芩、黄连的运用规律，从而指导临床应用。

综上所述，芩连类方在治疗湿热、火热毒邪的病证中有着举足轻重的地位，作用不可小觑。

祛风除湿、散满消痞相关类方

第一节　概述

　　湿、痰、风三邪常相兼为患，互为因果。湿为阴邪，其性重浊黏滞、趋下伤阳，致肢体困重如裹、分泌物秽浊黏腻，且易阻气机、困遏脾阳，使病程缠绵如油入面；痰属病理产物，性胶结流窜、变幻多端，随气升降则上蒙清窍致眩晕昏聩，流注经络则成瘰疬痰核，更易扰神明而发癫狂，故有"百病皆由痰作祟"（《丹溪心法》）之论。风为百病之长，性善动不居、轻扬开泄，致发病急骤倏变、动摇不定而见震颤抽搐，且善夹湿痰为患，为外邪袭人之先导。

　　三邪交织则湿聚成痰而生咳喘漫肿，痰动生风而发眩晕仆倒，风夹湿痰致皮疹渗液、关节游走肿痛，其病理关键在于湿之黏滞、痰之胶结、风之善行，合而致病则缠绵善变。临证当分消合击，更须明辨"湿为痰之母，风为痰之使"之因果关系，或化湿断痰源，或涤痰消风根，方契三邪分消之妙。治疗常需要祛风除湿、散满消痞相关类方，枳实、厚朴在该类方证中起重要作用。

　　枳实，为芸香科植物酸橙及栽培变种或甜橙的干燥幼果，其味苦、辛、酸，微寒，归脾、胃、大肠经。《药品化义》言："枳实专泄胃实，开导坚结，故主中脘以治血分，疗脐腹间实满，消痰癖，祛停水，逐宿食，破结胸，通便闭，非此不能也。若皮肤作痒，因积血滞于中，不能营养肌表，若饮食不思，因脾郁结不能运化，皆取其辛散苦泻之力也。为血分中之气药，唯此称最。"具有破气消积、化痰散痞之功，用于治疗积滞内停、痞满胀痛、大便秘结、泻痢后重、结胸、脏器下垂等病证。现代药理学研究表明，枳实主要含有黄酮类、生物碱类、挥发油类等成分，具有胃肠道双向调节及调节子宫功能、升压、强心、抗氧化、抗菌、镇痛、抗血栓等作用。

厚朴，为木兰科植物厚朴或凹叶厚朴的干燥干皮、根皮及枝皮。其味苦辛、微温，归脾、胃、肺、大肠经。《神农本草经》云："主中风伤寒，头痛，寒热，惊悸气，血痹，死肌，去三虫。"《名医别录》云："主温中，益气，消痰下气，治霍乱及腹痛，胀满，胃中冷逆，胸中呕逆不止，泻痢，淋露，除惊，去留热，止烦满，厚肠胃。"具有燥湿消痰、下气除满、降逆平喘的功效，用于治疗食积气滞、腹胀便秘、湿阻中焦、脘痞吐泻、痰壅气逆、胸满喘咳等病证。现代药理学研究表明，厚朴主要含有厚朴酚等成分，具有抗病毒、抗肿瘤、抗菌、防龋、抗溃疡、镇痛抗炎、刺激消化道黏膜引起反射性兴奋等作用。

枳实苦降下行，气锐力猛，尤善逐宿食，通便闭，以治实满为优（枳实生用气锐，炒用力缓），长于化痰除痞，且有消积导滞的作用，为破气消积、化痰除痞之要药；厚朴苦温燥湿，偏于行气，以散满除胀为主，长于燥湿化痰，且能下气平喘，为消除胀满之要药。枳实、厚朴均能治食积便秘，去有形实满，又能治湿滞伤中，散无形湿满，故临床常配合使用，以行气导滞，散满消痞。二者配伍得当，在上可治胸痹、痰饮喘咳等心肺系疾病；在中可治食积气滞、湿阻中焦、脘腹胀满等肝胆脾胃系疾病；在下可治胃肠积滞、腹胀便秘等肠道疾病。枳实、厚朴相伍为用，消导兼施，治诸般气滞证不可或缺。

历代医家运用枳实、厚朴甚是灵活，创立了许多方剂，应用广泛，如清气化痰汤、苏子降气汤、四逆散、厚朴温中汤、三仁汤、温胆汤、枳实消痞丸、橘核丸、小承气汤、大承气汤、麻子仁丸、黄龙汤等。

第二节 类方举要

一、清气化痰丸

1. 出处

《医方考》：此痰火通用之方也。气之不清，痰之故也。能治其痰，则气清矣。

2.药物组成

胆南星 15g，瓜蒌仁 15g，枳实 15g，黄芩 15g，茯苓 15g，陈皮 15g，生姜 15g，姜半夏 10g，杏仁 15g。

3.功效

清热化痰，理气止咳。

4.方解

本方化痰与清热理气并进，使气顺则火降，火清则痰消，痰消则火无所附。方中胆南星苦凉，瓜蒌仁甘寒，均长于清热化痰，瓜蒌仁还可导痰热自大便而下，二者共为君药；姜半夏辛温，化痰散结，黄芩苦寒，清热降火，二者既相辅相成，又相制相成，共为臣药；佐以杏仁降利肺气以宣上，枳实质重下行，破气化痰以宽胸，陈皮理气化痰以畅中，茯苓健脾渗湿，以杜生痰之源，亦为佐药，四药共奏顺气消痰之功；使以生姜汁（生姜），用为化痰之先导。

5.方证

咳嗽，咳痰黄稠，气喘，胸膈痞闷，恶心，呕吐，烦躁不宁，舌红，苔黄腻，脉滑数。

6.病机

痰阻气滞，气郁化火，痰热互结。

7.加减应用

痰多气急者，合泻白散（《小儿药证直诀》）以清化痰热，宣肺平喘；呃逆，呕吐明显者，合橘皮竹茹汤（《金匮要略》）以降逆止呕；烦躁不眠者，合栀子豉汤（《伤寒论》）以清热除烦。

8.治验

李某，女，50 岁，职员。2017 年 1 月 7 日初诊。患者自述半个月前因洗澡感寒后出现发热恶寒，曾服用西药消炎止咳药，中成药止咳糖浆数日，发热恶寒减轻，但咳嗽并未缓解，且出现大量黄痰，遂来我工作室就诊。症见咳嗽，咳吐黄白痰，质黏，咽痒，喉间痰鸣，恶风，胸前憋闷感，口干，大便干结，2 日一行，小便黄。舌红苔薄黄，脉弦数。查体见咽部充血；双肺音粗，可闻及粗湿啰音。查胸部 X 线示双肺纹理粗糙。既往有慢性支气管炎病史 5 年。

中医诊断：咳嗽（痰热蕴肺证）。

西医诊断：慢性支气管炎。

治疗：予清气化痰丸合止嗽散，加大黄3g，7剂。服药期间咳嗽症状减轻，喉间痰鸣明显改善，大便恢复正常，上方减大黄，继服7剂。口干及胸闷基本消失，余症明显缓解，诸症尽退。

按：患者半个月前感寒后表邪未彻解，反因过用止咳糖浆等敛邪之品，致痰热内蕴。病机核心为痰热壅肺，表邪未解，肺失宣降，腑气不通，属典型的咳嗽（痰热蕴肺兼表邪未解证）。

予患者清气化痰丸，清热化痰，宣降肺气。合止嗽散，其中荆芥、桔梗轻宣肺气，疏散未尽表邪，针对咽痒、恶风。紫菀、百部、白前温润止咳，与清气化痰丸协同化痰而不伤津。大黄通腑泻肺。7剂诸症尽退，14剂巩固痊愈。

本例痰热蕴肺型咳嗽，以清气化痰丸合止嗽散佐大黄通腑泻肺治疗。提示临床对痰热壅肺兼表邪未解者，须把握清热化痰为基、宣肺疏表为要、通腑泻肺为巧的合方策略。体现了《灵枢·本输》"肺合大肠，大肠者，传道之腑"的理念。

二、苏子降气汤

1. 出处

《太平惠民和剂局方》：治男女虚阳上攻，气不升降，上盛下虚，膈壅痰多，咽喉不利，咳嗽，虚烦引饮，头目昏眩，腰痛脚弱，肢体倦怠。

2. 药物组成

紫苏子20g，姜半夏10g，前胡20g，厚朴15g，当归20g，炙甘草15g，生姜15g，紫苏叶20g，大枣20g，陈皮20g，肉桂30g。

3. 功效

降气平喘，祛痰止咳。

4. 方解

本方证为痰邪聚于肺，属上实下虚者。方中紫苏子降气平喘，祛痰止咳，为君药；姜半夏燥湿化痰降逆，前胡下气祛痰止咳，厚朴下气宽胸除满，三药助紫苏子降气祛痰平喘之功，共为臣药；君臣相配以治上实，肉桂温肾纳气以治下虚，当归既治咳逆上气，又养血补肝润燥，同肉桂以增温补下虚之效。加生姜、紫苏叶散寒宣肺，共为佐药；甘草、大枣调和诸药，为使药。

5. 方证

咳喘痰多，胸膈满闷，短气，呼多吸少，或腰痛脚弱，肢体倦怠，或肢体浮肿，舌苔白滑或白腻，脉弦滑。

6. 病机

痰涎壅肺，肾阳不足。

7. 加减应用

痰涎壅盛，喘咳气逆者，合三子养亲汤（《皆效方》录自《杂病广要》）以加强降气平喘之功；兼表实证者，合麻黄汤（《伤寒论》）以发汗解表，宣肺平喘；气虚恶风者，合玉屏风散（《究原方》）以益气固表。

8. 治验

刘某，男，60岁，农民。2016年4月5日初诊。患者有支气管哮喘病史10余年，每于感寒或气候变化时相关症状反复发作，经沙丁胺醇、氨茶碱等药物治疗，病情控制尚可。10天前患者受凉后，咳喘再次发作，服相关药物不见好转，故来我工作室就诊。症见咳痰，色白易咳，气喘，呼多吸少，胸膈满闷，倚息难卧，腰酸腿痛，渴喜热饮，下肢轻度浮肿，纳差，大便可，小便淋沥不尽。舌苔白润，脉虚浮。

中医诊断：哮病（上实下虚证）。

西医诊断：支气管哮喘。

治疗：予苏子降气汤合五苓散，7剂。药后胸闷气喘缓解，咳喘减轻。继服上方7剂，咳喘明显好转，腰腿酸痛减轻，浮肿不显，小便如常。上方加减治疗月余，诸症尽退。

按：患者本次因受凉诱发咳喘加重，表现为咳痰色白、气喘倚息、腰酸腿痛、下肢浮肿、小便淋沥，舌白润、脉虚浮。痰壅于上为标实，肾阳虚衰为本虚，属上盛下虚之哮病典型证候。

予患者苏子降气汤，可以降气平喘，温化寒痰，兼温肾纳气。合五苓散，针对下肢浮肿、小便不利，通过茯苓、猪苓、泽泻利水，桂枝温阳化气，白术健脾运湿，恢复膀胱气化功能。

本例提示，对上实下虚之哮喘，须把握降气化痰治标、温阳纳肾治本、利水渗湿调中的合方策略，结合现代病理与生活调护，方能实现症状控制与生活质量双重改善的目标。

三、厚朴温中汤

1. 出处

《内外伤辨惑论》：治脾胃虚寒，心腹胀满，及秋冬客寒犯胃，时作疼痛。

2. 药物组成

厚朴 15g，豆蔻 15g，干姜 5g，茯苓 20g，炙甘草 15g，生姜 10g，木香 15g。

3. 功效

行气除满，温中燥湿。

4. 方解

方中厚朴行气消胀、燥湿除满，为君药；豆蔻温中散寒、燥湿运脾，为臣药；陈皮、木香行气宽中，消胀除满，二者共助厚朴消胀除满，生姜、干姜温脾暖胃，散寒止痛，二者助豆蔻散寒止痛，茯苓渗湿健脾，均为佐药；炙甘草益气和中、调和诸药，功兼佐使。诸药合用，共成行气除满、温中燥湿之功。使寒湿得除，气机调畅，脾胃复健，则痛胀自解。

5. 方证

脘腹胀满或疼痛，不思饮食，四肢倦怠，舌苔白腻，脉沉弦。

6. 病机

脾胃寒湿气滞。

7. 加减应用

胃寒重者，合黄芪建中汤（《金匮要略》）以温中补虚，和里缓急；身重肢肿者，合防己黄芪汤（《金匮要略》）以益气健脾，利水消肿。

8. 治验

顾某，女，35 岁，职员。2018 年 4 月 20 日初诊。患者既往有慢性浅表性胃炎病史 5 年，曾就诊于多家中西医医院无果，故至我工作室就诊。症见胃胀痛，胃怕凉，喜温喜按，形体消瘦，面色萎黄，倦怠乏力，纳差，大便溏薄，日 2 次，小便可。舌淡苔白，边有齿痕，脉弱。

中医诊断：胃脘痛（脾胃寒湿气滞证）。

西医诊断：慢性浅表性胃炎。

治疗：予厚朴温中汤合黄芪建中汤，7剂。服药后患者胃脘部胀痛缓解，胃怕凉、倦怠乏力改善。效不更方，继服上方7剂，患者胃脘部胀痛、怕凉几近消退，大便日行1次，精神状态佳，食欲佳。仅服厚朴温中汤，7剂，以固其效。

按：患者属久病脾胃虚损之体。其脾胃虚弱，气血不足，卫阳受损，寒邪入侵，导致脾胃运化失调，表现为胃气虚寒、受凉易胀痛、舌淡苔白、脉弱。

予患者厚朴温中汤，针对寒湿困脾、气机阻滞之标实证。合黄芪建中汤，其中黄芪、桂枝、饴糖温补脾胃阳气，针对气虚失运、生化不足之本虚证。白芍、甘草酸甘化阴，缓急止痛，调和营卫，改善怕凉、倦怠、面色萎黄等症状。

本例为脾胃寒湿气滞之慢性浅表性胃炎，以厚朴温中汤合黄芪建中汤温中化湿、补气建中，7剂缓解胃胀痛与怕凉，14剂改善纳差便溏，月余巩固疗效。提示临床对寒湿夹虚型胃脘痛，须把握温化寒湿治标、补气建中治本、调和营卫调中的合方策略，结合现代病理（如黏膜修复、微循环改善）灵活加减，并注重饮食调护、情志疏导与艾灸康复，方可标本兼顾、防止复发。

四、三仁汤

1. 出处

《温病条辨》：头痛恶寒，身重疼痛，舌白不渴，脉弦细而濡，面色淡黄，胸闷不饥，午后身热，状若阴虚，病难速已，名曰湿温。汗之则神昏耳聋，甚则目瞑不欲言，下之则洞泄，润之则病深不解。长夏、深秋、冬日同法，三仁汤主之。

2. 药物组成

苦杏仁15g，白蔻仁15g，薏苡仁20g，厚朴15g，滑石20g，淡竹叶20g，通草15g，姜半夏10g。

3. 功效

宣畅气机，清利湿热。

4. 方解

方中杏仁宣利上焦肺气，气行则湿化；白蔻仁化湿，行气宽中，畅中焦之脾气；薏苡仁健脾渗湿利水，使湿热从下焦而去。三仁合用，三焦分消，共为君药。滑石、通草、淡竹叶甘寒淡渗，加强君药利湿清热之功，是为臣药；姜半夏、厚朴化湿行气，散结除满，是为佐药。综观全方，体现了宣上、畅中、渗下，三焦分消的配伍特点，气畅湿行，暑解热清，三焦通畅，诸症自除。

5. 方证

头痛恶寒，身重疼痛，肢体倦怠，面色萎黄，胸闷不饥，午后身热，苔白不渴，脉弦细而濡。

6. 病机

湿温初起，湿重于热。

7. 加减应用

兼见肢体麻木者，合黄芪桂枝五物汤（《金匮要略》）以益气温经，和血通痹；兼见胁肋胀满疼痛者，合柴胡疏肝散（《证治准绳》引《医学统旨》）以疏肝理气止痛。

8. 治验

张某，男，53岁，农民。2017年7月25日初诊。自述半个月前于田间光脚务农后出现双下肢紫癜，先后服用氯雷他定等抗过敏药物，未见明显好转，故来我工作室就诊。症见双下肢紫癜伴双膝关节胀痛，周身沉重，偶有腹痛，午后身热，以双下肢为重，乏力气短，纳呆，眠可，小便可，大便黏滞不畅，日2次。舌淡红苔白腻，脉滑。自述行血常规、尿常规、类风湿因子等检查，均无异常。

中医诊断：紫斑（气虚湿阻证）。

西医诊断：过敏性紫癜。

治疗：予三仁汤合补中益气汤，加三七粉10g，仙鹤草20g，7剂。服药后未见新发斑疹，原有紫斑色变淡，胃痛好转，乏力减轻。效不更方，继服7剂，患者双下肢紫癜已明显减少，其色不显。故减三七粉、仙鹤草，继服上方7剂，诸症尽退。随访6个月，未再复发。

按：患者素体气虚，复因暑湿外侵（光脚务农），内外合邪，发为双下肢紫癜，一派气虚湿阻、血不归经之象。

予患者三仁汤，以分消湿邪，开肺气，提壶揭盖，助湿从上焦散。化湿行气，醒脾助运，缓解纳呆、身重。导湿热从小便出，针对便黏、苔腻。合补中益气汤，其中黄芪、党参、白术补脾统血，针对气不摄血之本，升麻、柴胡升提中气，助湿邪外达，改善乏力、气短，当归、甘草调和气血，防利湿伤正。三七止血不留瘀，仙鹤草补虚收敛，针对紫癜既须止血又防瘀滞。7剂控制紫癜新发，14剂消退斑疹、改善关节胀痛，月余巩固疗效。

　　本例为气虚湿阻、血络不固之过敏性紫癜，以三仁汤合补中益气汤加三七、仙鹤草分消湿邪、益气摄血、化瘀止血，提示临床对气虚湿阻型紫癜，须把握分消湿邪治标、益气摄血治本、化瘀止血防复的合方策略。治疗中三七粉 10g，仙鹤草 20g，体现出三七止血不留瘀，仙鹤草补虚收敛，针对紫癜既须止血又防瘀滞，体现了"止血与活血并举"的用药智慧。

五、温胆汤

1. 出处

《三因极一病证方论》：治大病后虚烦不得眠，此胆寒故也，此药主之，又治惊悸。治心胆虚怯，处事易惊，或梦寐不祥，或异象感，遂致心惊胆摄，气郁生涎，涎与气搏，变生诸证，或短气悸乏，或复自汗，四肢浮肿，饮食无味，心虚烦闷，坐卧不安。

2. 药物组成

姜半夏 10g，竹茹 20g，枳实 15g，陈皮 15g，茯苓 20g，大枣 20g，炙甘草 20g，生姜 10g。

3. 功效

理气化痰，和胃利胆。

4. 方解

本方为治疗痰邪扰于胆胃的代表方剂。胆不能自生痰邪，其痰必源于脾胃。方中姜半夏燥湿化痰，和胃止呕，为君药；竹茹清心肺之热，降胆胃之气；半夏与竹茹配伍，一温一凉，化痰和胃，止呕除烦。枳实降气导滞，消痰除痞，陈皮调理中焦之气，燥湿化痰，陈皮与枳实相合为臣，使脾胃气机通畅，痰湿得解。佐以茯苓健脾渗湿，以消生痰之源，加生姜、大枣调和脾胃，且生姜兼制半夏毒性。以甘草为使，调和诸药。综合全方，半夏、陈皮、生姜偏温，竹茹、枳实偏凉，温凉兼进，令全方不寒不燥，理气化痰以和胃，胃气和降则胆郁得解，痰浊得去则胆无邪扰，如是则复其宁谧，诸症自愈。

5. 方证

胆怯易惊，呕恶呃逆，心悸，心烦不眠，夜多异梦，眩晕，苔白腻，脉弦滑。

6. 病机

胆郁痰扰，胆气上逆，胆胃不和。

7. 加减应用

舌红苔黄腻，心下痞，烦躁，失眠，面红者，合黄连成黄连温胆汤（《六因条辨》）以清热燥湿，理气化痰，和胃利胆；胸胁苦满，默默不欲饮食者，合小柴胡汤（《伤寒论》）以和解少阳。

8. 治验

吴某，女，19 岁，学生。2016 年 4 月 10 日以恶心 1 个月为主诉就诊。患者为高三学生，学业压力较大，临近高考，病情加重，甚则出现呕吐，其母担忧不已，故来我工作室就诊。症见恶心，甚则呕吐酸苦水或食物，口干口苦，胆怯易惊，心悸，心烦易怒，乏力困倦，纳差，眠差，多恶梦，小便正常，大便黏滞不爽，日行 1 次。舌红苔微黄腻，脉滑。

中医诊断：呕吐（胆郁痰扰证）。

西医诊断：神经性呕吐。

治疗：予温胆汤合大黄黄连泻心汤，7 剂。服药后恶心明显减轻，未出现呕吐。效不更方，继服 7 剂，心烦减轻，恶心未再复发，大便如常。减大黄黄连泻心汤，继予 7 剂，以善其后。

按：患者因长期学业压力诱发恶心、呕吐酸苦水，伴口干口苦、胆怯易惊、心悸多梦、大便黏滞等症状。核心病机为胆郁痰扰，痰热扰心，脾胃失和。

予患者温胆汤，全方针对胆郁痰扰之本，和胃止呕。合大黄黄连泻心汤，其中黄连、黄芩苦寒直折胆胃郁热；大黄通腑泄热，引热下行。针对痰热化火之标，釜底抽薪。14 剂控制急性发作，续方巩固疗效。

本例胆郁痰扰型呕吐，以温胆汤合大黄黄连泻心汤理气化痰、清热和胃，提示临床对神经性呕吐属胆郁痰热者，须把握化痰解郁治本、清热泻火治标的合方策略，结合情志干预与生活调护，方可快速止呕、防止复发。

六、枳实消痞丸

1. 出处

《兰室秘藏》：心下虚痞，恶食懒倦，开胃进饮食。

2. 药物组成

枳实 15g，厚朴 15g，干姜 10g，麦芽曲 20g，白茯苓 20g，半夏曲 10g，黄连 5g，白术 20g，炙甘草 10g，人参（党参代）20g。

3. 功效

消痞除满，健脾和胃。

4. 方解

方中枳实苦辛微寒，行气消痞，为君；厚朴苦辛而温，行气除满，为臣；枳实、厚朴合用，以增行气消痞除满之效。黄连苦寒，清热燥湿而除痞，半夏曲辛温散结而和胃，干姜辛热，温中祛寒，三味相伍，辛开苦降，平调寒热，共助枳、朴行气开痞除满之功；麦芽甘平，消食和胃，人参、白术、茯苓、甘草（四君子汤）益气健脾，祛湿和中，共为佐药；甘草还兼有调和诸药之功，亦为使药。全方用药有消有补，有寒有热，体现了消补并施、辛开苦降的配伍特点。

5. 方证

心下痞满，不欲饮食，倦怠乏力，大便不畅，苔腻而微黄，脉弦。

6. 病机

脾虚气滞，寒热互结。

7. 加减应用

胸腹胁痛，口苦者，合金铃子散（《太平圣惠方》）以疏肝泄热，活血止痛；胁痛反酸者，合左金丸（《丹溪心法》）以疏肝和胃，泻火止痛；胃寒胀痛者，合良附丸（《良方集腋》）以温中散寒，理气止痛。

8. 治验

夏某，女，28 岁，职员。于 2017 年 5 月初以胃胀 2 个月为主诉就诊。于当地医院行胃镜检查，诊断为慢性浅表性胃炎，近日由于暴饮暴食后病情加重，故来我工作室就诊。症见胃脘部堵塞感，食后加重，偶反酸，倦怠乏力，偶有心悸，平素喜热饮，纳差，小便黄，大便黏腻不畅，日 2 次。舌淡胖苔微黄，脉弦。查胃镜示慢性浅表性胃炎。

中医诊断： 痞满（脾虚气滞，寒热互结证）。

西医诊断： 慢性浅表性胃炎。

治疗： 予枳实消痞丸合保和丸，5 剂。服药后，胃脘部堵塞感及乏力明显减轻，口苦明显，故加龙胆草 15g，继服 7 剂。药后胃脘部堵塞感较前明显好转，余症消失，大便成形，日 1 次。上方继服 5 剂，诸症告愈。

按： 患者因暴饮暴食后出现胃脘堵塞感加重。核心病机为脾虚气滞，寒热互结，食积内停。

予患者枳实消痞丸，全方针对脾虚气滞及寒热错杂之本证。合保和丸，其中山楂、神曲、莱菔子消食导滞；半夏、陈皮、茯苓化痰祛湿；连翘清热散结。针对食积化热之标证。

本例脾虚气滞、寒热互结型痞满，以枳实消痞丸合保和丸治疗。提示临床对慢性胃炎属虚实夹杂、寒热错杂者，要采用攻补兼施法，补脾虚、调寒热，消积滞、清郁热，二者协同，既破气消痞，又顾护脾胃，避免单纯消导伤正。

七、橘核丸

1. 出处

《严氏济生方》：治四种（疝）病，卵核肿胀，偏有大小，或坚硬如石，或引脐腹绞痛，甚则囊肤肿胀，或成疮毒，轻则时出黄水，甚则成痈溃烂。

2. 药物组成

橘核 9g，海藻 9g，昆布 9g，海带 9g，木香 10g，川楝子 8g，厚朴 15g，木通 15g，枳实 15g，延胡索 15g，桂枝 15g，桃仁 15g。

3. 功效

行气止痛，软坚散结，温通消癥。

4. 方解

方中君以橘核行气治疝；川楝子行气止痛，桃仁入血分，活血散结消肿，昆布、海藻、海带软坚散结消肿胀，均为臣药；君臣相伍，行气血之郁以散结，散寒湿之滞以止痛。枳实行气破坚，厚朴下气除湿，木香行气散结，桂枝温肝肾、散寒凝，延胡索活血散瘀，木通通利血脉而除湿，共为佐使之药。

5. 方证

本方原为治疗睾丸肿胀偏坠之方，依据"异病同治"之理，今运用为继承我院已故终身教授阎洪臣老师治疗乳腺肿块的经验组方而成。

6. 病机

寒湿气滞。

7. 加减应用

气滞较甚者，症见情志不畅、胸腹胀满疼痛，合柴胡疏肝汤（《证治准绳》引《医学统旨》）以疏肝行气止痛；兼血瘀者，症见小腹疼痛，痛如针刺，固定不移，合少腹逐瘀汤（《医林改错》）以活血化瘀止痛；寒凝较重者，合天台乌药散（《圣济总录》）以行气疏肝，散寒止痛。

8. 治验

周某，女，30 岁，职员。患者 2 年前出现乳房疼痛，病情反复发作，于当地医院诊断为乳腺纤维瘤。3 天前因生气后上述症状加重，就诊于当地医院，建议手术治疗，患者难以接受，为寻中医药治疗，故至我工作室就诊。症见左侧乳房胀痛，生气后加重，口苦，两胁肋胀满，小便可，大便成形，日一行，经行不畅，痛经，有血块。舌淡苔微黄腻，脉弦滑。

中医诊断：乳核（肝郁痰凝证）。

西医诊断：乳腺纤维瘤。

治疗：予橘核丸合柴胡疏肝散，加三棱 10g，莪术 10g，山慈菇 15g，7 剂，配合情绪疏导。服药后口苦明显缓解，乳房胀痛减轻，月经时血块排出增多，经行顺畅。上方辨证加减 7 剂，服药后乳房胀痛基本消失。故减柴胡疏肝散，继予 7 剂，以善其后，并嘱患者定期复查，必要时行手术治疗。

按：患者因情志刺激（生气）诱发左侧乳房胀痛加重，其症状的核心病机为肝郁气滞，痰凝血瘀。

予患者橘核丸，主要针对肝郁痰凝之本。合柴胡疏肝散，其中柴胡、香附、陈皮疏肝理气；川芎、枳壳活血行气；白芍、甘草缓急止痛。增强肝郁气滞之治标之力。破血逐瘀，攻坚散结，针对痰瘀互结之顽证。山慈菇清热解毒，化痰散结，现代药理研究证实其含秋水仙碱，可抑制纤维瘤增生。

本例为肝郁痰凝、痰瘀互结之乳腺纤维瘤，采用橘核丸合柴胡疏肝散疏肝化痰，活血攻坚，症状改善。提示临床对乳腺纤维瘤属肝郁痰瘀者，治疗应以疏肝化痰为基、活血攻坚为枢。灵活增加药味以加强合方的功效，但增减需要考虑患者的体质及病情变化，谨记攻坚破瘀须防伤正。

八、大承气汤

1. 出处

《伤寒论·辨阳明病脉证并治》第 208 条：阳明病，脉迟，虽汗出不恶寒者，其身必重、短气、腹满而喘、有潮热者，此外欲解。可攻里也。手足濈然汗出者，此大便已硬也，大承气汤主之。

2. 药物组成

大黄 3g，厚朴 15g，枳实 15g，芒硝 5g。

注：大黄、芒硝宜从小剂量始，缓缓增加，不宜骤然大量使用。

3. 功效

峻下热结。

4. 方解

方中大黄苦寒通降，泄热通便，荡涤胃肠实热积滞，为君药；臣以芒硝咸寒润降，泄热通便，软坚润燥，以除燥坚，硝黄配合，相须为用，泄下热结之功增强；厚朴下气除满，枳实行气消痞，二者既能消痞除满，又能使胃肠气机通降下行，以助泻下通便，二者共为佐使。四药合用，共奏峻下热结之功，以除痞、满、燥、实、坚之证。

5. 方证

（1）阳明腑实证：大便不通，频转矢气，脘腹痞满，腹部拒按，按之则硬，甚或潮热谵语，手足濈然汗出，舌苔黄燥起刺，或焦黑燥裂，脉沉实。

（2）热结旁流证：下利清水，色纯清，其气臭秽，脐腹疼痛，按之坚硬有块，口舌干燥，脉沉实。

6. 病机

阳明腑实。

7. 加减应用

兼肝郁气滞者，合柴胡疏肝汤（《证治准绳》引《医学统旨》方）以疏肝理气；兼气滞血瘀者，合血府逐瘀汤（《医林改错》）以活血化瘀；兼痰凝气滞者，合小陷胸汤（《伤寒论》）以清热化痰，宽胸散结。

8. 治验

刘某，男，66 岁，教授。2018 年 11 月 26 日以恼怒、便秘为主诉就诊。患者既往有高血压病史 2 年，血压最高达 178/110mmHg。症见大便干燥，已 6 日未行，腹胀腹痛拒按，手足溅然汗出，头目眩晕，头顶胀痛，情绪激动后加重，面部烘热，口舌干燥，心烦易怒，纳差，眠差多梦，小便黄。舌红苔黄，脉沉实。查腹部 X 线示肠腔可见少量积气和积液。

中医诊断：便秘（阳明腑实，阴虚阳亢证）。

西医诊断：不完全性肠梗阻，高血压 2 级。

治疗：予大承气汤（大黄 5g，芒硝 3g）合镇肝熄风汤，据大便情况日 2 ～ 3 次口服，5 剂。服药期间，肠鸣矢气渐现，大便 3 ～ 4 天 1 次，腹痛、腹胀减轻，头胀痛减轻。上方大黄、芒硝加至 8g，继服 7 剂，头目眩晕减轻，大便 1 ～ 2 日一行。故上方大黄、芒硝均减至 3g，再予 7 剂，大便畅，随气而下，日 1 ～ 2 次，血压恢复正常。继服此方 7 剂，以善其后。

按：患者平素肝阳上亢，复因恼怒伤肝，肝阳化火，火热与肠中燥屎相结，形成阳明腑实、阴虚阳亢之重症。

予患者大承气汤荡涤腑实，主要针对阳明腑实、燥屎内结之标实，可峻下热结、荡涤腑实，缓解腹胀腹痛、大便不通。合镇肝熄风汤，其中怀牛膝、代赭石、龙骨、牡蛎镇肝降逆；龟甲、玄参、天冬滋阴潜阳；白芍柔肝缓急，针对肝阳上亢、阴虚阳亢之本虚，可镇肝息风、滋阴潜阳，缓解头目眩晕、心烦易怒、血压偏高。两方合用，5 剂肠鸣矢气、大便渐通、腹痛减轻；大黄、芒硝加量后大便通畅、头目眩晕缓解；减量后大便规律、血压正常。

本例为阳明腑实、阴虚阳亢之老年便秘、高血压，以大承气汤合镇肝熄风汤治疗。提示临床对肝阳化火之老年便秘，应以峻下热结、镇肝潜阳、滋阴生津为法。关于中风，《医学衷中参西录》言：治内中风证（亦名类中风，即西人所谓脑充血证），其脉弦长有力（即西医所谓血压过高），或上盛下虚，头目时常眩晕，或脑中时常作疼发热，或目胀耳鸣，或心中烦热，或时常噫气，或肢体渐觉不利，或口眼渐形㖞斜，或面色如醉，甚或眩晕，至于颠仆，昏不知人，移时始醒，或醒后不能撤消，精神短少，或肢体痿废，或成偏枯，详细记载了其病证。而便秘经常是该病的诱因，因此，对于老年人要每日关注大便情况，预防疾病的发生。

九、麻子仁丸

1.出处

《伤寒论·辨阳明病脉证并治》第247条：趺阳脉浮而涩，浮则胃气强，涩则小便数，浮涩相搏，大便则硬，其脾为约，麻子仁丸主之。

2.药物组成

火麻仁20g，白芍20g，杏仁15g，大黄5g，枳实15g，厚朴15g。（古方一般炼为蜜丸）

3.功效

润肠泄热，行气通便。

4.方解

方中君以火麻仁润肠通便；杏仁上肃肺气，下润大肠，白芍养血敛阴，缓急止痛，为臣；大黄、枳实、厚朴为小承气汤，以轻下热结，除胃肠燥热，为佐；使以蜂蜜甘缓，既助火麻仁润肠通便，又可缓和小承气的攻下之力。正如《伤寒附翼》所云："凡胃家之实，多因于阳明之热结，而亦有因太阴之不开者，是脾不能为胃行其津液，故名为脾约也。承气诸剂，只能清胃，不能扶脾，治客须急，治主须缓。病在太阴不可荡涤以取效，必久服而始和。盖阴无骤补之法，亦无骤攻之法。"

5.方证

大便干结，小便频数。"脾主为胃行其津液者也。"今胃强脾弱，约束津液不得四布，但输膀胱，故小便数而大便硬，故曰其脾为约。成无己曰："约者，约结之约，又约束也。"

6.病机

胃热肠燥。

7.加减应用

痔疮出血属胃肠燥热者，合槐花散（《普济本事方》）以凉血止血；燥热伤津较甚者，合增液汤（《温病条辨》）以增液通便。

8.治验

苏某，男，70岁，退休。2017年8月25日以便秘2年为主诉就诊。既往有糖尿病病史1年。症见大便干燥，临厕努挣不下，3～5日一行，困倦气短，口唇发干，口渴欲饮，饮水不解，纳尚可，眠差，小便频数。舌质红少苔，脉沉细无力。

中医诊断： 便秘，消渴（胃肠燥热，气津两亏证）。

西医诊断： 便秘，2型糖尿病。

治疗： 予麻子仁丸合玉液汤，7剂，据大便情况日2～3次口服。服药后大便2日一行，口唇干燥、小便频数、困倦气短减轻。效不更方，继服7剂，大便通畅，日1次，但仍有口渴多饮。上方加北沙参20g，麦冬20g，7剂，以固其效。

按： 患者平素气阴不足，复因糖尿病耗伤津液，燥热内生，形成胃肠燥热、气津两亏之虚秘。

予患者麻子仁丸，针对胃肠燥热、大便干结之标实，可润肠泄热、行气通便，缓解便秘、腹胀。合玉液汤，其中黄芪、葛根益气升津，知母、天花粉清热生津；山药、鸡内金健脾固肾，五味子敛阴固津。针对气津两亏、口渴多饮之本虚。两方合用，7剂大便改善、口渴减轻；加北沙参、麦冬后大便通畅、口渴缓解。

本例为胃肠燥热、气津两亏之老年便秘、糖尿病，以麻子仁丸合玉液汤治疗。提示临床对气津两亏之老年便秘，应以润肠泄热、益气生津、滋阴固肾为治法。便秘是常见病且多发，中医治疗老年便秘具有整体调节、标本兼治、安全持久的显著优势，治疗的核心在于紧扣老年人本虚标实（肾精亏虚、脾失健运为本，肠燥气滞为标）的病机特点。

十、黄龙汤

1. 出处

《伤寒六书》：治有患心下硬痛，下利纯清水，谵语，口渴，身热……名曰结热利证。身有热者，宜用此汤。

2. 药物组成

大黄5g，芒硝5g，枳实10g，厚朴10g，炙甘草10g，桔梗15g，大枣15g，当归20g，人参（党参代）10g。

3. 功效

峻下热结，补气养血。

4. 方解

本证属邪实正虚，邪实宜攻，正虚宜补，故当泄热通便，补气养血。方中大黄、芒硝、枳实、厚朴（即大承气汤）攻下热结，荡涤肠胃实热积滞，急下以存正气。人参、当归益气补血，扶正以祛邪，攻邪不伤正。肺与大肠相表里，欲通胃肠，必先开宣肺气，故配桔梗开肺气以利大肠，以助通腑之大黄，上宣下通，以降为主。姜、枣、草补益脾胃，助参、归补虚，甘草又能调和诸药。诸药合用，既攻下热结，又补益气血，使祛邪不伤正，扶正不碍邪。综合本方，用药精妙，配伍得当，攻补兼施，为邪正同治之良方。

5. 方证

自利清水，色纯清，或大便秘结，脘腹胀满，腹痛拒按，身热口渴，神疲少气，谵语，甚则循衣摸床，撮空理线，神昏肢厥，舌苔焦黄或焦黑，脉虚。

6. 病机

阳明腑实，气血不足。

7. 加减应用

老年气血虚者，去芒硝，以减缓泻下之力，示以保护正气之意，或适当增加参、归用量，或加黄芪以增强补虚扶正之力；腑实甚者，加大芒硝、大黄的用量。

8. 治验

张某，男，78 岁，退休职员。2018 年 9 月 2 日以便秘 3 年为主诉来我工作室就诊。其间口服多种通便药，疗效不佳，苦不堪言，遂生厌世情绪。症见大便数日不解，或如厕时仅下浊水而燥屎不行，脘腹胀痛拒按，口干舌燥，神疲少气，纳差眠差，小便黄。舌苔焦黄，脉虚。

中医诊断：便秘（阳明腑实，气血不足证）。

西医诊断：便秘。

治疗：予黄龙汤（大黄 10g，芒硝 5g）据大便情况日 2～4 次口服，7剂。服药后大便次数增加，腹部胀满稍有缓解，大便 3 日一行。上方加黄芪50g，肉苁蓉 20g，以益气润肠，继服 7 剂。大便 1～2 日一行，余症明显好转。大黄、芒硝各减至 3g，继服 7 剂，诸症尽退。

按：患者年逾七旬，气血阴阳俱衰，复因长期便秘耗伤正气，形成阳明腑实、气血不足之虚实夹杂证。

予患者黄龙汤，针对阳明腑实兼气血不足之虚实夹杂，可泄热通便不伤正，缓解腹胀便秘、神疲乏力。合用黄芪大补元气，肉苁蓉温润通便，针对气虚津亏、肠燥失润之本虚，可益气润肠、增液行舟，改善神疲少气、大便艰涩。两方合用，7剂大便渐通、腹胀减轻；加黄芪、肉苁蓉后大便规律、神疲改善；减量后诸症尽退，体现攻补兼施、益气润肠协同之效。

本例为阳明腑实兼气血不足之老年顽固性便秘，以黄龙汤合黄芪、肉苁蓉治疗。提示临床药物的单味灵活增减变化对于治疗非常关键，而黄芪与肉苁蓉配伍治疗便秘（尤其老年虚性便秘），体现中医"以补为通"的智慧，其优势在于标本兼治、安全长效，完美规避西药泻剂的副作用。

第三节　小结

《黄元御药解》云："枳实酸苦迅利，破结开瘀，泻痞消满，除停痰流饮，化宿谷坚癥，涤荡菀陈，攻力峻猛，一切腐败雍阻之物，非此不消。"又云："厚朴苦辛下气，善破壅塞而消胀满，下冲逆而定喘嗽，疏通郁迫，和解疼痛，除反胃呕吐，疗肠滑泄利，消宿食停水，调泄秽吞酸，止肠胃雷鸣，平霍乱转筋，下冲消滞之物也。"通过对枳实、厚朴地深入研究，我们发现以二者为代表的方剂在治疗诸般气滞证中发挥了重要作用，对于不同脏腑、不同病邪，古代医家将枳实、厚朴巧妙配伍应用。

在上：痰阻气滞，气郁化火，痰热互结者，选用清气化痰丸；上实下虚喘咳者，选用苏子降气汤。在中：阳郁厥逆，肝脾气郁者，选用四逆散；脾胃寒湿气滞者，选厚朴温中汤；湿温初起，湿邪阻滞气机者，选用三仁汤；胆郁痰扰，胆气上逆，胆胃不和，选用温胆汤；脾虚气滞，寒热互结，升降失常者，选用枳实消痞丸；寒湿气滞于肝脉者，选用橘核丸。在下，腑气不通之阳明腑实轻证，选用小承气汤；阳明腑实重证者，选用大承气汤；胃热肠燥者，选用麻子仁丸；阳明腑实，气血不足者，选用黄龙汤。

/ 第十八章 /
行气消积、调中导滞相关类方

第一节 概述

气为生命之根，《内经》谓"人之有生，全赖此气"。肺司呼吸，聚宗气，脾胃运谷化中气，肾藏精生元气，三气周流如雾露溉泽，内养脏腑，外濡百骸；其运动贵在升降相因、出入有序，肝气升发疏泄如春木，肺气肃降收敛似秋金，心肾水火交济，脾胃斡旋升清降浊，共成"清阳出上窍，浊阴出下窍"之正常状态。

一旦气滞，百病由生。气塞不行则胀痛走窜，血随气瘀则刺痛成癥，津停为痰则瘿瘤梅核；更损脏腑，肝郁则胁痛太息，脾胃逆乱则痞满呕利，肺壅则喘咳胸窒，心阻则胸痹唇紫；久则情志失和而躁狂不寐，水道失调而水肿癃闭，终致正虚邪恋，变证蜂起。故《素问·举痛论》言："百病生于气也……思则气结。"气滞实为诸疾之根。治气之要，唯在"通"字，疏其血气，令复升降，则痰消瘀化，脏腑安和，此《素问》"疏其血气，令其条达，而致和平"之真义也。而行气消积、调中导滞相关类方专攻该类疾病，如木香、槟榔为常见药物。

木香，又名云木香、广木香或青木香，是菊科植物云木香和川木香的统称。其味辛、苦，性温，归脾、胃、肝、肺经。朱震亨曾云："调气用木香，其味辛，气能上升，如气郁不达者宜之。"《本草汇言》记载："广木香，治气之总药，和胃气、通心气、降肺气、疏肝气、快脾气、暖肾气、消积气、温寒气、顺逆气、达表气、通里气，管统一身上下内外诸气，独推其功。"木香具有行气止痛、调中导滞等功效，用于治疗胁肋胀满、脘腹胀痛、呕吐泄泻、下利里急后重等。现代药理研究表明，木香具有扩张支气管平滑肌、对抗肠肌痉挛的作用，可通过心脏抑制和扩张血管而发挥降压、抗菌等作用。

　　槟榔，为棕榈科植物槟榔的干燥成熟种子，其味苦、辛，性温，归胃、大肠经。《本草纲目》云："除一切风、一切气，宣利脏腑。"具有杀虫消积、行气利水、截疟等功效，可用于治疗绦虫病、蛔虫病、姜片虫病、虫积腹痛、积滞泻痢、里急后重、水肿脚气、疟疾等。

　　现代药理研究表明，槟榔含有多种人体所需的营养元素和有益物质，如槟榔碱、鞣质、脂肪、甘露醇、半乳糖、蔗糖等。

　　木香与槟榔均为理气药。木香偏于温中助运，兼能燥湿；槟榔偏于消积导滞，且可杀虫。二者常配伍应用，相须相使，不仅可以增强行气止痛之力，而且善导滞消胀、燥湿杀虫。此外，二者尚具有缓解里急后重的作用，有助于减轻肠内异常发酵，促进炎症渗出液的排出。

　　木香和槟榔作为临床上治疗气滞证常用的对药，一行气，一导滞，起到了药效协同的作用，通过木香和槟榔的行气导滞之功，以达到"气血冲和，万病不生"之目的。临床上，运用辨证论治的原则，通过对患者望闻问切，以对药为主干随症组方，疗效确切。

　　《药类法象》中说："木香，除肺中滞气，若治中下焦结滞，须用槟榔为使。"历代医家创制了许多含有木香、槟榔的方剂，如参苏饮、橘核丸、四磨汤、木香槟榔丸、归脾汤、真人养脏汤、厚朴温中汤等，木香和槟榔都在其中发挥着重要的作用。本章的目的在于整理木香、槟榔药对在治疗气滞证中的临床应用，并附病案以飨同道。

第二节　类方举要

一、参苏饮

1.出处

《太平惠民和剂局方》：治感冒发热头痛，或因痰饮凝结，兼以为热，并宜服之。若因感冒发热，亦如法，以被盖卧，连进数服，微汗即愈。面有余热，更宜徐徐服之，自然平治。因痰者，但连日频进此药，以热退为期，不可预止。

2. 药物组成

紫苏叶20g，陈皮20g，枳壳15g，前胡20g，炙甘草15g，姜半夏10g，葛根30g，桔梗20g，茯苓20g，木香10g，人参（党参代）15g。

3. 功效

益气解表，理气化痰。

4. 方解

参苏饮配伍特点：一为散补并行，则散不伤正，补不留邪；二是气津并调，使气行痰消，津行气畅。方中紫苏叶辛温，归肺脾经，功擅发散表邪，又可宣肺止咳，行气宽中，故用为君药；臣以葛根解肌发汗，人参益气健脾，紫苏叶、葛根得人参相助，则无发散伤正之虞，大有启门驱贼之势；前胡、半夏、桔梗止咳化痰，宣降肺气；陈皮、枳壳、木香理气宽胸，醒脾畅中，茯苓健脾渗湿消痰，如此化痰药与理气药兼顾，既寓"治痰先治气"之意，又使升降恢复正常，可助表邪宣散、肺气开合，共为佐药；炙甘草补气和中，兼调和诸药，为佐使。诸药配伍，共奏益气解表、理气化痰之功。

5. 方证

恶寒发热，无汗，头痛，鼻塞，咳嗽痰白，胸脘满闷，倦怠无力，气短懒言，苔白脉弱。

6. 病机

气虚外感风寒，内有痰湿气滞。

7. 加减应用

乏力明显者，合补中益气汤（《脾胃论》）以补气健脾；咳嗽较甚者，合止嗽散（《医学心悟》）以宣利肺气，疏风止咳；头痛甚者，加藁本、蔓荆子、川芎、白芷以增强解表止痛之功。

8. 治验

张某，女，14岁。2017年7月28日初诊。患者平素体弱，易于感冒。其母代诉日前因夜间睡觉受凉，出现恶寒发热，体温38.5℃，无汗，鼻塞，咳嗽，倦怠乏力，自服感冒冲剂、止咳糖浆后汗出，发热稍有减轻，但倦怠乏力更甚，为求中医药治疗，来我工作室就诊。症见恶寒发热，体温38.2℃，汗出，恶风，鼻塞胸闷，咳嗽痰白，咳声低弱，倦怠乏力，气短懒言，纳呆，难寐，小便可，大便溏，日一行。舌边尖红，苔薄白，脉浮弱。

中医诊断：感冒（气虚外感兼痰湿气滞证）。

西医诊断：感冒。

治疗：予参苏饮合玉屏风散，3剂，日2次口服。服上方3剂后，恶寒、恶风减轻，发热基本消失，咳嗽好转，精神转佳。继服5剂，余症悉除，纳寐恢复正常。

按：患者平素体弱易感，复因夜间受凉，风寒袭表，肺气失宣，痰湿内生，形成"气虚外感兼痰湿气滞"之表里同病。

予患者参苏饮，主要针对气虚外感、痰湿壅肺之表里同病，可益气解表、化痰理气，缓解恶寒发热、咳嗽胸闷。合玉屏风散，其中黄芪益气固表，白术健脾燥湿，防风祛风解表，针对肺脾气虚、卫表不固之本虚。两方合用，3剂恶寒发热减轻、咳嗽好转；5剂余症悉除、纳寐恢复正常。

本例为气虚外感兼痰湿气滞之儿童反复感冒，以参苏饮合玉屏风散治疗。提示临床对儿童气虚易感，可能为肺脾气虚，若单用解表药，易耗气留邪，需要益气解表与化痰理气并举，方可标本兼顾。且小儿脏腑娇嫩，形气未充，发病迅速，易虚易实，治疗上须轻灵透达、顾护脾胃、防传变、重外治，方可标本兼治，疗效持久。

二、归脾汤

1. 古方论选

《严氏济生方》：治思虑过度，劳伤心脾，健忘怔忡。

《正体类要》：跌仆等症，气血损伤；或思虑伤脾，血虚火动，寤而不寐；或心脾作痛，怠惰嗜卧，怔忡惊悸，自汗，大便不调；或血上下妄行。

2. 药物组成

黄芪50g，龙眼肉10g，人参（党参代）15g，炒白术20g，当归20g，茯神10g，酸枣仁10g，远志10g，炙甘草10g，木香10g，生姜10g，大枣20g。

注：薛己的归脾汤是在《严氏济生方》归脾汤的基础上加入当归、远志而成，沿用至今。

3. 功效

益气补血，健脾养心。

4. 方解

本方为治疗心脾气血两虚之常用方。方中以黄芪补气健脾，龙眼肉养心安神，共为君药；党参、白术益气健脾，与黄芪相配，加强补脾益气之功，当归滋养营血，与龙眼肉配伍，增加补血养心之效，共为臣药；茯神、酸枣仁、远志益智宁心安神，木香理气醒脾，与益气健脾药配伍，复中焦运化之功，又能防大量益气补血药滋腻碍胃，共为佐药；炙甘草补气健脾，调和诸药；生姜、大枣调和脾胃，以资化源，共为使药。诸药合用，共奏益气补血、健脾养心之功。为治疗思虑过度、劳伤心脾、气血两虚之良方。

本方配伍特点：心脾同治，重点补脾；气血兼顾，重点补气。补气养血方中佐以木香，使全方补而不滞。使脾气旺而血有所生、血有所摄，血脉充则神有所舍、血有所归，故以"归脾汤"名之。

5. 方证

四肢无力，体倦食少，面色萎黄，心悸怔忡，健忘失眠，或便血，皮下紫癜，妇女崩漏，月经提前，量多色淡，舌淡，脉细弱。

6. 病机

心脾两虚，气血不足，脾不统血。

7. 加减应用

血虚较甚，面色无华，头晕心悸者，合四物汤（《仙授理伤续断秘方》）以补血调血；便血、崩漏、下血偏寒者，合黄土汤（《金匮要略》）以温阳健脾，养血止血；便血、崩漏、下血偏热者，合槐花散（《普济本事方》）以清肠止血，疏风行气。

8. 治验

李某，女，45岁。以失眠健忘伴心悸近1年为主诉，于2017年6月15日就诊。患者自述因儿子高考操劳过度，加上平时家务繁重，近半年来常失眠健忘，并伴有心悸，经对症口服药物治疗后有所缓解。1周前因家庭琐事，思虑过度，诸症加剧而来我门诊。细问病史，患者近1年内月经不规律，且经期延长，经量偏多，色淡有少量血块。症见头晕目眩，健忘，神疲乏力，面色萎黄，心悸，时有小腹搏动感，肢冷汗出，食欲不振，失眠多梦，小便可，大便调。舌质淡苔少，脉细弱无力。末次月经2017年6月8日。血常规显示贫血象。

中医诊断： 不寐，虚劳（心脾两虚，营卫不和证）。

西医诊断： 失眠，贫血，月经不调。

治疗： 予归脾汤合桂枝加龙骨牡蛎汤，7剂。患者失眠多梦改善，精神状态好转，头晕目眩、乏力逐渐减轻，余症均缓解，但时觉胸闷，心情不舒。上方加柴胡15g，香附30g，7剂。服药后胸闷减轻，余症均有好转。此后在上方基础上辨证加减治疗近3个月，患者面色红润，失眠多梦明显好转，月经规律，无经量偏多、血块等症状，无心悸、小腹搏动感、肢冷汗出等症状，食欲佳，小便正常，精神状态良好。查血常规恢复正常。

按： 患者正值天癸将竭之期，脾肾亏虚，冲任不固，月经量多致气血双亏；复因操劳过度、思虑伤脾，形成心脾两虚、营卫不和之虚劳不寐。

予患者归脾汤，针对心脾两虚、气血不足之本虚，可补益心脾、气血双补，缓解失眠健忘、心悸乏力。合桂枝加龙骨牡蛎汤，其中桂枝汤调和营卫，龙骨、牡蛎重镇安神、潜阳固涩，针对营卫不和、阴阳失调之标实，可调和营卫、重镇安神，缓解肢冷汗出、失眠多梦、心悸。两方合用，7剂失眠改善、头晕减轻；加柴胡、香附后胸闷缓解；3个月诸症悉平，血常规正常。

本例为心脾两虚、营卫不和证之中年女性失眠、贫血、月经不调，以归脾汤合桂枝加龙骨牡蛎汤治疗。提示临床对心脾两虚之失眠，应以补益心脾、调和营卫、重镇安神、身心同调、调经养血为治疗大法。中医治失眠之魂，在于"察阴阳之所在而调之，以平为期"，不止于镇静，不拘于心脑，不惧于虚实，此乃千年来"天人相应"智慧在失眠治疗中的体现。

三、厚朴温中汤

1. 出处

《内外伤辨惑论》：治脾胃虚寒，心腹胀满，及秋冬客寒犯胃，时作疼痛。

2. 药物组成

厚朴15g，生姜10g，干姜5g，豆蔻15g，陈皮20g，茯苓20g，炙甘草15g，木香15g。

3. 功效

温中行气，燥湿除满。

4. 方解

本方为治疗脾胃伤于寒湿所设。方中用厚朴辛苦温燥，行气消胀，燥湿除满，为君药；豆蔻辛温芳香，温中散寒，燥湿运脾，为臣药；陈皮、木香行气宽中，助厚朴消胀除满，生姜、干姜温脾暖胃，助豆蔻散寒止痛，茯苓渗湿健脾，均为佐药；炙甘草益气和中，调和诸药，功兼佐使。诸药合用，共成行气除满、温中燥湿之功。使寒湿得除，气机调畅，脾胃复健，则痛胀自解。

5. 方证

脘腹胀满或疼痛，不思饮食，四肢倦怠，舌苔白腻，脉沉弦。

6. 病机

脾胃寒湿气滞。

7. 加减应用

胃寒痛甚者，合良附丸（《良方集腋》）以行气疏肝，祛寒止痛；身重肢肿者，合五皮散（《中藏经》）以利水消肿，理气健脾。

8. 治验

张某，男，54岁，教师。2016年5月20日以胃脘部胀痛近5年为主诉来我工作室就诊。患者自述平素喜凉饮，1年前出现胃脘部胀痛，怕凉，于当地医院查胃镜示慢性浅表性胃炎伴糜烂，曾于多方求治，症状虽有缓解，但仍时发时止。3天前，因食凉物后症状加重。症见胃脘部胀痛，喜温喜按，胃脘部受凉或吃凉物后加重，嗳气频频，自汗，倦怠乏力，面色㿠白，纳差，大便溏薄，日2次。舌淡苔白腻，脉虚无力。

中医诊断：胃脘痛（脾胃寒湿气滞证）。

西医诊断：慢性浅表性胃炎伴糜烂。

治疗：予厚朴温中汤合黄芪建中汤，加旋覆花15g，代赭石30g，7剂。服药后患者胃脘部胀痛明显减轻，嗳气缓解，但胃脘部仍怕凉，现矢气频作。上方加荜茇6g，以温中散寒、下气止痛，7剂。患者胃脘部胀痛、怕凉明显好转，嗳气、矢气、便溏基本消失，精神状态佳，食欲佳。继服上方7剂，以固其效。

按：患者因寒邪直中中焦，损伤脾胃阳气，日久形成脾胃寒湿气滞之胃痛。

予患者厚朴温中汤，针对寒湿中阻、气滞胀痛之标实，可温中行气、散寒止痛，缓解胃脘胀痛、嗳气。合黄芪建中汤，其中黄芪益气补虚，桂枝、白芍调和营卫，甘草、饴糖缓急止痛。针对中焦虚寒、气血不足之本虚。加旋覆花、代赭石降逆止嗳，荜茇温中散寒、下气止痛。7剂胀痛减轻、嗳气缓解；加荜茇后怕凉好转、便溏消失。继服7剂诸症尽退，体现温中、行气、补虚、降逆协同之效。

本例为脾胃寒湿气滞之胃痛，以厚朴温中汤合黄芪建中汤治疗。提示临床对中焦虚寒之胃痛，应以温中散寒、行气止痛、补虚建中为治疗大法。十人九胃病，胃病多为寒。《素问·举痛论》谓："寒气客于肠胃，厥逆上出，故痛而呕。"《景岳全书》曰："胃寒证，必喜暖畏冷……当以温补为主，稍佐辛散。"此乃中医"温通胃阳，治病求本"之真谛。

四、真人养脏汤

1. 出处

《太平惠民和剂局方》：治大人小儿肠胃虚弱，冷热不调，脏腑受寒，下利赤白，或便脓血，有如鱼脑，里急后重，脐腹绞痛，日夜无度，胸膈痞闷，胁肋胀痛，全不思食，及治脱肛坠下，酒毒便血，诸药不效者，并皆治之。

2. 药物组成

诃子25g，肉豆蔻10g，当归20g，木香10g，肉桂30g，人参（党参代）15g，白芍20g，白术15g，炙甘草15g。

注：因市售无罂粟壳，故倍用诃子。

3. 功效

涩肠固脱，温补脾肾。

4. 方解

真人养脏汤中多用温肾健脾固涩之药。君药诃子苦酸温涩，涩肠止泻，敛肺止咳，肺与大肠相表里；臣药肉豆蔻涩肠止泻，温中理脾。二药相须为用，体现"急则治标""滑者涩之"。肉桂补火助阳，引火归原，人参、白术补气健脾，功在治本，恢复机体本身的固摄功能，泻痢日久，每伤阴血，加之甘温固涩之品易壅塞气机，故加白芍、当归养血和血，木香调气醒脾，与诸药合用，可调和气血，治下利腹痛后重，使补而不滞，上六药共为佐药。

炙甘草益气和中、调和诸药，合人参、白术补中益气，合白芍缓急止痛，为佐使药。综观全方，具有标本兼治、重在治标，脾肾兼顾、补脾为主，涩中寓通、补而不滞等配伍特点。诚为治虚寒泻痢、滑脱不禁之良方，故费伯雄言其"于久病正虚者尤宜"。

5. 方证

泻痢无度，滑脱不禁，甚至脱肛坠下，脐腹疼痛，喜温喜按，倦怠食少，舌淡苔白，脉迟细。

6. 病机

脾肾虚寒，久泻久痢。

7. 加减应用

脾肾虚寒较甚，手足不温者，合四逆汤（《伤寒论》）以温肾暖脾；脱肛坠下较甚者，合补中益气汤（《脾胃论》）以补中益气，升阳举陷。

8. 治验

张某，女，68 岁，退休。2016 年 11 月 5 日初诊。患者自述近年来反复腹泻，大便日 3～4 次，甚则难以计数，呈稀水样便，伴有脱肛下坠，手足不温，且每于进食寒凉食物后加重，常有大便失禁，痛苦不堪，有厌世情结，于当地医院查肠镜示慢性结肠炎。经口服止泻西药后未见明显缓解，后多处求医，病情仍未好转，故来我门诊。症见大便溏稀，日 5～6 次，脱肛下坠，便前腹痛，喜温喜按，面色苍白，形体消瘦，神疲乏力，倦怠嗜卧，手足冰凉，纳少，眠可。舌淡苔白滑，脉沉细无力。

中医诊断： 泄泻（脾肾虚寒证）。

西医诊断： 慢性结肠炎。

治疗： 予真人养脏汤合四逆汤，加升麻 15g，黄芪 50g，7 剂。服药期间患者大便次数逐渐减少，余症均有缓解。上方继服 7 剂，大便情况好转，日 2～4 次，脱肛下坠、神疲乏力症状明显改善。以上方为基础辨证加味治疗月余，大便正常，诸症悉愈。

按： 患者素体脾肾阳虚，阴寒内盛，复因久病耗伤正气，形成脾肾虚寒、肠失固摄之泄泻重症。

予患者真人养脏汤针对脾肾虚寒、肠滑失禁之本虚标实，可温补脾肾、涩肠固脱，缓解滑脱不禁、脱肛下坠。合四逆汤，针对肾阳虚衰、阴寒内盛之本虚，可补火助阳、温肾暖脾，改善手足冰凉、神疲乏力。加升麻升阳举陷，黄芪补气健脾。针对中气下陷、气虚不固之兼证。两方合用，7剂便次减少，脱肛减轻；继服7剂，大便次数减少，精神改善；月余大便正常，诸症悉愈。

本例为脾肾虚寒证之老年慢性结肠炎，以真人养脏汤合四逆汤，加升麻、黄芪升阳举陷，配合身心同调、生活方式干预，病情改善。提示临床对老年泄泻，须辨是否为脾肾虚寒，此种类型较为常见，多因年老脾肾阳气渐衰所致，如属脾肾虚寒者，若单用止泻药，易留邪助寒，温补脾肾与涩肠固脱并举，方可标本兼顾。

五、橘核丸

1. 出处

《严氏济生方》：治四种病，卵核肿胀，偏有大小，或坚硬如石，或引脐腹绞痛，甚则囊肤肿胀，或成疮毒，轻则时出黄水，甚则成痈溃烂。

2. 药物组成

橘核9g，海藻9g，昆布9g，海带9g，木香10g，川楝子8g，桃仁15g，厚朴15g，通草15g，枳实15g，延胡索15g，桂枝30g。

3. 功效

行气止痛，软坚散结，温通消癥。

4. 方解

本方中橘核入厥阴气分，行气散结，专治疝痛者，为主药；川楝子、木香入气分，助橘核行气止痛，延胡索、桃仁入血分，能活血散结消肿，延胡索还善行气止痛，共为辅药。诸药相配，散厥阴肝经气血之郁滞。肉桂温肾暖肝而散寒，木通利血脉而除湿，枳实行气破坚，厚朴下气燥湿，海藻、海带、昆布软坚散结，共为佐使药。各药配伍，可直达厥阴肝经，以行气血、消肿胀、散寒湿，故可用于治疗寒湿疝气、睾丸肿胀之证。

5. 方证

睾丸肿胀偏坠，或坚硬如石，或痛引脐腹，甚则阴囊肿大，轻者时出黄水，重者成脓溃烂。

6.病机

寒湿气滞。

7.加减应用

气滞较甚者，症见情志不畅，胸腹胀满疼痛，合柴胡疏肝散（《证治准绳》引《医学统旨》）以疏肝行气止痛；兼血瘀者，症见小腹疼痛，痛如针刺，固定不移，合少腹逐瘀汤（《医林改错》）以活血化瘀止痛；寒凝较重者，合天台乌药散（《圣济总录》）以行气疏肝，散寒止痛。

8.治验

周某，男，42岁，农民。患者2年前因感寒后出现下腹及睾丸疼痛，病情反复发作，曾在当地医院以"睾丸炎"住院治疗。3天前因生气上述症状加重，至我工作室就诊。症见睾丸坠胀冷痛，下腹部胀痛，痛无定时，腹部有压痛，小便清长，大便溏薄，日一行。舌淡苔白，脉弦迟。

中医诊断： 子痈（寒湿气滞证）。

西医诊断： 睾丸炎（慢性）。

治疗： 予橘核丸合天台乌药散，7剂，配合情绪疏导。服药后下腹部疼痛稍有缓解，睾丸坠胀冷痛减轻，大便成形。在上方基础辨证加减10剂，服药后睾丸坠胀冷痛基本消失，下腹部胀痛明显好转，二便正常。继服上方10剂以善其后。

按： 该患者系寒湿客于下腹及睾丸，寒性凝滞，湿性黏腻，阻滞气机，发为子痈，故予橘核丸以行气止痛，软坚散结；合天台乌药散以行气疏肝，散寒止痛。

六、四磨汤

1.出处

《严氏济生方》：治七情伤感，上气喘息，妨闷不食。

2.药物组成

人参（党参代）15g，槟榔15g，沉香5g，乌药10g。

注： 上方四味药坚实，久煎方可得其性，然久煎芳香易散，难达最佳药效，故先磨浓汁，再水煎服，故名"四磨汤"。

3. 功效

行气降逆，宽胸散结。

4. 方解

方中以乌药为君，行气疏肝解郁；臣以沉香，下气降逆，《本草衍义》云"与乌药磨服，走散滞气"；佐以槟榔行气化滞，人参益气扶正，合沉香能温肾纳气，为佐使药。诸药同用，行气解郁而不伤正，共奏行气降逆、宽胸散结之效。

5. 方证

呃逆，声音洪亮，喘急上气，胸膈烦闷，心下痞硬，纳差，苔白，脉弦。

6. 病机

七情所伤，肝气郁结。

7. 加减应用

《医方集解》将本方减人参，加木香、枳实，名"五磨饮子"，主治暴怒气厥。《证治准绳》将五磨饮子加入大黄，名"六磨汤"，主治气机郁滞型便秘。

8. 治验

王某，女，52 岁，农民。2018 年 4 月 23 日初诊。3 年前患者因与婆婆发生口角，导致精神郁郁寡欢、呃逆等症状，有自杀倾向。遂至某专科医院就诊，多次住院治疗无果，遍访各大知名医院，鲜有良效，后至我门诊治疗。症见呃逆，声音长而响亮，胸前区憋闷胀满，有气上冲感，发作欲死，纳差，眠差，小便可，大便不成形，4 天 1 次，质黏，有排不尽感。舌质淡苔白，脉弦。

中医诊断： 呃逆，奔豚气（肝气郁结，气逆上冲证）。

西医诊断： 膈肌痉挛。

治疗： 予四磨汤合奔豚汤，加大黄 5g，7 剂，配合心理治疗。服药后呃逆稍有缓解，胸前区憋闷胀满减轻，大便成形，2 天 1 次。上方加旋覆花15g，代赭石 30g，以降逆镇冲平呃，7 剂。服药后胸前区憋闷基本消失，呃逆明显减轻，气上冲感、饮食、睡眠均有改善，大便排不尽感消失，日 1 次。上方大黄减至 3g，再予 7 剂。患者精神状态近如常人，本人及家属高兴至极。

按： 患者因家庭矛盾致肝气郁结，气机逆乱，冲脉失和，形成肝气郁结、气逆上冲之重症呃逆（奔豚气）。

予患者四磨汤，针对肝气郁结、气逆上冲之本虚标实，可疏肝解郁、降逆平冲，缓解呃逆、气上冲感。合奔豚汤，针对冲脉气逆、肝郁化热之标实。加大黄通腑降气，旋覆花、代赭石重镇降逆。针对腑气不通、冲气上逆之兼证，可通腑导滞、重镇平冲，改善大便黏滞、呃逆频作。7剂呃逆减轻，大便成形；加旋覆花、代赭石后胸前憋闷消失，呃逆明显减轻；减大黄后继服7剂，精神状态恢复。

本例为肝气郁结、气逆上冲之顽固性呃逆（奔豚气），以四磨汤合奔豚汤，加大黄、旋覆花、代赭石等，提示临床对肝气郁结之呃逆，应以疏肝解郁、平冲降逆、通腑导滞为治法。《素问·宣明五气》云："胃为气逆为哕。"呃逆本质是胃气上逆动膈，但根源在五脏气机失调。五脏皆可以导致呃逆，故中医治呃逆之魂，在于见呃不治呃，调气以归原。

七、木香槟榔丸

1. 古方论选

《儒门事亲》：膜胀，浊气在上不散，可服木香槟榔丸。

《医方集解》：此手足阳明药也……湿热积滞去，则二便调而三焦通泰也。盖宿垢不净，清阳终不得升，故必假此以推荡之，亦通因通用之意。然非实积，不可轻投。

2. 药物组成

木香15g，槟榔10g，青皮10g，陈皮20g，枳实15g，黄柏15g，黄连10g，莪术10g，牵牛子5g，香附10g，大黄3g。

3. 功效

行气导滞，攻积泄热。

4. 方解

木香槟榔丸的配伍特点可简单概括为行气导滞，攻积泄热。方中木香、槟榔行气导滞，消脘腹胀满，除里急后重，为君药；大黄、牵牛子攻积导滞、泄热通便，青皮、香附行气化积，助木香、槟榔行气导滞，共为臣药；莪术疏肝解郁、破血行气、散结止痛；陈皮理气和胃、健脾燥湿，黄连、黄柏清热燥湿而止痢，皆为佐药之用。诸药合用，以行气导滞为主，配以清热、攻下、活血之品，共奏行气导滞、攻积泄热之功。

5. 方证

脘腹痞满胀痛，赤白痢疾，里急后重，或大便秘结，舌苔黄腻，脉沉实者。

6. 病机

积滞内停，湿蕴成热。

7. 加减应用

夹有食积者，合保和丸（《丹溪心法》）以消食和胃；湿热甚者，合三仁汤（《温病条辨》）以宣畅气机，清利湿热。

8. 治验

杨某，女，45 岁，银行职员。2017 年 3 月 21 日初诊。患者有慢性结肠炎病史 7 年，自述因工作繁忙，生活起居饮食不规律而出现脘腹胀满疼痛，大便溏结不调，昼夜不得眠，心情焦虑，痛苦不堪，遂来我工作室就诊。症见脘腹胀满疼痛，或赤白痢疾，里急后重，或大便黏腻不爽，纳差，小便黄。舌质红有瘀斑，苔黄腻，脉弦滑。

中医诊断：泻痢（湿热蕴结证）。

西医诊断：慢性结肠炎。

治疗：予木香槟榔丸，5 剂。服药后肠鸣矢气、脘腹胀满疼痛减轻。效不更方，继服 7 剂，大便顺畅，无黏腻不爽感。又服 10 剂，大便日 1 ～ 2 次，无赤白痢疾及里急后重，心境佳，余症不显。

按：患者因长期工作压力大、饮食不节，湿热内生，蕴结大肠，阻滞气机，形成泻痢之湿热蕴结证。

予患者木香槟榔丸，针对湿热蕴结、腑气壅滞之标实，可清热利湿、行气通腑，缓解脘腹胀满、里急后重、大便黏腻。5 剂肠鸣矢气、胀痛减轻；7 剂大便顺畅；10 剂泻痢消失、心境佳，体现了清热、行气、通腑的协同之效。

本例为湿热蕴结之慢性结肠炎，以木香槟榔丸治疗，配合身心同调、生活方式干预，终使泻痢、腹胀、焦虑尽退。提示临床对湿热蕴结之泻痢，辨明湿热的程度，治疗过程中注意药物使用，不可单用止泻药，易留邪助湿。如腑气壅滞，须行气通腑泄热，也要防行气伤阴。焦虑、失眠与泻痢互为因果，治疗须结合心理疏导、情志安抚，方能根治。

第三节 小结

气为一身之主，气运行于机体表里内外，周而复始，为人体脏腑组织活动提供动力。气表现为升、降、出、入4种运动方式，气的运动通过脏腑活动体现。若气的运动失常则会引起脏腑功能失调，导致疾病发生。《素问·举痛论》言："百病生于气也。"气升降运动正常，则机体内外环境统一，维持动态平衡，而无气郁、气陷、气滞、气逆等病理状态。随着现代人生活及工作压力的增加，容易发生情志不畅，肝郁气滞，肝气犯胃，导致脾胃气机不畅；或年老体弱，外出活动减少，阳气不足，木郁克土，脾胃虚弱，运化乏力，水谷内停，引起脾胃气机壅滞，中运失调，多出现气滞症状。

故临床多用理气药，这类药物以疏通气机为主要功效，其味多辛、苦，主归脾、胃、肝、肺经，温而芳香，味辛能行，味苦能泄，芳香可走窜，性温可通行，故有疏通气机，即行气、降气、解郁、散结等作用，并可通过畅达气机、消除气滞达到止痛之效。

气滞证的轻重程度及部位不同，选方不同，用药亦不同。脾胃伤于寒湿，寒湿留而不行，则致脾胃气机阻滞，升降失常，应用厚朴温中汤；七情所伤，肝气郁滞致胸膈烦闷，气喘痞满，选用四磨汤；肝经无形之气滞与有形之寒湿错杂纠缠，则用橘核丸；积滞内停，湿蕴生热，气滞甚时选用木香槟榔丸。

相关病证不同，理气药发挥的作用及处方亦不同，如参苏饮中，理气药不仅有"治痰先治气"之意，而且可使气机升降恢复正常，与其他药配伍，共奏益气解表、理气化痰之功；归脾汤中理气药在大量补气养血药中具有理气健脾的作用，可使全方补而不滞；治泻痢日久之真人养脏汤中搭配理气药可调气醒脾，使全方涩补而不滞。

/ 第十九章 /
镇惊安神、收敛固涩相关类方

第一节　概述

《内经》言"精气夺则虚"，或由劳倦伤脾而气馁，或因久病及肾而精亏，症见神疲乏力、脉弱舌淡，如孤城失守，外邪易侵，虚为百病之始，乃正气亏耗之基。《诸病源候论》谓"惊则心无所倚"，虚者神浮不敛，遇惊则悸动不寐，实者痰火扰心，触怒则躁狂痉厥，总属"神不守舍"之危候。惊为神乱之变，因心胆气怯或突受恐骇。散为固摄之溃，系正气失统、精微外泄，或卫阳不固而自汗淋漓，或肾关失约而遗滑崩带，恰似堤决水奔，不塞其流则元气日削。治之要诀，贵在"补虚以安神，固涩以防脱"，需要镇惊安神、收敛固涩相关类方治疗，常包括龙骨、牡蛎等药物。

龙骨，为古代多种大型哺乳类动物，如三趾马、鹿类、牛类、象类、犀类等的骨骼化石或象类门齿的化石。生用或煅用，其味甘、涩、平，归心、肝、肾经。《神农本草经》云："龙骨味甘平，主……咳逆，泻痢脓血，女子漏下，癥瘕坚结，小儿热气惊痫。齿主小儿大人惊痫癫疾狂走。"具有镇惊安神、平肝潜阳、收敛固涩等功效，用于治疗心神不宁、心悸失眠、惊痫癫狂、眩晕、滑脱诸证，煅龙骨外用可收湿敛疮。现代药理学研究表明，龙骨主要含有钙盐，并含有铁、钾、钠、氯等物质。其所含钙盐被吸收后，有促进血液凝固、降低血管壁通透性及抑制骨骼肌兴奋等作用。

牡蛎，为牡蛎科动物长牡蛎、大连湾牡蛎或近江牡蛎等的贝壳。生用或煅用，其味咸、涩，微寒，归肝、肾经。《海药本草》言牡蛎"主男子遗精，虚劳乏损，补肾正气，止盗汗，去烦热，治伤阴热疾，能补养，安神，治孩子惊痫"。具有平肝潜阳、收敛固涩、软坚散结等功效，用于治疗心神不安、惊悸失眠、眩晕、癥瘕积聚、滑脱诸证，煅牡蛎可制酸止痛。现代药理学研究表明，牡蛎中主要含有钙盐，并含有铜、铁、锌、锰、锶、铬等微量元素及多种氨基酸。牡蛎粉有镇静、抗惊厥的作用；牡蛎多糖具有降血脂、降血压、抗血栓等作用。《伤寒杂病论》中载有龙骨方8首，牡蛎方15首，二者合用方6首。龙骨、牡蛎为《神农本草经》上品，具有镇惊安神、平肝潜阳、收敛固涩的功效。书中记载龙骨生于山谷，性属阳，入手少阴心经；牡蛎生于池泽，性属阴，入足少阴肾经。两药功效相似，常配伍使用，虚实疾病皆宜用之。二者生用时，功专镇惊安神，平肝潜阳，用治心神不宁诸证，体现了《素问·至真要大论》中"惊者平之"的治法，正如张锡纯《医学衷中参西录》言："人身阳之精为魂，阴之精为魄。龙骨能安魂，牡蛎能强魄。魂魄安强，精神自足，虚弱自愈也。是龙骨、牡蛎，固为补魂魄精神妙药也。"如在柴胡加龙骨牡蛎汤、镇肝熄风汤等方剂中的应用。二者煅用时专于收敛固涩，如张锡纯所言"取其涩力稍胜以收一时之功""其质稍软，与脾胃相宜""敛正气而不敛邪气"，用治正气不足、失于固摄所致的汗出、遗精、崩漏等滑脱诸证，诠释了《素问·至真要大论》中"散者收之"的治疗法则，见于牡蛎散、金锁固精丸、清带汤等经典方剂中。

第二节　类方举要

一、柴胡加龙骨牡蛎汤

1. 出处

《伤寒论·辨太阳病脉证并治》第107条：伤寒八九日，下之，胸满烦惊，小便不利，谵语，一身尽重，不可转侧者，柴胡加龙骨牡蛎汤主之。

2. 药物组成

柴胡20g，龙骨30g，牡蛎30g，半夏10g，大枣10g，黄芩15g，生姜10g，桂枝30g，茯苓20g，大黄3g，磁石30g，人参（党参代）10g。

注：因铅丹有毒，药市无售，故去铅丹，以磁石代之。

3. 功效

和解少阳，重镇安神。

4. 方解

方中柴胡散半表半里之邪，桂枝解表邪，黄芩清里热，三药共奏和里解表之功，以治寒热往来、身重；龙骨、牡蛎、磁石、龙齿重镇安神，以治烦躁惊狂；半夏、生姜暗合小半夏汤之意，用以降逆和胃止呕，化痰逐饮；大黄泄热通便，调和胃气，使邪有出路；茯苓利水渗湿，宁心安神；人参、大枣益气和胃，扶正祛邪，共成和解清热、镇惊安神之功。因方中含有小柴胡汤，遂具有柴胡四大症，即往来寒热、胸胁苦满、默默不欲饮食、心烦喜呕；《伤寒论》将其用于"伤寒八九日下之后"，伤寒八九日，寒邪已由表侵入半表半里，仍下之，遂邪入里化热，致大便干结；泻下虚其里，胃虚邪热夹水饮上攻，故可见脐腹动悸；热入胃腑，胃燥、胃气不和则谵语；邪热、水饮上攻脑系，则烦躁惊狂不安，易惊；脑系受到侵犯，则导致意欲低下，身重难以转侧；条文中小便不利应该理解为相对正常小便而言，或不通、或量少、或失禁、或尿频、或尿痛等。徐灵胎在《伤寒论类方》中言："此方能下肝胆之惊痰，以之治癫痫必效。"《餐英馆疗治杂话》中也说："此方用于痫证及癫狂，屡屡得效。当今之病人，气郁与肝郁者十有七八。肝郁者，为痫症之渐，妇人肝郁与痫症尤多。"尾台榕堂认为本方可以治疗"狂证，胸腹动甚，惊惧避人，兀坐独语，昼夜不寐，或多猜疑，或欲自死，不安床者""痫证，时时寒热交作，郁郁悲愁，多梦少寐，或恶接人，或屏居暗室，殆如劳瘵者。狂、痫二证，亦当以胸胁苦满、上逆、胸腹动悸等为目的""癫痫，居常胸满上逆，胸腹有动，每月及二三发者，常服此方不懈，则无屡发之患"。我运用本方治疗精神神经系统疾病均取得了一定疗效。

5. 方证

烦躁惊狂不安，谵语，易惊，身重难以转侧，脐腹动悸。

6. 病机

肝胆火实，心阳浮越。

7. 加减应用

哭笑不休，或打人詈骂不避亲疏者，合癫狂梦醒汤（《医林改错》）以和解清热，镇惊安神；眩晕耳鸣，咳喘痰稠，胸脘痞闷，大便秘结者，合礞石滚痰丸（《泰定养生主论》）以泻火逐痰；无故悲伤欲哭者，合甘麦大枣汤（《金匮要略》）以养心安神。

8. 治验

郝某，女，65岁，退休。2019年4月15日初诊。患者自述于1个月前，因与邻居吵架，后又遇占卜者言其将不久于人世，受惊回家后即惊慌恐惧，白天睡觉亦关门窗，彻夜不寐，妄见妄闻。曾就诊于西医院，服各种抗精神病药物，疗效不佳。症见入睡困难，甚者彻夜不寐，心悸，易惊，时恐惧不安，悲伤欲哭，乏力困倦，自言妄想不休，口干苦，心烦易怒，忽冷忽热，烘然汗出，继则大汗淋漓，伴濒死感，大便秘结，3～5日一行。舌红苔黄腻，脉细弦数。

中医诊断： 脏躁（肝胆实火，心阳浮越腑实证）。

西医诊断： 焦虑性惊恐障碍。

治疗： 予柴胡加龙骨牡蛎汤合甘麦大枣汤，5剂，并予心理疏导。肠鸣矢气，大便始下，2日一行，入睡困难等症状有所缓解。效不更方，再服7剂，大便通畅，日1～2次，心烦、心悸、乏力感明显减轻。因此病易受情绪影响，可反复发作，故在此基础上辨证加减治疗3个多月，诸症向愈。

按： 患者因情志刺激致肝胆火郁、少阳枢机不利，进而心阳浮越、心神失养，形成肝胆实火，心阳浮越腑实之脏躁。

予患者柴胡加龙骨牡蛎汤，针对肝胆火郁、心阳浮越、腑气不通之标实，可和解清热、镇惊安神、通腑泄热，缓解惊恐、失眠、便秘。合甘麦大枣汤，其中甘草缓急，小麦养心阴，大枣补脾血。两方合用，5剂肠鸣矢气，大便始下，入睡改善；7剂大便通畅，心烦心悸减轻；3个月诸症向愈，体现了和解、泻火、安神、养营的协同之效。

本例为肝胆实火，心阳浮越腑实之焦虑性惊恐障碍，以柴胡加龙骨牡蛎汤合甘麦大枣汤和解泻火、重镇安神、养心安神，使狂躁者得静，抑郁者得舒，多疑者得安，疲惫者得养。两方合用治疗精神疾病，是调和枢机、养心缓急治法的经典配伍，尤其擅治虚实夹杂、形神共病的复杂精神障碍。

二、镇肝熄风汤

1. 出处

《医学衷中参西录》：治内中风证（亦名类中风，即西人所谓脑充血证），其脉弦长有力（即西医所谓血压过高），或上盛下虚，头目时常眩晕，或脑中时常作疼发热，或目胀耳鸣，或心中烦热，或时常噫气，或肢体渐觉不利，或口眼渐形㖞斜，或面色如醉，甚或眩晕，至于颠仆，昏不知人，移时始醒，或醒后不能撤消，精神短少，或肢体痿废，或成偏枯。

2. 药物组成

白芍 20g，天冬 20g，玄参 20g，生牡蛎 30g，茵陈 30g，代赭石 30g，炙甘草 10g，怀牛膝 30g，生麦芽 20g，龟甲 15g，川楝子 10g，生龙骨 30g。

3. 功效

镇肝息风，滋阴潜阳。

4. 方解

方中重用牛膝、代赭石为君，怀牛膝归肝肾经，入血分，最善引血下行，且能补益肝肾，代赭石色赤入血，质重沉降，镇肝降逆，二药相伍，一刚一柔，主治血逆之标实；龙骨、牡蛎、龟甲、白芍益阴潜阳，镇肝息风，共为臣药；玄参、天冬入肾经，善养阴而清热，和龟甲、白芍以滋水涵木，滋阴柔肝，川楝子、生麦芽、茵陈疏肝理气，清肝泄热，顺肝为刚脏，喜条达而恶抑郁之性，以上均为佐药；甘草调和诸药，和生麦芽和胃安中，防金石、介壳类药物伤胃为使。全方重用镇潜诸药，配伍滋阴疏肝之品，共成标本兼治之良方。本方所治之类中风，张锡纯称为"内中风"。主治证候为肝肾阴虚，阴虚不能制阳，致阳亢化风，肝风内动。《素问·调经论》所谓"血之与气，并走于上，则为大厥，厥则暴死。气复反则生，不反则死"。本证以肝肾阴虚为本，肝阳上亢、气血逆乱为标，但以标实为主。治以镇肝息风为主，佐以滋养肝肾。

5. 方证

头目晕眩，目胀耳鸣，脑部热痛，面色如醉，心中烦热；或时常噫气，或肢体渐觉不利，口眼渐形㖞斜，甚者眩晕颠仆，昏不知人，移时苏醒，或醒后不能复原，脉弦长有力。

6. 病机

肝肾阴虚，虚风内动。

7. 加减应用

心中烦热甚者，合栀子豉汤（《伤寒论》）以清心除烦；痰多色黄黏稠者，合清气化痰丸（《医方考》）以清热化痰；头晕耳鸣，腰膝酸软，骨蒸潮热者，合六味地黄丸（《小儿药证直诀》）以滋补肝肾。

8. 治验

张某，女，65 岁，农民。2018 年 3 月 9 日以头晕、头顶胀痛为主诉就诊。患者既往有高血压病史 10 年，多方求治血压控制不佳。症见头昏，头顶胀痛欲裂，每遇情绪激动、熬夜而加重，面部烘热潮红，低头即觉面部胀满难忍，眼花，视物模糊，口舌干燥，心烦易怒，纳可，眠差多梦，小便黄，大便秘结，肛门有下坠感，4 ～ 5 日一行。舌红苔黄，脉弦滑。血压 165/100mmHg。

中医诊断：眩晕，便秘（阴虚阳亢证）。

西医诊断：高血压 2 级，便秘。

治疗：予镇肝熄风汤合增液承气汤，5 剂。服药期间矢气频多，大便通畅，日 1 次，嘱患者规律作息，避免情绪激动，每日监测血压。继服上方 7 剂，复诊时头胀痛、头晕、面部烘热大为减轻，余症缓解，血压 150/90mmHg。因便已通下，上方减大黄、芒硝，继服 7 剂。头晕、头胀痛基本消失，面部不再烘热，余症已不明显，血压 136/85mmHg。继服上方 10 剂，以善其后。

按：患者因高血压病史 10 年，素体肝肾阴虚，阴不涵阳，肝阳上亢，加之情绪激动、熬夜，阴虚阳亢更甚，形成阴虚阳亢之眩晕、便秘。

予患者镇肝熄风汤，针对肝阳上亢、阴虚阳亢之本虚标实，可镇肝息风、滋阴潜阳，缓解头晕胀痛、面部烘热。合增液承气汤，麦冬、生地黄、玄参滋阴增液，大黄、芒硝泄热通便。针对阴虚津伤、腑气不通之标实。两方合用，5 剂矢气频多、大便通畅；7 剂头胀痛、面部烘热减轻，血压下降；减大黄、芒硝后继服 7 剂，头晕胀痛基本消失。

本例为阴虚阳亢之老年高血压、便秘，以镇肝熄风汤合增液承气汤治疗。提示临床对阴虚阳亢之高血压，要关注大便的情况，尤其老年人排便困难，更易升高血压，而出现脑血管意外。所以，此处选择滋阴的增液承气汤以助大便顺利排出，体现中医学治未病的思想。

三、牡蛎散

1. 出处

《太平惠民和剂局方》：治诸虚不足，及新病暴虚，津液不固，体常自汗，夜卧即甚，久而不止，羸瘠枯瘦，心忪惊惕，短气烦倦。

2. 药物组成

煅牡蛎 30g，黄芪 50g，麻黄根 30g，浮小麦 30g。

3. 功效

敛阴止汗，益气固表。

4. 方解

方中煅牡蛎敛阴潜阳，固涩止汗，为君药；生黄芪益气实卫，固表止汗，为臣药；麻黄根甘平，功专收涩止汗，为佐药；浮小麦轻浮走表，能养心敛液，固表止汗，功兼佐使。诸药合用，共奏敛阴潜阳、益气固表止汗之功。使表气得固，阴气敛藏，汗出可止。张秉成《成方便读》谓："夫自汗、盗汗两端，昔人皆谓自汗属阳虚、盗汗属阴虚而立论。然汗为心液，心主血，故在内则为血、在外则为汗，不过自汗、盗汗虽有阳虚、阴虚之分，而所致汗者，无不皆由郁蒸之火逼之使然。故人之汗以天地之雨名之，天地亦必郁蒸而后有雨。但火有在阴在阳之分，属虚属实之异，然二证虽有阴阳，其为卫虚不固则一也。此方用黄芪固卫益气，以麻黄根领之达表而止汗。牡蛎咸寒，潜其虚阳，敛其津液；麦为心谷，其麸则凉，用以入心，退其虚热耳。此治卫阳不固，心有虚热之自汗者也。"

5. 方证

自汗出，夜卧更甚，心悸易惊，乏力气短，舌淡，脉细弱。

6. 病机

气虚卫外不固，阴伤心阳不潜，日久心气亦耗。

7. 加减应用

盗汗较重者，合当归六黄汤（《兰室秘藏》）以滋阴泻火，固表止汗。

8. 治验

白某，女，49 岁，教师。于 2017 年 7 月 15 日以汗出胸闷 2 年余为主诉来我门诊就诊。患者自述平素胸闷气短，近1年加重，已影响正常劳动。症见汗出胸闷，稍有活动则汗出加重而汗流浃背，夜间汗出，潮热，五心烦热，心烦口干，腰膝酸软，纳可，眠差多梦，入睡困难，易醒，小便黄，大便质干，2日一行。舌红苔黄微腻，脉虚数。

中医诊断：汗证（气阴两虚证）。

西医诊断：更年期综合征。

治疗：予牡蛎散合当归六黄汤，7剂。服药后汗出次数明显减少，余症均有所改善，心情随之舒畅。上方继服7剂，汗出渐止，潮热、手足心热消失，稍有乏力。减当归六黄汤，继服7剂，余症悉愈。

按：患者更年期，天癸渐竭，气阴两伤，虚火内扰，卫表失固，形成气阴两虚之汗证（更年期综合征）。

予患者牡蛎散，针对气虚卫表不固、阴津外泄之本虚，可益气固表、敛汗止汗，缓解动则汗出、夜间盗汗。合当归六黄汤，其中当归、生地黄、熟地黄滋阴养血，黄芩、黄连、黄柏泻火坚阴，黄芪固表止汗，针对阴虚火旺、虚火迫津之标实。两方合用，7剂汗出减少，余症改善；7剂汗出渐止，潮热消失；7剂乏力缓解，余症悉愈。

本例为牡蛎散合当归六黄汤治疗更年期综合征气阴两虚证，是中医固表敛汗、滋阴泻火双法合用的经典配伍，其优势在于标本兼治、双向调治，直击更年期综合征阴虚火旺、气虚不固的核心病机。两方相合，既弥补了单方不足，又以黄芪为桥梁贯通两方，形成了治疗更年期综合征气阴两虚证的"黄金组合"。正如《医宗金鉴》所言："盗汗阴虚阳必凑，当归六黄汤最效，若兼气虚表不固，牡蛎散中黄芪妙。"

四、金锁固精丸

1. 出处

《医方集解》：治精滑不禁。

2. 药物组成

煅龙骨30g，煅牡蛎30g，莲子15g，莲须5g，芡实20g，沙苑子20g。

3. 功效

涩精补肾。

4.方解

方中沙苑子入肾经，补肾固精，《本经逢源》称其为"泄精虚劳要药，最能固精"，为君药；芡实益肾固精，且补脾气，莲须固肾涩精，莲子补肾涩精，并能养心清心，合用以交通心肾，共为臣药；牡蛎亦属《神农本草经》上品，原文记载："主伤寒寒热，温疟洒洒，惊恚怒气，除拘缓鼠瘘，女子带下赤白。久服，强骨节，杀邪气，延年。一名蛎蛤，生池泽。"牡蛎为介质之属，生于池泽，潜伏于潭泽泥沼中，秉阴气日久，其味咸性寒，归肝肾经，入少阴，取象比类，属阴药范畴，龙骨、牡蛎煅制而用，功专收敛固涩，兼以重镇安神，神安则益于固精，为佐药。纵观全方，既能补肾，又能固精，为标本兼治且以治标为主的良方。因其能秘肾气，固精关，专为肾虚滑精而设，故美其名曰"金锁固精"。针对肾虚则封藏失职，精关不固，则遗精滑泄；精亏则气弱，神疲乏力；腰为肾之府，耳为肾之窍，肾精亏虚，则腰痛耳鸣。

5.方证

遗精滑泄，神疲乏力，腰痛耳鸣，舌淡苔白，脉细弱。

6.病机

肾虚不固之遗精。

7.加减应用

五更泄泻，腰酸肢冷者，合四神丸（《内科摘要》）以温肾暖脾，固肠止泻；阳痿者，合右归丸（《景岳全书》）以补肾壮阳；大便秘结，小便清长者，加济川煎（《景岳全书》）以温精通便；腰膝酸软者，合左归丸（《景岳全书》）以补肾益精。

8.治验

周某，男，35岁，已婚，职员。2017年6月5日初诊。既往有慢性前列腺炎病史。患者婚后房劳过度，致遗精、滑精5年，多处就医未效，辗转至我工作室就诊。症见夜间无梦滑精，1周2～3次，性功能减退，阳痿难起，腰酸如折，神疲乏力，头昏耳鸣，口燥咽干，小便频急，余沥不尽。舌红，苔黄微腻，脉细数。

中医诊断：遗精（肝肾阴虚，精关不固证）。

西医诊断：性神经衰弱症，慢性前列腺炎。

治疗： 予金锁固精丸合知柏地黄丸，7剂，嘱患者清心寡欲，服药期间禁房事。服药后腰酸减轻，滑精有所缓解。效不更方，继服原方7剂。

按： 患者已婚，因房劳过度，肾精亏虚，相火妄动，精关失固，形成肝肾阴虚，精关不固之遗精。

予患者金锁固精丸，针对肾虚精关不固、滑精频作之本虚，可补肾涩精、固摄精关，治疗滑精、阳痿。合知柏地黄丸，其中知母、黄柏滋阴降火，熟地黄、山茱萸、山药滋补肾阴，泽泻、茯苓、牡丹皮清虚热，针对阴虚火旺、相火妄动之标实。两方合用，7剂腰酸减轻，滑精缓解；继服7剂巩固疗效。

本例为肝肾阴虚，精关不固之遗精、性神经衰弱症。遗精，病在心、肝、肾三脏，而与肾脏尤为密切。该患者房劳过度，久致肾气虚衰，封藏失司，精关不固，故予金锁固精丸以补肾涩精止遗。《景岳全书·遗精》言"精之藏制在肾，而精之主宰则在心，故精之蓄泄无非听命于心""苟欲惜精，先宜净心"。嘱患者服药期间清心寡欲、禁房事即为此意。应补肾涩精、滋阴降火、清心固摄、身心同调、房事调摄，方可标本兼治，疗效持久。

五、清带汤

1.. 古方论选
《医学衷中参西录》：治妇女赤白带下。

2. 药物组成
山药30g，龙骨30g，牡蛎30g，海螵蛸30g，茜草15g。

3. 功效
健脾固摄，清热燥湿，化瘀止带。

4. 方解
带下为冲任之证。而名谓带者，盖以奇经带脉，原主合同束诸脉，冲任有滑脱之疾，责在带脉不能约束，故名为带也。然其病非仅滑脱也，若滞下然，滑脱之中，实兼有瘀滞。其所瘀滞者，不外气血，而实有因寒因热之不同。方中用山药健脾益气，固涩止带；龙骨、牡蛎、海螵蛸收敛止带，龙骨偏于固精，牡蛎偏于止遗，海螵蛸偏于止血；茜草化瘀止血止带；此方用龙骨、牡蛎以固脱，用茜草、海螵蛸以化滞，更用山药以滋真阴、固元气。考《神农本草经》龙骨善开癥瘕，牡蛎善消鼠瘘，此二药为收涩之品，而兼有开通之力。海螵蛸、茜草为开通之品，而实具收涩之力。四药汇集成方，兼具收涩、开通，收敛不留邪，开通不耗散，相助为用，相得益彰。

5.方证

带下赤白，清稀量多，经久不愈，腰酸腿软，舌淡苔薄，脉弱。

6.病机

脾虚，带下赤白相兼。

7.加减应用

带下色黄，黏稠腥秽黄带者，合易黄汤（《傅青主女科》）以固肾清热祛湿；带下量多，清稀无臭者，合完带汤（《傅青主女科》）以健脾化湿止带。

8.治验

张某，女,46岁，农民。2018年3月6日初诊。带下如经水来潮已半月余，经某医院检查诊断为阴道炎、宫颈炎，白带涂片提示霉菌感染。多方求治未见好转，遂来我工作室就诊。现症见带下黏稠量多，其色黄白有血丝，气味腥臭，外阴瘙痒，伴口苦口臭，心烦善怒，腰酸腿软，食欲不振，小便短赤。舌红苔黄，脉细数。

中医诊断：带下病（阴虚湿热证）。

西医诊断：阴道炎，宫颈炎。

治疗：予清带汤合易黄汤，7剂。服药后患者带下改善，外阴瘙痒减轻，余症均明显缓解。效不更方，继服上方7剂，带下减少。在上方基础上辨证加减治疗月余，基本治愈。

按：患者为中年女性，天癸将竭，肾精亏虚，脾土虚弱，肝木失疏，湿热瘀积，浸淫任带，形成阴虚湿热之带下病。

予患者清带汤，针对阴虚湿热、任带失约之标实，可滋阴收涩、清热祛湿，缓解带下量多、外阴瘙痒。合易黄汤，其中山药、芡实、白果健脾收涩，黄柏、车前子清热利湿，茜草化瘀止带。针对阴虚湿热、任带失约之标实，可滋阴收涩、清热祛湿，缓解带下量多、外阴瘙痒。两方合用，7剂带下改善，瘙痒减轻，再服7剂带下减少，月余带下病基本治愈。

本例为阴虚湿热之带下病，清带汤合易黄汤治疗带下病，是中医脾肾同治、清涩并举用法的体现，二者协同可覆盖带下病脾虚失摄、肾虚不固、湿热下注三大核心病机。清带汤合易黄汤之妙，在于清利湿热不伤脾肾，固涩止带不留瘀浊，尤适合现代女性脾肾不足又夹湿热的复杂体质，堪称中医妇科带下病治疗的"黄金配伍"。

第三节　小结

龙骨、牡蛎作用相似，历代医家常将二者配伍使用，创制了一系列经典方剂。在临床应用时，根据其制法不同，功效不同，选方亦不同。张锡纯云："人身阳之精为魂，阴之精为魄。龙骨能安魂，牡蛎能强魄。魂魄安强，精神自足，虚弱自愈也。是龙骨、牡蛎，固为补魂魄精神之妙药也。"又谓："龙骨入肝以安魂，牡蛎入肺以定魄。魂魄者心神之左辅右弼也。"他常取生龙骨一两，生牡蛎一两，山茱萸一两，三七二钱，名曰补络补管汤，治咯血、吐血之久不愈者。至于治疗机制，张锡纯谓："龙骨、牡蛎能收敛上溢之热，使之下行，而上溢之血，亦随之下行归经。"盖气升血亦升，气降血亦降，故用重镇降逆之品，可降气止血是也。

生用取"惊者平之"之法，若少阳枢机不利，见肝胆火实，心阳浮越，表里三焦俱病时，用柴胡加龙骨牡蛎汤；肝肾阴虚，阴虚不能制阳，致阳亢化风、肝风内动时，用镇肝熄风汤。煅用取"散者收之"之法，若气虚卫外不固，阴伤心阳不潜，日久心气亦耗而致自汗、盗汗，用牡蛎散；肾虚不固，遗精滑泄，用金锁固精丸。

龙骨、牡蛎在《伤寒杂病论》中也常应用，借鉴经典，可更好地应用。经方不传之秘在量，仲景用药精于考量，服药量因病而异，重视药之偏颇所长。今人学习经方也应遵循仲景之法，不可浮于表面，但取大意，而疏于剂量，须知药证相对，效量相依。《伤寒杂病论》中对牡蛎、龙骨合用等量配伍的方剂有3首，其中以桂枝加龙骨牡蛎汤的用药量最大，为三两；而二者非等量配伍中，以桂枝去芍药加蜀漆龙骨牡蛎汤用量最大，其中牡蛎用量为五两，为《伤寒杂病论》牡蛎用量最大之方剂。通过研究张仲景用方，总结二药应用规律，可见治疗烦躁、惊狂、卧起不安，多二者同用；治疗胸胁满微结、胁下痞硬、心悸、口渴、水气不利多选牡蛎；治疗惊狂、阳虚亢而无制、心神涣散，多选龙骨。张仲景对龙骨、牡蛎颇具特色的比较应用见于《金匮要略·疟病脉证并治》，原文载："疟多寒者，名曰牝疟，蜀漆散主之。""牡蛎汤，治牡疟。"其中牝、牡二字最能体现二药之异，牝属阴，牡属阳，多寒者牝疟，龙骨阳药治之；多热者牡疟，牡蛎阴药治之。"寒者热之，热者寒之"，执简驭繁之理，在张仲景书中屡见不鲜。张仲景立法组方虽圆机活法，然不离"阳病治阴，阴病治阳"大旨。

/ 第二十章 /

活血化瘀相关类方

第一节　概述

血瘀之生，根于气滞、正虚、寒凝、热灼、外伤五途。《内经》曰："血凝泣者，脉不通。"盖气为血帅，情志怫郁则气滞血瘀，发为胁痛拒按。元气亏虚，则推运无力，血涩成瘀，见舌淡紫而倦怠。寒客经脉则血泣不流，"血得温则行，遇寒则凝"，症见肢冷青紫。热入营血则煎灼津血，"血热而结，瘀乃生"，致发斑谵语；跌仆金刃则离经之血蓄内，结为癥积肿痛。

血瘀既成，一阻经络则痹痛如刺，二败脏腑则功能尽颓，瘀久则生恶之变。治当遵王清任"化瘀即是生新"之训，或行气活血，或温经通脉，或凉血散瘀，总令"血脉和利，精神乃居"。故需要活血化瘀相关类方治疗，常用药物如桃仁、红花等。

桃仁，为蔷薇科植物桃或山桃的干燥成熟种子。全国各地均有栽培。果实成熟后采收，除去果肉和核壳，取出种子，晒干。桃仁味苦、甘，性平，归心、肝、大肠经。归属破血消瘀类药物，具有活血祛瘀、润肠通便等功效。《神农本草经》言："治瘀血，血闭、瘕、邪气，杀小虫。"《名医别录》言："主咳逆上气，消心下坚，除卒暴击血，破瘕症，通月水，止痛。"临床上用于治疗经闭、痛经、产后瘀阻、跌打伤痛、肺痈、肠痈、肠燥便秘等证。

红花，别名红蓝花、刺红花，为菊科红花属植物干燥的管状花。主产于河南、湖南、四川、新疆、西藏等地。味辛，性温，归心、肝经。归属活血祛瘀类药物，具有活血通经、祛瘀止痛的功效。《开宝本草》言："主产后血运口噤，腹内恶血不尽，绞痛，胎死腹中。并酒煮服，亦主蛊毒下血。"临床上用于治疗经闭、癥瘕、难产、死胎、产后恶露不行、瘀血作痛、痈肿、跌仆损伤等证。

桃仁与红花均长于活血祛瘀，对于瘀血证，无论是瘀血作痛，还是跌打伤痛等均可使用。同时，两者也都可用于经闭、痛经的治疗，《药性集要便读》言："桃仁……得红花，行瘀通月经。"然而，两者活血通经之功却有强弱。桃仁活血祛瘀之力较红花强，《本经逢原》言其"为血瘀血闭之专药"；红花通经止痛之力较桃仁强，《本草经疏》言其"乃行血之要药"。

桃仁、红花具有相似或相近的药理作用。两者均有保护心血管、免疫调节的作用。此外，桃仁具有保护神经、抗肿瘤、促进黑色素合成、保护呼吸系统及肝肾的作用；红花具有扩张冠状动脉、降血压、耐缺氧、抑制血小板聚集、免疫和抗炎镇痛等功效。桃仁、红花在临床中可用于治疗内、外、妇、儿等多科疾病。

根据瘀血的致病特点，通过对补阳还五汤、血府逐瘀汤、复元活血汤、身痛逐瘀汤、大黄牡丹汤、桃核承气汤、生化汤、癫狂梦醒汤的研究，体会桃仁、红花相伍为用活血祛瘀、通经止痛，治疗相关病证的疗效。

第二节 类方举要

一、补阳还五汤

1.出处
《医林改错》：元气亏五成，下剩五成，周流一身，必见气亏诸态……发为痿证。此方治半身不遂，口眼㖞斜，语言謇涩，口角流涎，下肢痿废，小便频数，遗尿不禁。

2.药物组成
黄芪50g，桃仁10g，红花10g，当归20g，地龙10g，赤芍30g，川芎10g。

3.功效
补气，活血，通络。

4. 方解

本方证由中风之后，正气亏虚，气虚血滞，脉络瘀阻所致。正气亏虚，不能行血，致脉络瘀阻，筋脉肌肉失去濡养，故见半身不遂、口眼㖞斜，正如《灵枢·刺节真邪》所言："虚邪偏客于身半，其入深，内居荣卫，荣卫稍衰则真气去，邪气独留，发为偏枯。"气虚血瘀，舌本失养，故语言謇涩；气虚失于固摄，故口角流涎、小便频数、遗尿失禁；舌暗淡、苔白、脉缓无力均为气虚血瘀之象。本证以气虚为本，血瘀为标，即王清任所谓"因虚致瘀"。治当以补气为主，活血通络为辅。本方重用黄芪，补益元气，意在气旺则血行，瘀去络通，为君药；当归尾活血通络而不伤血，用为臣药；赤芍、川芎、桃仁、红花协同当归尾以活血祛瘀，地龙通经活络，力专善走，周行全身，共为佐药。合而用之，则气旺、瘀消、络通，诸症向愈。

本方的配伍特点是重用补气药与少量活血药相伍，使气旺血行以治本，祛瘀通络以治标，标本兼顾；且补气而不壅滞，活血又不伤正。

5. 方证

半身不遂，口眼㖞斜，语言謇涩，口角流涎，小便频数或遗尿失禁，舌暗淡，苔白，脉缓无力。

6. 病机

气虚血瘀，脉络瘀阻。

7. 加减应用

兼口眼㖞斜者，合牵正散（《杨氏家藏方》）以化瘀通络；兼痰多，眩晕头痛，胸闷者，合半夏白术天麻汤（《医学心悟》）以化痰息风。

8. 治验

许某，男，50岁，农民。2018年7月25日初诊。主诉右侧肢体活动不利，语言謇涩，伴神疲乏力1年。患者于1年前突发脑梗死，曾住院治疗，病情好转后出院，平素体虚乏力。症见右侧肢体活动不利，语言謇涩，伴神疲乏力，食少纳差，眠差，大便可。舌淡暗，苔白，脉缓无力。

中医诊断：中风（气虚血瘀证）。

西医诊断：脑梗死（后遗症期）。

治疗：予补阳还五汤合补中益气汤，7剂。服药后患者神疲乏力改善，余症皆有缓解。继服上方7剂，诸症明显改善，神疲乏力基本消失，故减补中益气汤，仅以补阳还五汤为主方辨证加减治疗月余，体力明显增强，如王清任《医林改错》言："服此方愈后，药不可断，或隔三五日吃一付，或七八日吃一付。"并配合适当锻炼，以助康复。

按： 该患者平素正气亏虚，脾胃虚弱，复因中风之后，气虚血滞，脉络瘀阻，乃因虚致瘀，发为本病。故选用补阳还五汤合补中益气汤以补气活血通络。药证相符，故能投剂辄效。

二、血府逐瘀汤

1. 出处

《医林改错》：立血府逐瘀汤，治胸中血府血瘀证。

2. 药物组成

炒桃仁 10g，红花 15g，生地黄 20g，赤芍 15g，当归 20g，桔梗 15g，柴胡 15g，炙甘草 15g，炒枳壳 15g，川芎 15g，牛膝 15g。

3. 功效

活血化瘀，行气止痛。

4. 方解

本方主治诸症皆为瘀血内阻胸部，气机郁滞所致，即王清任所称"胸中血府血瘀"之证。胸中为气之所宗，血之所聚，肝经循行之分野。血瘀胸中，气机阻滞，清阳郁遏不升，则胸痛、头痛，日久不愈，痛如针刺，且有定处；胸中血瘀，胃气上逆，故呃逆干呕，甚则水入即呛；瘀久化热，则内热瞀闷，入暮潮热；瘀热扰心，则心悸怔忡，失眠多梦；郁滞日久，肝失条达，故急躁易怒；至于唇、目、舌、脉所见，皆为瘀血征象。治宜活血化瘀，兼以行气止痛。方中桃仁破血行滞而润燥，红花活血祛瘀以止痛，共为君药；赤芍、川芎助君药活血祛瘀，牛膝活血通经，祛瘀止痛，引血下行，共为臣药；生地黄、当归养血益阴，清热活血，桔梗、枳壳一升一降，宽胸行气，柴胡疏肝解郁，升达清阳，与桔梗、枳壳同用，尤善理气行滞，使气行则血行，以上均为佐药；桔梗并能载药上行，兼有使药之用，甘草调和诸药，亦为使药。合而用之，使血活、瘀化、气行，则诸症可愈，实为治胸中血瘀证之良方。

本方的配伍特点有三：一为活血与行气并行，既行血分瘀滞，又解气分郁结；二是祛瘀与养血同施，则活血而无耗血之虑，行气又无伤阴之弊；三为升降兼顾，既能升达清阳，又可降泄下行，使气血和调。

5.方证

胸痛，头痛，日久不愈，痛如针刺而有定处，或呃逆日久不止，或饮水即呛，干呕，或内热瞀闷，或心悸怔忡，失眠多梦，急躁易怒，入暮潮热，唇暗或两目暗黑，舌质红，或舌有瘀斑或瘀点，脉弦或弦紧。

6.病机

瘀血内阻胸部，气机郁滞。

7.加减应用

胸腹胁肋诸痛，时发时止，口苦者，合金铃子散（《太平圣惠方》录自《袖珍方》）以疏肝泄热，活血止痛；心腹刺痛者，合失笑散（《太平惠民和剂局方》）以活血祛瘀。

8.治验

张某，男，54岁，教师。2018年10月20日以间断性胸闷疼痛2天为主诉初诊。患者自述有冠心病病史6年，平素性急易怒，时感胸闷气短，2天前因情绪波动出现胸痛，休息后可自行缓解。症见胸闷疼痛，胁肋部刺痛，痛处固定不移，气短，伴口苦，纳眠差，小便色黄，大便干，1～2日一行。舌暗红有瘀斑，苔薄黄，脉弦数。

中医诊断：胸痹（气滞血瘀，肝郁化火证）。

西医诊断：冠状动脉粥样硬化性心脏病。

治疗：予血府逐瘀汤合金铃子散，5剂。服药后，患者胸闷胸痛及胁肋部疼痛症状缓解。效不更方，继服上方7剂，胸闷胸痛、胁肋部疼痛等症状基本消失。在上方基础上辨证加减治疗月余，以固其效。

按：患者平素正气亏虚，脾胃虚弱，复因脑梗死后气虚血滞，脉络瘀阻，形成气虚血瘀之中风后遗症。

予患者补阳还五汤，针对气虚血瘀、脉络瘀阻之标实，可补气活血、通络化瘀，缓解肢体活动不利、语言謇涩。合补中益气汤，针对脾胃虚弱、气虚乏力之本虚，可健脾益气、升阳举陷，改善神疲乏力、食少纳差。两方合用，诸症明显改善。

本例为气虚血瘀证之中风后遗症，以补阳还五汤合补中益气汤治疗。提示临床对气虚血瘀之中风后遗症，应以补气活血、健脾益气、通络化瘀、身心同调等为治法。合方优势明显，补气力量倍增，可峻补亏损之元气，为功能恢复提供原动力。升阳举陷作用突出，可解决"清阳不升"的关键问题，促进气血上荣脑窍及肢体上部，改善头晕、言语、吞咽及上肢功能。活血通络与健脾养血并重，可在强力化瘀通络的同时，顾护脾胃气血生化之源，使气血源源不断。标本同治，层次清晰，大补元气治本，活血通络治标，升阳举陷为枢纽，共同促进肢体和脑神经功能的恢复。为治疗气虚血瘀兼清阳不升型中风后遗症提供了一个强有力且思路清晰的方剂组合，体现了中医"治病求本""补气活血""升阳举陷"等理论的综合运用。

但临床治疗须明确证型，该方适用于气虚血瘀为主，兼有明显脾胃气虚，清阳不升的中风后遗症患者。对于急性期、肝阳上亢、风痰阻络、痰热腑实等以实证为主，或阴虚风动明显的患者，此合方并不适合，甚至可能有害。

三、复元活血汤

1. 出处

《医学发明》：治从高坠下，恶血留于胁下及疼痛不可忍者。

2. 药物组成

酒大黄 5g，炒桃仁 10g，红花 10g，柴胡 15g，炙甘草 15g，醋穿山甲（水蛭代）5g，天花粉 10g，当归 20g。

3. 功效

活血祛瘀，疏肝通络。

4. 方解

本方证因跌仆损伤，瘀血滞留胁下，气机阻滞所致。胁肋为肝经循行之处，跌打损伤，瘀血停留，气机阻滞，故见胁肋瘀肿疼痛，甚至痛不可忍。治当活血祛瘀，兼以疏肝行气通络。方中重用酒制大黄，荡涤凝瘀败血，导瘀下行，推陈致新，柴胡疏肝行气，并可引诸药入肝经，两药合用，一升一降，以攻散胁下之瘀滞，共为君药；桃仁、红花活血祛瘀，消肿止痛，穿山甲破瘀通络，消肿散结，共为臣药；当归补血活血，栝楼根（天花粉）"续绝伤，消仆损瘀血"（《日华子本草》），既能入血分助诸药消瘀散结，又可清热润燥，共为佐药；甘草缓急止痛，调和诸药，是为使药。大黄、桃仁酒制及原方加酒煎服，乃增强活血通络之意。诸药配伍，特点有二：一为升降同施，以调畅气血；二是活中寓养，则活血破瘀而不耗伤阴血。瘀祛新生，气行络通，胁痛自平。正如张秉成所言"去者去，生者生，痛自舒而元自复矣"，故名"复元活血汤"。

5. 方证

胁肋瘀肿，痛不可忍。

6. 病机

跌打损伤，瘀血阻滞。

7. 加减应用

气滞重而痛甚者，合柴胡疏肝散（《证治准绳》引《医学统旨》）以疏肝行气，活血止痛；心腹疼痛，腿臂疼痛，跌打瘀肿者，合活络效灵丹（《医学衷中参西录》）以活血祛瘀，通络止痛。

8. 治验

崔某，女，40岁，工人。2018年9月3日初诊。自述1年前外伤后出现右侧胁肋部疼痛，于某三甲医院诊断为"肋间神经痛"。症见右侧胁肋部胀痛、闷痛，性急易怒，生气后疼痛加重，伴双侧臂膀疼痛，屈伸不利，纳可，眠差。舌紫暗有瘀斑，苔白，脉弦涩。

中医诊断：胁痛（气滞血瘀证）。

西医诊断：肋间神经痛。

治疗：予复元活血汤合活络效灵丹，5剂。服药后胁肋部疼痛缓解，双侧臂膀疼痛减轻，继服上方7剂，诸症俱轻。后在上方基础上辨证加减治疗月余，诸症尽退。

按：患者因外伤后瘀血留滞，加之平素性急易怒，肝郁气滞，血行不畅，形成气滞血瘀之胁痛。

予复元活血汤，针对气滞血瘀、胁肋疼痛之标实，可活血祛瘀、疏肝理气，缓解胁肋胀痛、闷痛。合活络效灵丹，乳香、没药、丹参、川芎活血通络，香附、延胡索、川楝子疏肝理气止痛，针对瘀血阻络、经络不畅之兼证。两方合用，5剂胁肋疼痛缓解、臂膀疼痛减轻。7剂诸症俱轻，月余诸症尽退。

本例为气滞血瘀之胁痛，以复元活血汤合活络效灵丹治疗。通过峻猛的破血逐瘀、卓著的通络止痛、巧妙的引瘀下行及兼顾气血的配伍，治疗瘀血阻络胁痛，体现了中医"瘀血不去，新血不生""通则不痛""虫类药搜剔通络，乳没专攻止痛"等理论。但其应用必须严格把握适应证，分清虚实。

四、身痛逐瘀汤

1. 出处

《医林改错》：凡肩痛、臂痛、腰疼、腿疼，或周身疼痛，总名曰痹证……古方颇多，如古方治之不效，用身痛逐瘀汤。

2. 药物组成

炒桃仁 15g，红花 15g，当归 20g，川芎 15g，炙甘草 10g，地龙 10g，羌活 10g，秦艽 10g，醋没药 10g，醋五灵脂 5g，醋香附 15g，牛膝 15g。

3. 功效

活血祛瘀，通络止痛。

4. 方解

本方以川芎、当归、桃仁、红花活血祛瘀；牛膝、五灵脂、地龙行血舒络，通痹止痛；秦艽、羌活祛风除湿；香附行气活血；甘草调和诸药。共奏活血祛瘀、祛风除湿、蠲痹止痛之功。

5. 方证

肩痛、臂痛、腰痛、腿痛，或周身疼痛，经久不愈。

6. 病机

瘀血痹阻经络。

7. 加减应用

久病气虚，面色㿠白，头晕耳鸣，语声低微，倦怠乏力者，加补中益气汤（《内外伤辨惑论》）以补中益气；关节红肿热痛，身体重浊，舌苔厚腻等湿热表现偏重者，加二妙散（《丹溪心法》）以清热燥湿。

8. 治验

李某，男，68 岁，农民。2018 年 10 月 25 日以关节疼痛 2 年，加重 7 天为主诉来我工作室就诊。症见周身关节疼痛，双下肢痛甚，双膝关节红肿、灼热痛，身体沉重，纳少，眠差，小便黄，大便干，日一行。舌暗有瘀斑，苔黄腻，脉弦滑。自备血常规、风湿三项检查结果，均未见异常。

中医诊断：痹证（湿热夹瘀证）。

西医诊断：风湿性关节炎。

治疗：予身痛逐瘀汤合二妙散，7 剂。服药后患者自诉双膝关节红肿热痛减轻，周身关节疼痛等症状较前缓解。又予上方 7 剂，双膝关节红肿、灼热感基本消失，余症俱轻。故减二妙散，在身痛逐瘀汤基础上辨证加减治疗月余，以善其后。

按：患者年老体虚，气血运行不畅，瘀阻经络，郁久化热，形成湿热夹瘀之痹证。

予患者身痛逐瘀汤，针对湿热夹瘀、经络痹阻之标实，可活血祛瘀、通络止痛，缓解关节疼痛、屈伸不利。合二妙散，其中黄柏清热燥湿，苍术健脾燥湿。两方合用，7 剂关节红肿热痛减轻，周身疼痛缓解。7 剂红肿灼热基本消失，余症俱轻。月余诸症尽退。

本例为痹证湿热夹瘀证，以身痛逐瘀汤合二妙散。提示临床对湿热夹瘀之痹证，应清热燥湿、活血通络、通络止痛、身心同调，并配合生活方式干预，方可标本兼治，疗效持久。

五、大黄牡丹汤

1. 出处

《金匮要略·疮痈肠痈浸淫病脉证并治》：肠痈者，少腹肿痞，按之即痛如淋，小便自调，时时发热，自汗出，复恶寒。其脉迟紧者，脓未成，可下之，当有血；脉洪数者，脓已成，不可下也，大黄牡丹汤主之。

2. 药物组成

大黄 3g，牡丹皮 30g，炒桃仁 15g，炒冬瓜子 15g，芒硝 3g。

3. 功效

泄热破瘀，散结消肿。

4. 方解

本方所治之肠痈，多由肠中湿热郁蒸，气血凝聚所致。湿热与气血互结成痈，不通则痛，故右少腹疼痛拒按，甚成肿痞；按之其痛如淋，而小便自调，无淋沥不畅之感，则知其非淋证；喜屈右足而不伸，伸则痛剧，是为缩脚肠痈；或时时发热，自汗恶寒，是肠痈已成，气血郁滞，营卫失和使然；舌苔黄腻、脉滑数为湿热内蕴之征。《成方便读》说："病既在内，与外痈之治，又自不同。然肠中既结聚不散，为肿为毒，非用下法，不能解散。"故治宜泄热祛湿，破瘀消痈。方中大黄苦寒攻下，泄热逐瘀，荡涤肠中湿热瘀结之毒，牡丹皮苦辛微寒，清热凉血，活血散瘀，两药合用，泄热破瘀，共为君药；芒硝咸寒，泄热导滞，软坚散结，助大黄荡涤实热，使之速下，桃仁活血破瘀，合牡丹皮散瘀消肿，共为臣药；冬瓜仁甘寒滑利，清肠利湿，引湿热从小便而去，并能排脓消痈，为治内痈要药，是为佐药。综观全方，合泻下、清利、破瘀于一方，湿热得清，瘀滞得散，肠腑得通，则痈消而痛止，为治湿热瘀滞肠痈的有效方剂。

《金匮要略·疮痈肠痈浸淫病脉证并治》曰："脉洪大者，脓已成，不可下也。"但在本方的用法中又说："有脓当下，如无脓当下血。"后世医家对此认识不一，现在一般认为肠痈初起，证属湿热血瘀之实证者，脓已成或脓成未溃，均可用之。

5. 方证

右少腹疼痛拒按，按之其痛如淋，甚则局部肿痞，或右足屈而不伸，伸则痛剧，小便自调，或时时发热，自汗恶寒，舌苔薄腻而黄，脉滑数。

6. 病机

肠痈初起，湿热瘀滞。

7. 加减应用

舌质口唇紫暗，右下腹痛甚者，合失笑散（《太平惠民和剂局方》）以助其活血祛瘀之效；舌红苔黄，右下腹热痛者，合五味消毒饮（《医宗金鉴》）以加强清热解毒之功。

8. 治验

赵某，男，22岁，学生。2019年6月15日初诊。患者自述3个月前因阑尾炎于某医院行保守治疗，后病情好转。3天前因饮食不当，病情复发。症见右下腹疼痛拒按，持续时间长，行走时痛甚，时有腹部胀满，纳眠差，小便黄，大便干，2～3日一行。舌红苔黄，脉滑数。

中医诊断：肠痈（湿热瘀滞证）。

西医诊断：阑尾炎。

治疗：予大黄牡丹汤合小承气汤，7剂，日2～3次口服。患者诉药后腹痛腹胀缓解，大便日行1次。效不更方，继服上方10剂，诸症尽退。

按： 患者 3 个月前阑尾炎保守治疗好转，复因饮食不节，湿热内生，气血凝聚，形成湿热瘀滞之肠痈。

予患者大黄牡丹汤，针对湿热瘀滞、气血凝聚之标实，可泄热破瘀、散结消肿，缓解右下腹疼痛拒按。合小承气汤针对肠腑不通、气机壅滞之兼证。两方合用，7 剂腹痛腹胀缓解，大便日行 1 次；10 剂诸症尽退，体现了泄热、破瘀、通腑、散结的协同之效。

本例为湿热瘀滞之肠痈，以大黄牡丹汤合小承气汤治疗。提示临床应对肠痈辨别是否属湿热瘀滞，若单用抗生素，易留邪助瘀，须泄热破瘀与通腑导滞并举。还须注意饮食调护，常食清热祛湿之品，巩固疗效，规律作息，适度运动，避免暴饮暴食，定期随访，监测血常规。

六、桃核承气汤

1. 出处

《伤寒论·辨太阳病脉证并治》第 106 条：太阳病不解，热结膀胱，其人如狂，血自下，下者愈。其外不解者，尚未可攻，当先解其外。外解已，但少腹急结者，乃可攻之，宜桃核承气汤。

2. 药物组成

炒桃仁 10g，桂枝 30g，炙甘草 15g，大黄 3g，芒硝 3g。

3. 功效

破血化瘀，泄热通便。

4. 方解

本方由调胃承气汤减芒硝之量，加桃仁、桂枝而成。《伤寒论》原治邪在太阳不解，化热随经传腑，与血相搏结于下焦之蓄血证。瘀热互结于下焦少腹，故少腹急结；病在血分，与气分无关，膀胱气化未受影响，故小便自利；夜属阴，热在血分，故至夜发热；心主血脉而藏神，瘀热上扰，心神不宁，故烦躁谵语、如狂。证属瘀热互结下焦，治当因势利导，逐瘀泄热，以祛除下焦之蓄血。方中桃仁苦甘平，活血破瘀，大黄苦寒，化瘀泄热，二者合用，瘀热并治，共为君药；芒硝咸苦寒，泄热软坚，助大黄化瘀泄热，桂枝辛甘温，通行血脉，既助桃仁活血祛瘀，又防硝、黄寒凉凝血之弊，共为臣药；桂枝与硝、黄同用，相反相成，桂枝得硝、黄则温通而不助热，硝、黄得桂枝则寒下又不凉遏；甘草护胃安中，并缓诸药之峻烈，为使药。诸药合用，共奏破血下瘀祛热之功。服后"微利"使蓄血除，瘀热清，而邪有出路，诸症自平。

5. 方证

少腹急结，小便自利，甚则烦躁谵语，神志如狂，至夜发热，以及血瘀经闭，痛经，脉沉实而涩者。

6. 病机

下焦蓄血。

7. 加减应用

妇人血瘀经闭，痛经及恶露不下者，合四物汤（《仙授理伤续断秘方》）以补血调血；肝郁气滞，脘腹胀痛，嗳气，善太息者，合柴胡疏肝散（《证治准绳》引《医学统旨》）以疏肝行气，活血止痛。

8. 治验

李某，女，38岁，职员。2018年9月20日初诊。患者自述5个月前因盆腔炎于某医院住院治疗后病情好转，其后时有腹痛，遂来我工作室就诊。症见腹痛拒按，腹中拘急，少腹部有痞块，月经后期，2个月未行，纳差，心烦，睡眠不佳，时有噩梦，小便黄，大便难下，2～3日一行。舌质淡暗，苔薄黄，脉沉涩。

中医诊断：腹痛，月经不调（瘀热互结证）。

西医诊断：盆腔炎，月经不调。

治疗：予桃核承气汤合大黄牡丹汤，7剂，日2～3次口服。服药后，患者腹痛症状缓解，腹部痞块消失，大便日行1次，余症俱轻。效不更方，继服上方7剂，大便日行1～2次，月经得下，腹痛症状基本消失。在原方基础上辨证加减月余，月经恢复正常，诸症尽退。

按：患者因盆腔炎后瘀热未清，互结于下焦，阻滞胞宫，冲任失调，形成瘀热互结之腹痛、月经不调。予患者桃核承气汤，针对瘀热互结、胞宫阻滞之标实，可逐瘀泄热、散结消肿，缓解腹痛拒按、少腹痞块。合大黄牡丹汤，其中大黄、芒硝泄热通便，牡丹皮、桃仁、冬瓜仁活血祛瘀、散结消肿。针对瘀热内阻、腑气不通之兼证。两方合用，7剂腹痛缓解，痞块消失，大便日行1次；7剂月经得下，腹痛基本消失；月余月经恢复正常。

本例探讨了瘀热互结证所引起的腹痛和月经不调，采用桃核承气汤与大黄牡丹汤的结合，旨在逐瘀泄热、散结消肿，并调理冲任。通过身心的协调和盆腔护理，最终实现了腹痛、腹部肿块及月经停闭等症状的缓解。提示临床在处理瘀热互结导致的盆腔炎后遗症时，应以逐瘀泄热为基础，以散结消肿为关键，以调理冲任为辅助，同时注重身心协调和盆腔护理，才能实现标本兼治，确保疗效持久。

七、生化汤

1. 出处

《傅青主女科》：凡新产后，荣卫俱虚，易发寒热；身痛腹痛，绝不可妄投发散之剂，当用生化汤为主……唯生化汤系血块圣药也。

2. 药物组成

当归 20g，川芎 15g，炒桃仁 10g，炙甘草 15g，干姜 10g。

3. 功效

化瘀生新，温经止痛。

4. 方解

本方证由产后血虚寒凝，瘀血内阻所致。妇人产后，血亏气弱，寒邪极易乘虚而入，寒凝血瘀，故恶露不行；瘀阻胞宫，不通则痛，故小腹冷痛。治宜活血养血，温经止痛。方中重用当归补血活血，化瘀生新，行滞止痛，为君药；川芎活血行气，桃仁活血祛瘀，均为臣药；炮姜入血散寒，温经止血，黄酒温通血脉以助药力，共为佐药；炙甘草和中缓急，调和诸药，为使。原方另用童便同煎（现多已不用）者，乃取其益阴化瘀、引败血下行之意。全方配伍得当，寓生新于化瘀之内，使瘀血化、新血生，诸症向愈。正如《血证论》所云"血瘀可化之，则所以生之，产后多用"，故名"生化"。

5. 方证

产后恶露不行，小腹冷痛。

6. 病机

血虚寒凝，瘀血内阻。

7. 加减应用

冲任虚寒兼有瘀滞，致小腹冷痛，经血夹有瘀块者，加温经汤（《金匮要略》）以温经散寒，养血祛瘀；瘀血内停，脉道阻滞，致心腹刺痛，或产后恶露不行，或月经不调，少腹急痛者，加失笑散（《太平惠民和剂局方》）以活血祛瘀，散结止痛；气滞重而痛甚者，加柴胡疏肝散（《证治准绳》引《医学统旨》）以疏肝行气，活血止痛。

8. 治验

张某，女，34岁，职员。2018年9月1日初诊。自述半年前行人工流产术后，阴道时有褐色物流出，小腹冷痛，致情绪抑郁，不能胜任工作。症见阴道时有褐色物流出，血腥味明显，小腹冷痛胀满，有痞块感，纳差，睡眠不佳，二便可。舌质暗有瘀斑，苔白，脉沉细涩。

中医诊断：产后恶露不绝（血虚寒凝，瘀血阻滞证）。

西医诊断：人工流产术后。

治疗：予生化汤合温经汤，7剂。服药后阴道流出物增多，夹有血块，颜色由褐色转为暗红，腹痛减轻。继服7剂，患者阴道流出物逐渐减少，腹痛痞块感消失，月经复来，情志舒畅。

按：患者在半年前接受人工流产手术后，气血受损，寒邪侵袭，导致血虚寒凝和瘀血阻滞，形成了血虚寒凝、瘀血阻滞所致的产后恶露不绝。为此，予患者生化汤，针对瘀血阻滞、恶露不绝的症状，发挥活血化瘀、温经止痛的作用，缓解阴道褐色分泌物和小腹冷痛。同时，结合温经汤以应对血虚寒凝、胞宫失养的根本问题，起到温经散寒、养血调经的效果，改善小腹冷痛和胀满感。

两方联合使用，最终使月经恢复，体现了活血、温经、养血、调经的协同作用。本例针对血虚寒凝、瘀血阻滞引起的产后恶露不绝，通过生化汤与温经汤的结合，温经散寒，活血化瘀，养血调经，并辅以身心协调和子宫护理，最终使恶露不绝、小腹冷痛及情绪抑郁等症状得到缓解。提示临床在处理血虚寒凝导致的恶露不绝时，应以温经散寒为基础，以活血化瘀为关键，以养血调经为辅助，同时重视身心协调和子宫护理，才能实现标本兼治，确保疗效持久。

八、癫狂梦醒汤

1. 出处

《医林改错》：癫狂一证，哭笑不休，詈骂歌唱，不避亲疏，许多恶态，乃气血凝滞，脑气与脏腑气不接，如同做梦一样。

2. 药物组成

炒桃仁 20g，醋香附 20g，赤芍 20g，柴胡 15g，炒紫苏子 15g，陈皮 15g，炒青皮 10g，姜半夏 10g，大腹皮 30g，炙桑白皮 30g，炙甘草 20g，木通 15g。

3. 功效

活血化瘀，理气化痰，醒神开窍。

4. 方解

癫狂梦醒汤重用桃仁，配赤芍活血化瘀；香附、柴胡、青皮、陈皮疏肝理气解郁；苏子、半夏、桑白皮、大腹皮降气消痰；木通清热利湿，一则清解气郁所化之火，二则利湿有助消痰，三则通窍；倍用甘草缓急调药。诸药相伍，活其血、理其气、消其痰。血活则气畅，气畅则郁解，郁解痰亦消，痰消窍则通。故治气血凝滞、痰气郁结，气、血、痰三者互结之癫狂，颇相适宜。

5. 方证

癫狂，痰气郁结，表情淡漠，神志呆痴，不思饮食，面色晦滞，舌质紫暗，舌下脉络瘀阻，脉沉涩或弦滑。

6. 病机

气郁痰火，阴阳失调。

7. 加减应用

咽中如有物阻，咯吐不出，吞咽不下者，合半夏厚朴汤（《金匮要略》）以行气散结，降逆化痰；烦躁惊狂不安，胸胁苦满，合柴胡加龙骨牡蛎汤（《伤寒论》）以和解清热，镇惊安神；眩晕耳鸣，咳喘痰稠，胸脘痞闷，大便秘结者，合礞石滚痰丸（《泰定养生主论》）以泻火逐痰。

8. 治验

李某，女，52 岁，工人。2018 年 5 月 13 日初诊。步入诊室，见该患者精神紧张，情绪易波动，因咽部有异物感，时时怀疑自己患喉癌。家属述 3 个月前行喉镜、颈部超声等检查，均未见异常。曾在某医院确诊为焦虑症，未予药物治疗。症见情绪焦躁，惶恐不安，咽部异物感，咯吐不出，吞咽不下，胸中憋闷，饮食难下，小便黄。舌质暗苔黄，脉弦滑。焦虑自评量表 SAS 评分：62.5 分，属中度焦虑。

中医诊断： 脏躁，梅核气（气郁痰火证）。

西医诊断： 焦虑症。

治疗： 予癫狂梦醒汤合半夏厚朴汤，7 剂，并配合心理疏导。服药后咽部异物感减轻，继服 7 剂，患者咽部异物感消失。故减半夏厚朴汤，加越鞠丸，辨证加减治疗 2 个多月，诸症明显改善。

按： 患者因长期精神紧张、情绪波动，导致肝气郁结，气郁化火，炼液为痰，痰火互结，阻滞咽喉，形成气郁痰火之脏躁、梅核气（焦虑症）。

予患者癫狂梦醒汤，针对气郁痰火、阴阳失调之本虚，可平肝散郁、祛痰散结，缓解焦躁情绪、咽部异物感。合半夏厚朴汤，其中半夏、厚朴、生姜降逆化痰，茯苓健脾渗湿，紫苏叶理气宽胸。针对痰火阻滞、咽喉失和之标实。两方合用，7 剂咽部异物感减轻，又 7 剂咽部异物感消失，加越鞠丸后诸症明显改善。

本例表现为气郁痰火证引起的脏躁和梅核气（焦虑症），采用癫狂梦醒汤合半夏厚朴汤，以平肝散郁、祛痰降逆，从而缓解精神烦躁和咽部异物感，同时配合越鞠丸行气解郁，辅以身心调养和情志疏导，最终使焦虑、胸闷和异物感完全减退。值得强调的是，癫狂梦醒汤在调理精神状态和改善精神疾病方面具有重要作用，能有效平衡阴阳、安神定志。临床治疗气郁痰火引起的焦虑症，应以平肝解郁为基础，辅以祛痰降逆和行气散结，结合身心调养和情志疏导，才能实现标本兼治，效果持久。

第三节　小结

根据瘀血停留人体部位及轻重程度的不同，选方亦不相同。气虚血瘀，脉络不通，导致半身不遂，选用补阳还五汤；瘀血内阻胸部，气机郁滞，用血府逐瘀汤；跌打损伤，瘀血阻滞，胁肋瘀肿，痛不可忍，用复元活血汤；瘀血痹阻经络，周身疼痛，经久不愈，用身痛逐瘀汤；湿热瘀滞于肠腑，选用大黄牡丹汤；瘀热互结于下焦，下焦蓄血证，用桃核承气汤；血虚寒凝，瘀血内阻，恶露不行，用生化汤；气郁痰火，阴阳失调，用癫狂梦醒汤。